Marco A. M. Vieira

中
医
辨
证
纲
要

# COMPÊNDIO DE SÍNDROMES EM MEDICINA CHINESA

**Compêndio de Síndromes em Medicina Chinesa**
**©Marco A. M. Vieira**
Editora: Causa das Regras –
Colecção- Energia Vital
Capa: Mediaspot
Foto da ContraCapa: Flávia Vieira
Oeiras, Maio 2014
ISBN: 978-989-98256-6-6


APOIOS:

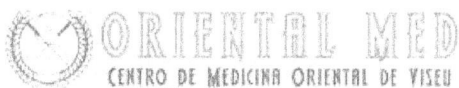

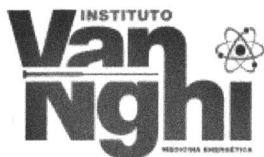

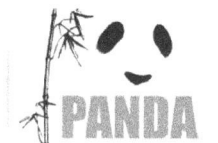

"Se alguém procura ajuda por causa de uma doença, ou se, se encontra numa outra dificuldade, um Grande Médico não deve prestar atenção ao status, à riqueza ou à idade, nem deve questionar se determinada pessoa é atraente ou não, se é um inimigo ou um amigo, se ele é chinês ou estrangeiro, ou finalmente, se ele é ignorante ou instruído. Ele deve atender a todos de forma igual, deve sempre agir como se ele estivesse a pensar em si mesmo."

**Sun, Si-Miao**
(581-682 DC)

# *Dedicatória*

" A todos os que seguem o Tao…
A todos aqueles que foram e são importantes
para mim…
Aos meus Amigos… Aos meus Amores…
E em particular, a todos os meus pacientes que
ao longo dos meus vinte anos de prática clínica
me ajudaram a crescer nesta ciência/arte
chamada Medicina Tradicional Chinesa"

# *Agradecimentos*

Os meus agradecimentos vão, em primeiro lugar, para a memória e para o legado de conhecimentos deixados pelo Prof. Nguyen Van Nghi, que tive o prazer de aprender através de alguns dos seus principais discípulos, o que me torna descendente da sua linhagem.

Quero agradecer ao Dr. Tran Viet Dzung pela simpatia do seu prefácio à obra com todas as suas palavras de incentivo.

À minha boa amiga e colega Dr$^a$. Maria Isabel Sampaio, sinceros agradecimentos, pelas palavras que constituem o prólogo deste livro.

Agradeço, também, à minha querida Dr$^a$. Anabela Ferreira Borges pela sua incansável dedicação na correção do português.

E por fim, agradecer ao Instituto Van Nghi – Portugal, à Panda e ao centro Oriental Med pelo apoio dado, sem o qual esta obra mais dificilmente seria uma realidade.

# *Prefácio*

Em Medicina, a Energética, com a sua longevidade milenar, recorreu a uma terminologia simbólica para explicar o fenómeno das doenças.

Há 5000 mil anos atrás não existiam os meios científicos e materiais para diferenciar e classificar doenças, pelo que os Energeticistas recorreram aos símbolos como forma de representação. Os mecanismos de funcionamento do corpo, assim como as doenças, foram agrupados em torno dos Cinco Elementos/Movimentos *(Wu Xing)*: Madeira, Fogo, Terra, Metal e Água.

Além destes Cinco Elementos/Movimentos, a Energética dispõe também de Oito Princípios *(Ba Gang)*: *Yin* e *Yang*, Profundo e Superficial, Vazio e Plenitude, Frio e Calor.

As interações que se estabelecem entre os referidos Elementos e os Oito Princípios resultam num grande número de quadros clínicos, diagnósticos e síndromes possíveis.

O livro do Dr. Marco Vieira reúne, exaustiva e profundamente, o leque de síndromes encontrados na Medicina Energética, que faculta uma compreensão dos sinais clínicos dos pacientes e, consequentemente, auxiliando na precisão do seu diagnóstico.

Torna-se um livro indispensável para um entendimento mais pleno do aspecto energético da medicina, na medida em que se não conhecermos em profundidade os seus síndromes nunca poderemos estabelecer corretamente a ponte entre o plano energético e o plano material da doença.

É, sem dúvida, um livro que o autor vem colocar à disposição do leitor, conduzindo a uma visão mais clara, à compreensão detalhada e à aplicação específica do aspecto energético da medicina.

Faço votos para que o Dr. Marco Vieira, que tive o prazer de ter como aluno, continue a partilhar o seu conhecimento e prossiga com motivação no seu trabalho de divulgador desta medicina milenar.

*Dr. Tran Viet Dzung*
Leiria, 22 de Fevereiro de 2014

# *Prólogo*

Não temos em Portugal uma prática de investigação e de publicação de obras de Medicina Chinesa. Os nossos irmãos brasileiros, embora partilhem a nossa língua, usam uma terminologia própria e diferente da nossa, o que torna pouco prático, e menos agradável, o uso dessas obras, como instrumento de trabalho quotidiano.

Na nossa prática clínica de terapeutas de Medicina Tradicional Chinesa deparamo-nos diariamente com dúvidas. Com frequência precisamos de consultar várias obras, em inglês ou francês, na busca da certeza do diagnóstico mais correto.

Esta obra do Marco Vieira será um auxiliar precioso porque é notável a vários níveis:

- em primeiro lugar porque é fruto de muito trabalho de pesquisa árdua nas melhores fontes;

- pelo rigor e exaustividade (está cá tudo!). A terminologia adotada é fruto de uma reflexão cuidadosa e fará escola em Portugal.

- pela inscrição da terminologia chinesa para cada síndrome. Só essa nomenclatura permite um diálogo sem confusões nem ambiguidades com os nossos colegas e mestres, nomeadamente com os chineses. É uma espécie de metalinguagem, reconhecida por todos os que trabalham seriamente nesta área.

Tive o privilégio de ter sido colega de curso do Marco Vieira. Já nessa altura se distinguia por ser o colega com mais saber e experiência. Pela sua seriedade e honestidade moral e intelectual, orgulho-me muito de ser sua colega.

Obrigada, Marco, por esta obra que me facilitará o trabalho e me ajudará a ser melhor profissional. Obrigada por fazeres a diferença na Medicina Chinesa em Portugal.

*Drª. Maria Isabel Sampaio*

Lisboa, 20 de Fevereiro de 2014

# Introdução

Sempre que me proponho à tarefa de escrever um livro, principalmente de matérias técnicas, como é o caso da Medicina Tradicional Chinesa, tenho sempre em mente a preocupação de que a obra possa ser inovadora ou funcional.

Como clínico de profissão, tenho uma noção mais próxima daquilo que poderá fazer mais falta, como ferramenta teórica, ao exercício e prática da Medicina Chinesa.

Ora, é exatamente por achar que esta é uma área do diagnóstico diferencial na Medicina Chinesa, em que muitos profissionais e estudantes sentem algumas dificuldades, que me propus a sintetizar, num compêndio como este, os síndromes principais da Medicina Tradicional Chinesa. Como tal, este livro tem o objetivo de ser um instrumento prático para uma rápida e fácil identificação dos diversos síndromes (conjunto de sinais e sintomas) da Medicina Chinesa encontrados no exercício clínico.

Todos os profissionais e estudantes de Medicina Tradicional Chinesa sabem que a principal causa de patologia decorre da presença de uma Plenitude ou de um Vazio, que poderá ser de *Qi* (energia), *Xue* (sangue), *JinYe* (líquidos orgânicos), *Yin*, *Yang*, etc.

Mas será que todos os Órgãos e Vísceras *(Zang-Fu)* podem ter Vazios ou Plenitudes de *Qi*, ou de *Xue*, ou de *Yin*, ou de *Yang*? E as Mucosidades? Poderemos encontrá-las em qualquer Órgão ou Víscera? E os quadros de Estase? Qualquer Órgão ou Víscera os pode ter?

O presente compêndio foi elaborado precisamente para darmos resposta a estas e tantas outras questões.

Aqui, o leitor poderá encontrar, no início da obra, a descrição daquilo que é a fisiologia normal de cada Órgão e Víscera *(Zang-Fu)*, assim como os possíveis síndromes de cada um. Na descrição desses síndromes encontramos a etiologia do síndrome, os sinais clínicos do mesmo, e o princípio terapêutico a ser utilizado.

Em cada síndrome, o quadro clínico descrito leva em conta a maioria das características possíveis e mais frequentemente presentes, contudo, nem sempre todas elas se encontram na prática.

Intencionalmente o leitor não encontrará nesta obra descrição de tratamentos.

Visto ser um livro transversal na Medicina Chinesa, poderá ser utilizado por Acupuntores, Fitoterapeutas, Massoterapeutas, Mestres de *Qigong*, Dietistas, etc, sendo que cada um utilizará, na sua prática clínica, as ferramentas com que trabalha.

Por outro lado, ajuda cada profissional a pensar pela sua própria cabeça na abordagem terapêutica a utilizar. Abordagem que decorrerá do seu próprio conhecimento, experiência e prática do exercício da Medicina Tradicional Chinesa.

Assim sendo, espero que esta obra seja tão útil para vós, como o será para mim próprio.

O Autor

# FISIOLOGIA ENERGÉTICA DE ÓRGÃOS E VÍSCERAS *(ZANG-FU)*

# SISTEMA PULMÃO/INTESTINO GROSSO
## (P/IG) *(Fei/Da Chang)* (Movimento Metal)

### O Papel dos Pulmões *(Fei)* na Medicina Tradicional Chinesa

Os Pulmões são considerados o "órgão concurso" na medicina chinesa tradicional, porque se abrem diretamente para o ambiente externo e são geralmente o primeiro órgão interno atacado por agentes patogénicos externos (organismos causadores de doenças), como bactérias ou vírus.

Os principais sintomas de desequilíbrio nos Pulmões incluem tosse, asma, catarro, dor no peito, inchaço, perda da voz e hemorragias nasais.

### As funções dos Pulmões na Medicina Tradicional Chinesa

Os Pulmões tem a função de controlar a respiração. Esta função importante tem um estreito paralelo com a compreensão ocidental do órgão. Além de controlarem a inalação de oxigénio e exalação de dióxido de carbono, os Pulmões - juntamente com o Baço-Pâncreas - são vistos como a fonte de *Qi pós-natal,* a vitalidade real de uma pessoa (Os rins são considerados a fonte do *Qi* pré-natal, da Constituição).

O conceito de *Qi pós-natal* é importante, porque as pessoas com uma constituição fraca, não têm que ser condenadas a uma vida de fadiga ou doença. Através de exercícios respiratórios, tais como o *Qi Gong,* uma pessoa pode aumentar sua vitalidade através do *Qi* dos Pulmões. Os Pulmões controlam o *Qi* de todo o corpo.

Uma vez que os Pulmões transformam o ar inalado em *Qi,* eles têm uma influência importante sobre as atividades funcionais do corpo inteiro. Quando o *Qi* do Pulmão é forte, a respiração é normal e o corpo tem energia suficiente. Um fraco *Qi* do Pulmão, por outro lado, priva os outros órgãos e tecidos do corpo de energia, levando à falta de ar, voz fraca e fadiga geral.

Os Pulmões controlam os fluidos corporais na parte inferior do corpo. Como um órgão da parte superior do corpo, os Pulmões auxiliam a movimentação de *Qi* e fluidos corporais para a porção inferior do corpo. Quando essa ação descendente dos Pulmões é prejudicada e o fluxo de *Qi* normal é interrompido, pode ocorrer tosse e falta de ar. Além disso, os fluidos podem acumular-se na parte superior do corpo, resultando em edema (retenção de água grave) e dificuldade para urinar.

Se este conceito é difícil de entender a partir de uma perspetiva ocidental anatomo-fisiológica, devemos pensá-lo a partir de uma perspetiva energética. Por exemplo, quando se mergulha um canudo na água, ele enche-se de água. A água flui então para fora do canudo quando se levanta o canudo para fora de água. No entanto, se colocarmos um dedo sobre o fim do canudo antes de retirá-lo da água, a água permanece no canudo até que levantemos o dedo. Essa ação é similar ao bloqueio do movimento descendente da água que resulta do comprometimento da função pulmonar.

Os Pulmões regem os pêlos do corpo e a pele. Este princípio refere-se à função dos Pulmões de dispersar humidade da pele, mantendo a sua flexibilidade e elasticidade. Os pêlos do corpo e os poros são também considerados como parte integrante do sistema defensivo dos Pulmões: atuam como o limite entre o ambiente externo e o interior do corpo, protegendo o corpo a partir desse ambiente externo.

O *Qi* que flui logo abaixo da pele é chamado de *Wei Qi* e é considerado a essência do sistema imunológico. Quando o *Wei Qi* é forte, o corpo é capaz de combater os agentes patogénicos externos.

Clinicamente, a relação entre os Pulmões e os poros é vista em pessoas que frequentemente apanham constipações: muitas vezes reclamam que têm aversão ao vento, e que começam a suar quando não sentem calor. Estes sintomas são devido a uma deficiência do controlo dos Pulmões aos poros, resultando no acesso fácil ao interior do corpo por agentes patogénicos externos.

Os Pulmões abrem-se no nariz e controlam a voz. Quando o *Qi* do Pulmão é saudável, o sentido do olfato é agudo, as passagens nasais permanecem abertas e a voz é forte. Quando o *Qi* do Pulmão é disfuncional, a pessoa pode apresentar sintomas de congestão nasal, muco excessivo, um sentido deficiente do olfato, e uma voz fraca ou rouca.

### O Papel do Intestino Grosso (*Da Chang*) na Medicina Tradicional Chinesa

O Intestino Grosso está localizado no abdómen. A sua extremidade superior liga-se com o Intestino Delgado através do ileocecum, e a sua extremidade inferior é o ânus. O Meridiano do Intestino Grosso comunica com o Pulmão com o qual é externamente – internamente (*Biao-Li*) relacionado. A função principal do Intestino Grosso é receber os resíduos enviados para baixo a partir do Intestino Delgado, absorver o seu conteúdo de fluido, e formar o restante em fezes para ser excretado. As alterações patológicas do Intestino Grosso conduzirão à disfunção nesta função de transporte, resultando em fezes soltas ou obstipação.

# SISTEMA BAÇO-PÂNCREAS/ESTÔMAGO
## (BP/E) (*Pi/Wei*) (Movimento Terra)

### O Papel do Baço-Pâncreas *(Pi)* na Medicina Tradicional Chinesa

O Baço-Pâncreas *(pi)*, de todos os órgãos na Medicina Chinesa tradicional, é o que tem a menor semelhança com sua contraparte ocidental. Este último lida principalmente com a produção e destruição das células vermelhas do sangue, assim como de armazenamento de sangue.

Na fisiologia tradicional chinesa, o Baço-Pâncreas desempenha um papel central na saúde e vitalidade do corpo, tendo um papel de liderança na assimilação de nutrientes e manutenção da força física. Transforma a comida digerida do Estômago em nutrientes utilizáveis e *Qi*. Escolas inteiras de medicina foram formadas em torno deste órgão, a premissa era que todos os aspectos da vitalidade dependem do corpo inteiro recebendo boa nutrição a partir do funcionamento saudável desse órgão essencial.

Os sintomas de desequilíbrio do Baço-Pâncreas incluem falta de apetite, atrofia muscular, indigestão, distensão abdominal, icterícia e hemorragia inadequada ou nódoas negras.

## Os atributos tradicionais do Baço-Pâncreas

O Baço-Pâncreas governa a transformação e transporte. Uma vez que o Estômago degrada e digere os alimentos, o Baço-Pâncreas transforma-os em nutrição utilizável e *Qi*. Então transporta essa essência da comida para os outros órgãos. O Baço-Pâncreas desempenha, também, um papel essencial na produção de sangue.

Por esta razão, a fadiga (deficiência de *Qi)* e anemia (deficiência de Sangue) são frequentemente atribuídos a um colapso na capacidade do Baço-Pâncreas de transformar o alimento em *Qi* e Sangue.

Além do seu papel na produção e nutrição de Sangue, o Baço-Pâncreas também é responsável pela "transformação de fluidos": auxilia no metabolismo da água, ajudando o corpo a livrar-se do excesso de fluido e humedecendo as áreas que precisam dela, como as articulações. Se esta função for interrompida, distúrbios dos fluidos tais como edema (retenção de água grave) ou catarro em excesso podem desenvolver-se.

O Baço-Pâncreas governa o Sangue. Considerado o "fundamento da existência pós-natal", o Baço-Pâncreas é o órgão mais importante envolvido na produção de Sangue suficiente, para manter a saúde. Uma dieta altamente nutritiva, adequada às necessidades do indivíduo aumenta o *Qi* do Baço-Pâncreas, melhorando assim o nível de energia da pessoa.

Estas melhorias são vistas facilmente na prática clínica, onde uma pessoa doente pode tornar-se bastante forte através da utilização de ervas tonificantes, mudanças alimentares e exercícios respiratórios. O *Qi* do Baço-Pâncreas também é especificamente responsável por manter o Sangue dentro dos vasos. Uma fraqueza nesta função pode levar a sangramento crónico, tal como uma tendência fácil para fazer feridas, ou hemorragias no meio do ciclo menstrual.

O Baço-Pâncreas domina os músculos e os quatro membros. Como o Baço-Pâncreas é responsável por transformar os alimentos em *Qi* e Sangue e transportá-los por todo o corpo, o bom funcionamento do órgão é essencial para manter a massa muscular e membros fortes. Uma pessoa com deficiência do *Qi* do Baço-Pâncreas frequentemente experimenta fraqueza e fadiga nos membros. Exercícios e uma dieta saudável beneficiam o corpo, somente se o Baço-Pâncreas for capaz de transmitir essa nutrição e energia para os músculos.

O Baço-Pâncreas abre-se para dentro da boca e dos lábios. Como porta de entrada para o sistema digestivo, a boca pode indicar se o Baço-Pâncreas está a funcionar normalmente. Se o *Qi* é normal, o apetite é bom, os lábios são vermelhos e flexíveis, e o sentido do paladar é suficientemente sensível.

O *Qi* do Baço-Pâncreas move-se numa direção ascendente. Todos os órgãos têm uma direção normal para o seu fluxo de *Qi*. O fluxo de *Qi* do Baço-Pâncreas mantém os outros órgãos no seu devido lugar. Se *Qi* do Baço-Pâncreas for fraco, então há prolapso, ou flacidez, do cólon transverso, útero, estômago, reto, etc.

O Baço-Pâncreas gosta de calor e não gosta de frio. Uma vez que as enzimas digestivas requerem calor para decompor os alimentos corretamente, o consumo excessivo de alimentos frios e bebidas frias podem comprometer a função do Baço-Pâncreas. Os alimentos que produzem aquecimento e são fáceis de digerir, como sopas com gengibre ralado, beneficiam a função do Baço-Pâncreas.

# O Papel do Estômago *(Wei)* na Medicina Tradicional Chinesa

O Estômago está localizado no epigástrico. Liga-se com o esófago acima, e com o Intestino Delgado abaixo. A sua saída superior é o cárdia, chamado em chinês *Shang Wan*, e a sua saída inferior é o piloro - conhecido como *Xia Wan*. Entre *Shang Wan* e *Xia Wan* há *Zhong Wan*. Estas três áreas juntas formam o epigástrio. O meridiano do Estômago é conectado com o Baço-Pâncreas, com o qual é externamente – internamente *(Biao-Li)* relacionado. A sua principal função é receber e decompor os alimentos. A comida entra na boca, passa através do esófago e é recebida pelo Estômago, onde é decomposta e transmitida para baixo para o Intestino Delgado. As suas substâncias essenciais são transportadas e transformadas pelo Baço-Pâncreas para nutrir todo o corpo. O Estômago e o Baço-Pâncreas, por conseguinte, agem em conjunto e são os principais órgãos que realizam as funções de digestão e absorção. Juntos, são conhecidos como a "fundação do adquirido."

Quando a função do Estômago é normal, o seu *Qi* desce. Se a função descendente é perturbada, haverá falta de apetite, distensão e dor no epigástrio, náuseas e vómitos.

Marco A. M. Vieira

# SISTEMA CORAÇÃO/ INTESTINO DELGADO
## (C/ID) (*Xin/Xiao Chang*) (Movimento Fogo)

## O Papel do Coração *(Xin)* na Medicina Tradicional Chinesa

O papel do Coração *(xin)*, conhecido na fisiologia tradicional chinesa, como o governante ou Imperador dos outros órgãos, tem uma importância excecional. A sua função na Medicina Tradicional Chinesa está em paralelo com a sua função ocidental anatómica de bombear sangue por todo o corpo para manter a vida, mas na tradição oriental também é intimamente envolvido nos processos mentais e emocionais.

Considerado a residência da mente e do espírito, o Coração é o órgão mais frequentemente envolvido em desequilíbrios psicológicos. Bem nutrido e equilibrado, o Coração mantém a nossa sabedoria inata, contentamento e equilíbrio emocional. Os sintomas de desequilíbrio do Coração incluem palpitações, falta de ar, sudorese fácil, inquietação mental, insónia, esquecimento, dor torácica, dor na língua, e urina que "queima".

## As funções tradicionais do Coração

O Coração controla os vasos sanguíneos e o sangue. Quando o Coração é saudável, ele bombeia sangue vigorosamente através dos vasos para todas as partes do corpo, nutrindo os órgãos e mantendo a vitalidade. Uma deficiência nesta função pode aparecer como pele pálida, mãos e pés frios, palpitações, insónia e distúrbios emocionais.

O Coração manifesta-se no rosto. Quando o Coração é forte e possui sangue suficiente, a tez é rosada, e o indivíduo parece robusto e saudável. Quando o sangue do Coração é deficiente, por outro lado, a pessoa parece pálida e doente. Se o *Yang* ou *Qi* do Coração for deficiente, a tez pode parecer azulada, especialmente nos lábios.

Esta função engloba toda a gama da consciência humana, incluindo a saúde emocional, a função mental, memória e espiritualidade. Quando o *Yin* do Coração é deficiente, a pessoa pode apresentar sintomas como palpitações, ansiedade, insónia e agitação.

Quando o sangue do Coração for deficiente, a falta de memória, a depressão, e uma tendência a ser "espaçado" ou "nas nuvens" podem surgir. O Coração abre-se para a língua. Na fisiologia chinesa, quando um órgão interno se abre para um órgão sensorial, isso significa que os dois órgãos estão ligados através da estrutura, função e fisiologia.

Ao examinar o órgão sensorial, um médico ou terapeuta pode determinar muito sobre a saúde do órgão interno vinculado a ele. A língua (o órgão de gosto) pode indicar a saúde ou o desequilíbrio em todos os órgãos. Uma língua pálida pode indicar deficiência de sangue do Coração, enquanto uma língua vermelha sem saburra pode indicar deficiência de *Yin* do Coração.

Num outro nível, "o Coração controla a fala." Síndromes de deficiência do Coração podem levar a um comportamento mais isolado e retirado, tornando a pessoa mais quieta, introspectiva e calada, por exemplo. Um paciente que procurou tratamento de acupuntura tinha experimentado uma perda completa da voz após uma experiência traumática. Durante a receção de uma estimulação de acupuntura forte, num ponto do meridiano do Coração, no pulso, o paciente ficou irritado e gritou: "Hei!! percebe o quanto isso dói?"

Depois de se desculpar com o paciente pelo desconforto inesperado, o médico lembrou-lhe que ele tinha acabado de falar pela primeira vez numa semana! Este tipo de libertação dramática dum trauma emocional é bastante comum na terapia acupuntural, e geralmente leva a uma sensação de bem-estar depois, como aconteceu neste caso.

# O Papel do Intestino Delgado (*Xiao Chang*) na Medicina Tradicional Chinesa

O Intestino Delgado está localizado no abdómen. A sua extremidade superior conecta-se com o Estômago, e a sua extremidade inferior com o Intestino Grosso. O Meridiano do Intestino Delgado comunica com o Coração com o qual está externamente – internamente (*Biao- Li*) relacionado. As suas principais funções são a receção e a digestão. Ele recebe e continua o processo de digestão do alimento a partir do Estômago, separa as substâncias puras das impuras e absorve substâncias essenciais e parte da água do alimento, transmitindo os resíduos do alimento para o Intestino Grosso, e da água para a Bexiga. Uma vez que o Intestino Delgado tem a função de separar o puro do impuro, uma disfunção pode não só influenciar a digestão, mas também dar origem a um movimento do intestino anormal e perturbação da micção.

# SISTEMA FÍGADO/ VESÍCULA BILIAR
(F/VB) (*Gan/Dan*) (Movimento Madeira)

## O Papel do Fígado *(Gan)* na Medicina Tradicional Chinesa

O Fígado (*gan*) tem um papel importante na fisiologia tradicional chinesa. Uma vez que é responsável pelo fluxo de *Qi* por todo o corpo, qualquer interrupção nas funções, geralmente, afeta um outro órgão.

A estagnação do fluxo de *Qi* do Fígado interrompe frequentemente o fluxo emocional, produzindo sentimentos de frustração ou raiva. Por outro lado, essas mesmas emoções podem levar a uma disfunção no Fígado, resultando num ciclo interminável de causa-efeito.

Associado com o armazenamento de sangue, o Fígado é o principal órgão envolvido, também, no ciclo menstrual da mulher. Quando o Fígado está em desequilíbrio, os sintomas seguintes podem ocorrer: problemas emocionais, dor ou plenitude torácica, tontura, dor de cabeça, cólicas, problemas de tendões, problemas menstruais, icterícia, visão fraca ou turva e distúrbios digestivos.

## As funções do Fígado

O Fígado armazena o sangue. O Fígado é considerado uma área de armazenamento de sangue, quando o sangue não está a ser usado para atividade física. Estes períodos de descanso contribuem para os processos de reparação do corpo. Durante o exercício, o sangue é libertado para nutrir os tendões e músculos.

Esta função está também intimamente associada com o ciclo menstrual; o Fígado mantém um fornecimento de sangue adequado e regula a temporização e o conforto da menstruação. Quaisquer disfunções no ciclo menstrual são quase sempre tratadas através da regulação do Sangue do Fígado, do *Qi* do Fígado ou do *Yin* do Fígado.

Quando o *Qi* do Fígado está estagnado (uma condição muito comum), a pessoa experimenta tensão, irritabilidade, opressão no peito e hipocôndrios, e, na mulher, os sintomas da síndrome pré-menstrual. Quando o Sangue do Fígado está deficiente, sintomas como pele e olhos secos, palidez e falta de menstruação podem aparecer.

O Fígado assegura o bom fluxo de *Qi*. O *Nei Jing* refere-se ao Fígado, como um general no exército, coordenando o movimento das tropas. Quando o Fígado funciona sem problemas, a atividade física e emocional por todo o corpo também funciona sem problemas.

Quando a capacidade do Fígado para espalhar *Qi* suavemente por todo o corpo é interrompida devido a situações de stress ou de estilo de vida, o *Qi* do Fígado pode tornar-se estagnado ou hiperativo, causando perturbações noutros órgãos, como os Pulmões, o Estômago e o Baço-Pâncreas. Muitas vezes, problemas relacionados com stress, tais como a síndrome do cólon irritável ou indigestão podem ser tratados com sucesso através da "suavização do *Qi* do Fígado".

O Fígado controla os tendões. Como exposto anteriormente, o Fígado armazena sangue durante os períodos de descanso e então libera-o para os músculos e tendões em tempos de atividade. Quando o Sangue do Fígado é constrangido e deficiente, pode surgir rigidez nos músculos e nos tendões. Se o *Qi* do Fígado está estagnado, os músculos podem entrar em espasmo. Estes espasmos musculares ocorrem frequentemente quando uma pessoa bebe café forte. O café, mesmo na variedade de descafeinado, é uma das substâncias mais disruptivas em relação ao fluxo suave do *Qi* do Fígado.

Muitas pessoas experimentam uma sensação de aperto nos músculos dos ombros e nos músculos do pescoço depois de ingerir este poderoso estimulante herbal. Na verdade, pode ser extremamente difícil resolver desequilíbrios do Fígado em pessoas que bebem café regularmente.

O Fígado abre-se para os olhos. Embora todos os órgãos tenham alguma ligação para a saúde dos olhos, o Fígado está ligado à função apropriada do olho. Problemas oculares crónicos geralmente podem ser atribuídos a uma deficiência de *Yin* do Fígado ou de Sangue, por exemplo. É muito comum, para resolver distúrbios oculares com sucesso, optar por tratamento do Fígado.

Fígado mostra-se nas unhas. Quando o Sangue do Fígado é abundante, espalha-se para as mais distantes áreas do corpo, incluíndo as unhas das mãos e dos pés. Quando o Sangue do Fígado é deficiente, por outro lado, as unhas podem aparecer pálidas, fracas, e quebradiças.

# O Papel da Vesícula Biliar (*Dan*) na Medicina Tradicional Chinesa

A Vesícula Biliar está anexada ao Fígado com o qual é externamente – internamente relacionada *(Biao-Li)*. A sua principal função é armazenar bilis e continuamente excretá-la ao intestino para ajudar na digestão. Quando a função da Vesícula Biliar é normal, o seu *Qi* desce. A bilis é de sabor amargo e de cor amarela, o movimento ascendente do *Qi* da Vesícula Biliar pode dar origem a um gosto amargo na boca, vómitos de líquido amargo, e incapacidade de ajudar o Estômago e o Baço-Pâncreas na digestão, resultando em distensão abdominal e fezes amolecidas. Uma vez que esta função da Vesícula Biliar está intimamente relacionada com o Fígado na sua função de manter o fluxo livre de *Qi*, diz-se que o Fígado e a Vesícula Biliar em conjunto têm a função de manter o fluxo livre de *Qi*. Da mesma forma, no que respeita às mudanças emocionais, a responsabilidade é compartilhada com a Vesícula Biliar, e esta é muitas vezes tida em conta na clínica, no tratamento de sintomas como medo e palpitações, insónia, sonhar muito ou sono perturbado.

Embora a Vesícula Biliar seja uma das seis vísceras *Fu*, ao contrário das outras cinco armazena bílis e não recebe água ou alimentos. Por esta razão, é também classificada como um dos "*fu* extraordinário."

# SISTEMA RIM/BEXIGA
## (R/B) (*Shen/Pang Guang*)
## (Movimento Água)

## O Papel dos Rins *(Shen)* na Medicina Tradicional Chinesa

Os Rins têm como função a regulação da água no metabolismo. Na prática da Medicina Tradicional Chinesa, têm um estreito paralelo com a sua função na Medicina Ocidental, mas a sua influência é muito mais abrangente. Eles são o local de armazenamento da essência vital *(jing)*, uma substância subtil responsável pelo crescimento, desenvolvimento, reprodução, fertilidade e longevidade.

Os Rins também são considerados a fonte do *Yin* e do *Yang* para todos os outros órgãos, portanto, uma perturbação crónica na sua função pode potencialmente afetar qualquer outra parte do corpo.

Os Rins são a fonte do *Qi* pré-natal, que é herdado dos nossos pais e interpretado como constituição inata de uma pessoa. Em última análise, a saúde e a força dos Rins é o principal fator determinante na vitalidade de uma pessoa a longo prazo e da consequente longevidade. Os sintomas de desequilíbrio nos Rins incluem dores lombares, infertilidade, impotência ou desejo sexual diminuído, problemas urinários, zumbido ou surdez, edema ou asma.

## As funções tradicionais dos Rins

A essência *(jing)* aloja-se nos Rins. *Jing* ou essência, é uma substância subtil que perpassa todos os processos vitais orgânicos. Embora isso inclua os fluidos reprodutivos, o seu âmbito vai muito para além desta área. Existem dois tipos principais de essência: pré-natal e pós-natal.

A essência pré-natal é derivada a partir do material genético dos pais, bem como da vitalidade do seu estilo de vida, hábitos e nutrição. É, essencialmente, constituição herdada de uma pessoa ao nascer.

Essência pós-natal, por outro lado, está dentro do controlo da pessoa porque é derivada a partir dos alimentos e do ar. É possível para alguém que tem uma essência fraca pré-natal levar uma vida ativa e saudável através da manutenção de uma forte essência pós-natal.

Uma dieta saudável e estilo de vida, juntamente com exercícios de respiração e práticas, como o *Qi Gong, Tai-Chi-Chuan* ou *Yoga,* são os meios para alcançar uma essência pós-natal forte. Na verdade, uma pessoa com uma constituição fraca e um estilo de vida saudável é melhor do que uma pessoa com uma constituição forte e um estilo de vida desregrado.

Este último muitas vezes passa por anos sem nenhuma doença e, de repente, sucumbe ao cancro ou a doenças cardíacas. A pessoa com fraca essência pré-natal, por outro lado, é incapaz de sair de um estilo de vida saudável, porque se o fizer recebe o *feedback* imediato na forma de doença ou fadiga.

Os Rins controlam o metabolismo da água. O equilíbrio do *Yin* e do *Yang* nos Rins determina a eficiência do metabolismo da água no corpo. Quando o *Yang* do Rim ou o *Qi* do Rim são deficientes, pode ocorrer micção excessiva ou edema (inchaço devido à retenção de líquidos grave). Enquanto os Pulmões são o órgão principal do corpo na respiração, os Rins fornecem a "fixação", a força que é necessária para tornar a inalação completa. Quando o *Yang* do Rim ou o *Qi* do Rim está deficiente, a pessoa pode sofrer uma dificuldade de inalação, como é vivida por pessoas com asma.

Os Rins controlam os ossos. De acordo com a fisiologia chinesa, os Rins são também responsáveis pelo desenvolvimento de ossos fortes. Quando os Rins são deficientes, uma pessoa pode ter ossos frágeis e, posteriormente, fraturas repetidas e saúde dental pobre.

Os Rins produzem medula e estão ligados ao cérebro. Medula tem uma função muito mais ampla na Medicina Tradicional Chinesa, do que aquela que tem na Medicina Ocidental.Neste último caso, ela está envolvida principalmente no crescimento das células ósseas e do sangue. Na fisiologia chinesa, a medula é derivada directamente a partir da essência, e é a fonte da substância que compõe o cérebro. Deficiências na essência ou na medula podem aparecer em casos de atraso mental.

Os Rins abrem-se no ouvido. Esta função tem grande significado clínico: as dificuldades de audição podem ser tratadas nutrindo os Rins. Os bebés são considerados como tendo a capacidade de audição subdesenvolvida, devido à falta de maturação da energia dos Rins, as pessoas idosas tendem a ter um zumbido nos ouvidos (tinnitus) ou deficiência auditiva devido a um esgotamento do seu *Qi* do Rim ao longo do tempo.

## O Papel da Bexiga (*Pang Guang*) na Medicina Tradicional Chinesa

A Bexiga está localizada na parte inferior do abdómen. Seu meridiano liga-se com o Rim com o qual é externamente - internamente relacionada (*Biao-Li*). A principal função da Bexiga é o armazenamento temporário de urina, que é descarregada a partir do corpo, através da atividade do *Qi* quando uma quantidade suficiente foi acumulada. Esta função da Bexiga é realizada com o auxílio do *Qi* do Rim. Uma doença da Bexiga conduzirá a sintomas tais como anúria, urgência de micção e disúria. A insuficiência da Bexiga para controlar a urina pode levar a frequência de micção, incontinência urinária e enurese.

# SISTEMA MESTRE DO CORAÇÃO/ TRIPLO AQUECEDOR
## (MC/TA) (*Xin Bao/San Jiao*)
## (Movimento Fogo)

### O Papel do Mestre do Coração *(Xin Bao)* na Medicina Tradicional Chinesa

O Pericárdio (Mestre do Coração) é chamado *Xin Bao Luo* em chinês. Estruturalmente é uma membrana que envolve o Coração, e fisiologicamente que protege o Coração. Quando os fatores patogénicos exógenos atacam o Coração, o Pericárdio é afetado primeiro. Diz o *Ling Shu*: "Portanto, os fatores patogénicos que pretendem atacar o Coração devem primeiro atacar o Pericárdio." Clinicamente os sintomas da invasão patogénica do Pericárdio são os mesmos, como se observa no atingimento do Coração. "Se o Calor patogénico ataca o Coração, os sintomas são delírios, inconsciência, etc. Se o atingimento for por Mucosidades-Fleumas, provocam desordem cognitiva, inconsciência e confusão mental. É conhecido como "Mucosidade-Fleuma, obstruindo o orifício do Coração."

# O Papel do Triplo Aquecedor (*San Jiao*) na Medicina Tradicional Chinesa

O *San Jiao* está localizado "separadamente dos *Zang* Fu dentro do corpo." Ele está dividido em três partes: o *Jiao* superior, médio e inferior. O seu meridiano conecta com o Pericárdio (Mestre do Coração) com o qual é externamente - internamente relacionado (*Biao-Li*). As suas principais funções são a de governar várias formas de *Qi*, e servir de passagem para o fluxo de *Yuan Qi* e fluidos corporais. *Yuan Qi* origina-se no Rim, mas requer o *San Jiao* como caminho para a distribuição, a fim de estimular e promover as atividades funcionais dos *Zang-Fu,* e tecidos do corpo inteiro. O *Nan Jing* diz: "O *San Jiao* é o embaixador de *Yuan Qi*. Ele circula o *Qi* pelos três *Jiao* e distribui-o pelos cinco *Zang* e os seis *Fu*".

A digestão, absorção, distribuição e excreção de água e comida são realizadas através dos esforços conjuntos de vários órgãos – *Zang-Fu*, incluíndo o *San Jiao*. O *Nan Jing* diz: "O *San Jiao* é a passagem de água e comida."

Também é mencionado no oitavo capítulo do *Su Wen*: "O *San Jiao* é o oficial de irrigação que constrói cursos de água."

Os *Jiao* superior, médio e inferior combinam-se com os órgãos *Zang* e vísceras *Fu* relacionados, ajudando a assegurar as suas respetivas funções, a fim de realizar a digestão, absorção, distribuição e excreção de água e comida. O *Jiao* superior domina a dispersão e a distribuição. Em outras palavras, em combinação com a função de distribuição do Coração e Pulmão, o *Jiao* superior distribui o *Qi* essencial da água e comida (*Ying/Rong Qi*) para todo o corpo, a fim de aquecer e alimentar a pele e os músculos, tendões e ossos, e regular a pele e os poros. Esta função é descrita no capítulo dezoito do *Ling Shu*: "O *Jiao* superior é como uma névoa."

Aqui "névoa" é usado para descrever todos os vapores que ofuscam o claro e luminoso *Qi* essencial da água e dos alimentos.

O *Jiao* médio domina digestão de água e comida. Refere-se às funções do Baço-Pâncreas e do Estômago na digestão de alimentos, absorvendo a substância essencial, evaporando fluido corporal, e transformando substância nutritiva em sangue. Esta função está descrita no mesmo capítulo: "O *Jiao* médio parece uma espuma de bolhas."

"A espuma de bolhas" aqui refere-se à aparência do estado decomposto do alimento digerido.

O *Jiao* inferior domina a separação do puro a partir do impuro e a descarga de fluidos e resíduos a partir do corpo. Este processo envolve principalmente a função urinária do Rim e da Bexiga, e a função de defecação do Intestino Grosso. O mesmo capítulo diz: "O *Jiao* inferior parece uma vala de drenagem."

Em outras palavras, a água turva flui para baixo continuamente para ser descarregada. Se a passagem da água no *Jiao* inferior é obstruída, pode haver retenção urinária, disúria e edema.

Clinicamente, os termos *Jiao* superior, médio e inferior são frequentemente aplicados para generalizar as funções dos órgãos internos do peito e da cavidade abdominal. Acima do diafragma é o *Jiao* superior, que inclui o Coração e Pulmão; entre o diafragma e o umbigo é o *Jiao* meio que inclui o Baço-Pâncreas e o Estômago, e abaixo do umbigo é o *Jiao* inferior, que inclui os Rins, Intestinos e a Bexiga. O Fígado apesar de se localizar no *Jiao* médio, considera-se que faz parte do *Jiao* inferior devido à estreita relação energo-fisiológica que estabelece com o Rim.

31

# FISIOPATOGENIA DOS
## *ZANG-FU*
## - SÍNDROMES -
## *(BIAN ZHENG)*

# Síndromes diferenciais do Sistema Pulmão/Intestino Grosso (Fei Da Chang Bian Zheng)

## Síndromes do *Zang* Pulmão ( *Fei* )

### SÍNDROMES DE VAZIO GERAL DO PULMÃO *(Fei Xu)*

**Sintomas Gerais.**
- Respiração curta e superficial.
- Hipoacusia.
- Falta de alento.
- Secura da garganta.
- Dor no ombro e dorso com sensação de frio.
- Astenia e debilidade.
- Rubor malar e febrícula vespertina.
- Secura da pele e pelos fracos.
- Melancolia, tristeza, angústia, pena.
- Frequentes afeções respiratórias e das vias altas

**Síndromes específicos.**
- Vazio do *Qi* do Pulmão *(Fei Qi Xu)*
- Vazio do *Yin* do Pulmão *(Fei Yin Xu)*

### VAZIO DO *QI* DO PULMÃO (*Fei Qi Xu*)

**Etiologia.**
- Perturbações crónicas do Pulmão (asma, tosse, etc.) que chegam a esgotar a sua energia.
- Insuficiência da produção de energia por transtornos internos do tipo dietético-emocional.
- Predisposição congénita e débil constituição.
- Vazio de *Yang* do Rim, de *Yang* do Baço-Pâncreas e de *Yin* do Fígado.
- Plenitude do *Yang* do Coração.

**Sinais Clínicos.**
- Tendência para constipações e transtornos bronco-faríngeos.
- Astenia e lassitude.
- Sudação espontânea.
- Dispneia de esforço.
- Tez pálida e opaca.
- Mucosidade fluída e transparente.
- Tosse fraca.
- Voz débil e baixa.
- Frequentes suspiros.
- Respiração curta e superficial.
- Frio no corpo.
- Aversão ao frio e ao vento.
- Pele seca.
- Pelos fracos, com tendência para cairem.
- Pulso fino ou vazio.
- Língua pálida e saburra esbranquiçada.

**Diagnóstico ocidental.**
Enfisema, alergia pulmonar, bronquite crónica, tuberculose.

**Princípio Terapêutico.**
Restaurar o *Qi* do Pulmão.


# VAZIO DO *YIN* DO PULMÃO (*Fei Yin Xu*)

**Etiologia.**
- Cansaço excessivo.
- Tosse prolongada.
- Secura por Calor excessivo e crónico.
- Insuficiência de *Yang* do Baço-Pâncreas no transporte, insuficiência do *Yin* do Rim, plenitude do *Yang* do Coração e Fígado.

**Sinais Clínicos.**
- Rubor malar.
- Calor no tórax, palmas das mãos e plantas dos pés.
- Sudação noturna.
- Febrícula vespertina.
- Secura na boca e na garganta.

- Temor e agravamento pelo calor.
- Agitação ansiosa.
- Dispneia.
- Tosse seca.
- Expetoração escassa e pegajosa, às vezes com sangue.
- Voz rouca.
- Emagrecimento.
- Vómitos secos.
- Pulso filiforme e rápido.
- Língua vermelha, sem saburra ou com saburra seca e escassa.

**Diagnóstico ocidental.**
- Tuberculose pulmonar, faringite crónica, bronquite crónica, etc.

**Princípio Terapêutico.**
 Restaurar o *Yin* e hidratar o Pulmão.


# SÍNDROMES DE PLENITUDE GERAL DO PULMÃO (*Fei Shi*)

**Sintomas Gerais.**
- Congestão torácica.
- Tosse seca, asma ou dispneia com possível hemoptise.
- Frequentes bocejos, espirros e rouquidão.
- Dor e/ou calor no ombro e zona dorsal alta.
- Calor nas mãos e sudação.
- Polaquiúria.
- Estado agitado, ansioso e excitado, tendência para hipertensão e insónia.
- Possíveis vómitos e quadros diarréicos intermitentes.
- Pulso pleno.

**Síndromes específicos.**
- Plenitude por um fator epidémico-cósmico ao Pulmão
*(Wen Xie Fan Fei)*.
- Ataque de Vento-Frio ao Pulmão *(Feng Han Shu Fei)*.
- Ataque de Calor ao Pulmão *(Fei Re)*.
- Ataque de Secura-Fogo ao Pulmão *(Zao Huo Shang Fei)*.

## PLENITUDE POR UM FATOR EPIDÉMICO-CÓSMICO
(*Wen Xie Fan Fei*)

**Etiologia.**
- Agente climatológico muito ativo *(Wei Xie Shi)*
- Diminuição da capacidade defensiva *(Zheng Xu)*
- Mudanças climáticas ou geográficas rápidas *(Shi Qi Bu Zheng Si Shi)*

**Sinais Clínicos.**
- Tosse.
- Febre.
- Irritação faríngea.
- Sede.
- Astenia e peso nas extremidades.
- Ponta e bordos da língua vermelhos.
- Pulso rápido e superficial.

**Princípio Terapêutico.**
Tonificar a Energia Defensiva (*Zheng Qi*) e dispersar o patogénico (*Xie Qi*).

## ATAQUE DE VENTO-FRIO AO PULMÃO
(*Feng Han Shu Fei*)

**Etiologia.**
- Vento-Frio perverso *(Feng Han Xie)*.
- Diminuição da capacidade antipatogénica *(Zheng Xu)*.
- Mudanças climatológicas ou geográficas rápidas
*(Shi Qi Bu Zheng Si Shi)*.

**Sinais Clínicos.**
- Tosse.
- Dispneia.
- Rouquidão súbita.
- Cefaleia.
- Expetoração fluída e branca.
- Nariz tapado com rinorreia clara e com espirros.
- Febrícula ou febre ligeira e arrepios.

- Ausência de sede.
- Temor ao frio.
- Membros frios.
- Língua com saburra branca.
- Pulso tenso e superficial.

**Diagnóstico ocidental.**
- Resfriado comum, bronquite aguda.

**Princípio Terapêutico.**
 Expulsar o Vento e dispersar o Frio. Parar a tosse e eliminar as Mucosidades.


# ATAQUE DE CALOR AO PULMÃO
# (*Fei Re*)

**Etiologia.**
- Estagnação crónica de Vento-Frio que se converte em Calor.
- Excessivo Calor perverso *(Kang Fei Re)*.
- Deficiente capacidade defensiva *(Zheng Xu)*.
- Acumulação de Fleumas-Calor ou Estase de Sangue por excessivo Calor estagnado (abcessos).

**Sinais Clínicos.**
- Tosse asmática.
- Respiração ruidosa.
- Muco amarelo e espesso.
- Febre com ligeiros arrepios.
- Sede e sudação.
- Garganta e nariz dolorosos, inflamados, irritados e secos.
- Tez vermelha, rubor malar.
- Urina escassa e vermelha.
- Obstipação.
- Dor torácica.
- Asma e hemoptise em casos graves.
- Rouquidão.
- Por vezes escarros purulentos com sangue e odor fétido a peixe.
- Pulso rápido e escorregadio.
- Língua vermelha com saburra espessa e amarela.

**Diagnóstico ocidental.**
- Resfriado comum, bronquite, pneumonia, abcesso pulmonar, tonsilite, etc.

**Princípio Terapêutico.**
- Dispersar o Calor. Refrescar o Pulmão e restabelecer os movimentos descendentes.

# ATAQUE DE SECURA-FOGO AO PULMÃO
## (*Zao Huo Shang Fei*)

**Etiologia.**
- Secura pulmonar por deficiência de *Yin (Yin Xu Fei Zhao).*
- Calor prolongado ou intenso *(Fei Re).*
- Secura na estação outonal num Pulmão com *Yin* deficiente.
- Transtornos internos relacionados com os restantes movimentos (*Wu Xing*).

**Sinais Clínicos.**
- Tosse persistente com pouca espetoração pegajosa ou com espetoração espumosa, branca e inclusive hemoptóica.
- Secura no nariz e garganta.
- Sede.
- Dor torácica ao tossir.
- Rouquidão e faringite.
- Febre.
- Aversão ao vento e ao frio.
- Cefaleia.
- Pulso filiforme e rápido.
- Língua seca com pouca saburra e pouca saliva.

**Diagnóstico ocidental.**
- O mesmo de *Fei Re,* mas mais agravado.

**Princípio Terapêutico.**
 Refrescar o Pulmão e humedecer a Secura.

# SÍNDROMES DE OBSTRUÇÃO DE MUCOSIDADES NO PULMÃO (*Zu Fei*)

## SÍNDROME DE HUMIDADE-FLEUMAS DO PULMÃO (*Tan Shi Zu Fei*)

**Etiologia.**
- Vento-Frio-Humidade perversos.
- Tosse prolongada.
- Vazio do Baço.

**Sinais Clínicos.**
- Tosse potente e forte.
- Mucosidade abundante, branca e fluída.
- Dispneia e asma com ronco e fleuma abundante.
- Sensação de opressão torácica.
- Língua pálida com saburra espessa e branca.
- Pulso rugoso.

**Diagnóstico ocidental.**
- Bronquite ou asma bronquial.

**Princípio Terapêutico.**
Eliminar as Mucosidades e desbloquear o Pulmão.

## SÍNDROME DE FLEUMA-CALOR DO PULMÃO (*Tan Re Zu Fei*)

**Etiologia.**
- Acumulação de Energia Perversa no Pulmão que converte o *Fei Yin* (muco) em *Tan Yin* (fleumas).
- Enfermidades crónicas do Pulmão.

**Sinais Clínicos.**
-Tosse.
- Febre.
- Respiração ruidosa e rápida.
- Plenitude e opressão torácica.

41

- Escarro denso, purulento e inclusive hemoptóico.
- Dor no hipocôndrio.
- Língua vermelha com saburra amarela.
- Pulso escorregadio e rápido.

**Princípio Terapêutico.**
Metabolizar as Mucosidades, estimular o *Yin* do Pulmão e dispersar o Calor.

# SÍNDROME DE JUSTAPOSIÇÃO DE CALOR NO PULMÃO (*Re Shang Fei Luo*)

**Etiologia.**
- Energia perversa exógena convertida em Calor, em união a Calor endógeno do Fígado e da Vesícula Biliar.

**Sinais Clínicos.**
- Hemoptise intensa e grave.
- Febre.
- Tez vermelha.
- Língua vermelha e saburra amarela.
- Pulso escorregadio e rápido.

**Princípio Terapêutico.**
Dispersar o Calor e refrescar o Pulmão.

# SÍNDROME DE NÃO DESCIDA DO *QI* DO PULMÃO (*Xie Qi Ji Fei*)

**Etiologia.**
- Por transtornos de atividade funcional de origem exógena
*(Fei Qi Bu Xuan)* ou endógena *(Fei Qi Bu Li)*.
- Por lesões internas que deterioram a clarificação do ar e o impulso da energia.
- Tosse grave e prolongada que lesiona o sistema vascular
*(Fei Luo Sun Shang)*.

**Sinais Clínicos.**
- Tosse persistente.
- Expetoração abundante.
- Bronquite.
- Anúria.
- Edema.
- Opressão torácica.
- Pulso lento e amplo.
- Língua pálida e saburra húmida.
- Em casos persistentes, asma, tuberculose, etc.

**Princípio Terapêutico.**
Desbloquear, tonificar, estimular o *Yang* do Pulmão.

Marco A. M. Vieira

---

# Resumo: Síndromes diferenciais do *Zang* Pulmão ( *Fei Bian Zheng* )

## A) VAZIO GERAL DO PULMÃO *(Fei Xu)*

*Sintomas gerais:* Respiração curta e superficial, hipoacusia, falta de alento, secura da garganta, dor no ombro e dorso com sensação de frio, astenia e debilidade, rubor malar. febrícula vespertina, secura da pele e cabelo fraco, melancolia, tristeza, angústia, pena e frequentes afeções respiratórias e das vias altas.

*Síndromes específicos:* Vazio do *Qi* do Pulmão *(Fei Qi Xu)* e Vazio do *Yin* do Pulmão *(Fei Yin Xu)*

### A.I) VAZIO DO *QI* DO PULMÃO *(Fei Qi Xu)*

*Sinais Clínicos:* Tendência a resfriados e transtornos bronco-faríngeos, astenia e lassitude, sudação espontânea, dispneia de esforço, tez pálida e opaca, mucosidade fluída e transparente, tosse débil, voz débil e baixa, frequentes suspiros, respiração curta e superficial, frio no corpo, aversão ao frio e ao vento, pele seca, cabelo fraco tendência a cair, pulso fino ou vazio e língua pálida e saburra esbranquiçada.

*Princípio terapêutico:* Tonificar o *Qi* do Pulmão.

### A.II) VAZIO DO *YIN* DO PULMÃO *(Fei Yin Xu)*

*Sinais Clínicos:* Rubor malar, calor no tórax, palmas das mãos e planta dos pés, sudação noturna, febrícula vespertina, secura na boca e na garganta, temor e agravamento pelo calor, agitação ansiosa, dispneia, tosse seca; expetoração escassa e pegajosa, às vezes com sangue; voz rouca, emagrecimento, vómitos secos, pulso filiforme e rápido e língua vermelha, sem saburra ou com saburra seca e escassa.

*Princípio terapêutico* Tonificar o *Yin* do Pulmão.

## B) PLENITUDE GERAL DO PULMÃO *(Fei Shi)*

*Sintomas gerais:* Congestão torácica, tosse seca, asma ou dispneia com possivel hemoptise, frequentes bucejos, espirros e catarro, dor e/ou calor no ombro e zona dorsal alta, calor nas mãos e sudação, polaquiúria; estado agitado, ansioso e excitado, tendência a hipertensão e a insónias, possíveis vómitos e quadros diarréicos intermitentes e pulso cheio.

*Síndromes específicos:* Plenitude por fator epidémico-cósmico no Pulmão *(Wen Xie Fan Fei)*.

Ataque de Vento-Frio ao Pulmão *(Feng Han Shu Fei)*.

Ataque de Calor ao Pulmão *(Fei Re)*.

Ataque de Secura-Fogo ao Pulmão *(Zao Huo Shang Fei)*.

### B.I) PLENITUDE POR FATOR EPIDÉMICO-CÓSMICO *(Wen Xie Fan Fei)*.

*Sinais Clínicos:* Tosse, febre, irritação faríngea, sede, astenia e peso nas extremidades, ponta e bordos da língua vermelhos e pulso rápido e superficial.

*Princípio terapêutico.* Tonificar a Energia "Correta" *(Zheng Qi)* e dispersar o patogénico *(Xie Qi)*.

**B.II) ATAQUE DE VENTO-FRIO AO PULMÃO** *(Feng Han Shu Fei).*

*Sinais Clínicos:* Tosse, dispneia, rouquidão súbita, cefaleia, expetoração fluída e branca, nariz tapado com rinorreia clara e espirros, febrícula ou febre ligeira e arrepios, ausência de sede, temor ao frio, membros frios, saburra branca e pulso tenso e superficial.

*Princípio terapêutico:* Expulsar o Vento e dispersar o Frio. Parar a tosse e eliminar as Mucosidades.

**B.III) ATAQUE DE CALOR AO PULMÃO** *(Fei Re)*

*Sinais Clínicos:* Tosse asmática, respiração estertorosa, muco amarelo e espesso, febre com ligeiros arrepios, sede e sudação, garganta inflamada, irritada e seca, e nariz doloroso, tez vermelha, rubor malar, urina escassa e vermelha, obstipação, dor torácica, asma e hemoptise em casos graves, rouquidão, por vezes escarros purulentos com sangue e odor fétido a peixe, pulso rápido e escorregadio e língua vermelha com saburra espessa e amarela.

*Princípio terapêutico:* Dispersar o Calor. Refrescar o Pulmão e restabelecer os movimentos descendentes.

**B.IV) ATAQUE DE SECURA-FOGO AO PULMÃO** *(Zao Huo Shang Fei)*

*Sinais Clínicos:* Tosse persistente com pouca expetoração pegajosa ou com expetoração espumosa branca, inclusive hemoptóica, secura do nariz e garganta, sede, dor torácica ao tossir, rouquidão e faringite, febre, aversão ao vento e ao frio, cefaleia, pulso filiforme e rápido e língua seca com pouca saburra e pouca saliva.

*Princípio terapêutico:* Refrescar o Pulmão e humedecer a Secura.

**C) SÍNDROMES DE OBSTRUÇÃO DE FLEUMAS NO PULMÃO** *(Zu Fei)*

**C.I) SÍNDROME DE HUMIDADE-FLEUMAS DO PULMÃO** *(Tan Shi Zu Fei)*

*Sinais Clínicos:* Tosse potente e forte, mucosidade abundante, branca e fluída, dispneia e inclusive asma com pieira e fleuma abundante, sensação de opressão torácica, língua pálida com saburra espessa e branca e pulso rugoso.

*Princípio terapêutico:* Eliminar as Mucosidades e desbloquear o Pulmão.

**C.II) SÍNDROME DE FLEUMA-CALOR DO PULMÃO** *(Tan Re Zu Fei)*

*Sinais Clínicos:* Tosse, febre, respiração ruidosa e rápida, plenitude e opressão torácica, expetoração densa, purulenta e inclusive hemoptóica, dor no hipocôndrio, língua vermelha com saburra amarela e pulso escorregadio e rápido.

*Princípio terapêutico:* Metabolizar as Mucosidades, estimular o *Yin do* Pulmão e purificar o Calor.

**CIII) SÍNDROME DE JUSTAPOSIÇÃO DE CALOR NO PULMÃO** *(Re Shang Fei Luo)*

*Sinais Clínicos:* Hemoptise intensa e grave, febre, tez vermelha, língua vermelha e amarela e pulso escorregadio e rápido.

*Princípio terapêutico:*Dispersar o Calor e refrescar o Pulmão.

**C.IV) SÍNDROME DE NÃO DESCIDA DE *QI* DO PULMÃO** *(Xie Qi Ji Fei)*

*Sinais Clínicos:* Tosse persistente, abundante expetoração, bronquite, anúria, edema, opressão torácica, pulso suave e amplo, língua pálida e saburra húmida e em casos persistentes asma, tuberculose, etc.

*Princípio terapêutico:* Desbloquear, tonificar, estimular o *Yang* do Pulmão.

# Síndromes da *Fu* Intestino Grosso ( *Da Chang* )

## SÍNDROMES DE VAZIO GERAL DO INTESTINO GROSSO (*Da Chang Xu*)

**Etiologia.**
- Insuficiência do Baço-Pâncreas.
- Multiparidade ou parto laborioso e esgotante.
- Diarreia crónica.

**Sinais Clínicos.**
- Prolapso retal.
- Indigestão.
- Fezes claras com resíduos de alimentos e não fétidas.
- Borborigmos.
- Atonia intestinal.
- Membros frios.
- Língua esbranquiçada, húmida e sem saburra.
- Pulso fino e galopante.

**Princípio Terapêutico.**
Tonificar o *Qi* do Intestino Grosso.


## SÍNDROME DE VAZIO E FRIO NO INTESTINO GROSSO (*Da Chang Xu Han*)

**Etiologia.**
- Deficiência prévia e Frio climatológico.
- Deficiência prévia e dieta fria.

**Sinais Clínicos.**
- Fezes líquidas frequentes.
- Anorexia.
- Prolapso retal.
- Membros frios.
- Poliúria com urina clara.
- Lumbago.
- Meteorismo, timpanismo e cólicas.

- Saburra branca e delgada.
- Pulso profundo e filiforme.

**Princípio Terapêutico.**
Tonificar e aquecer o Intestino Grosso, dispersar o Frio.

## SÍNDROME DE ESTAGNAÇÃO DE FRIO NO INTESTINO GROSSO *(Da Chang Han Yu)*

**Etiologia.**
- Cronificação de um *Da Chang Xu Han* (Vazio-Frio)

**Sinais Clínicos.**
- Aos sinais de *Da Chang Xu Han* unem-se:
- Dores violentas abdominais (cólicas por Frio).
- Obstipação.
- Ageusia.

**Princípio Terapêutico.**
Mobilizar o *Qi* do Intestino Grosso, aquecer e dispersar o Frio.

## SÍNDROME DE INSUFICIÊNCIA DE LÍQUIDOS NO INTESTINO GROSSO *(Da Chang Ye Kui)*

**Etiologia.**
- Insuficiência do *Yin* do Rim.
- Processo febril persistente.
- Vazio do *Xue.*
- Hemorragias.
- Insuficiência de *Yin* do Estômago.
- Calor-Secura-Fogo no Intestino Grosso.

**Sinais Clínicos.**
- Obstipação com dificuldade na defecação.
- Astenia ou sensação de cansaço.
- Anorexia e perda de peso.
- Face vermelha.
- Urinas reduzidas e frequentes.

- Calor na palma das mãos e planta dos pés.
- Febrícula vespertina.
- Secura da boca, da garganta e halitose.
- Ansiedade e tonturas.
- Pulso fino.
- Língua vermelha seca ou com saburra seca e amarela.

**Princípio Terapêutico.**
Aumentar a produção de líquidos no Intestino Grosso, tonificar o *Yin*.

## PLENITUDE GERAL DE INTESTINO GROSSO
### *(Da Chang Shi)*

**Etiologia.**
- Plenitude geral do Estômago *(Yang Ming)*.
- Insuficiência do Intestino Delgado.
- Calor dietético, ambiental ou emocional.

**Sinais Clínicos.**
- Dor abdominal que se exacerba com a pressão.
- Obstipação por secura.
- Timpanismo e movimentos intestinais.
- Sede.
- Pulso rápido.
- Língua com saburra seca, espessa e amarela.

**Princípio Terapêutico.**
Dispersar o *Qi* do Intestino Grosso, fazer circular o Sangue *(Xue)*.

## SÍNDROME DE EXCESSO DE CALOR NO INTESTINO GROSSO *(Da Chang Re Shi)*

**Etiologia.**
- Ataque persistente de Calor patogénico exógeno (climatológico) e endógeno (dietético e psíquico).

**Sinais Clínicos.**
- Obstipação pertinaz.

- Fezes secas e duras.
- Dor abdominal, recusa a massagem, melhora com o frío.
- Urinas escassas e amarelas.
- Ardor anal.
- Secura dos lábios e boca.
- Possíveis melenas e rectorragia.
- Pulso rápido e deslizante.
- Língua vermelha com saburra amarela e gordurosa.
- Pode progredir para uma apendicite em caso agudo.

**Princípio Terapêutico.**
Fazer circular o *Qi* e dispersar o Calor do Intestino Grosso.


## SÍNDROME DE PLENITUDE DE HUMIDADE-CALOR NO INTESTINO GROSSO *(Da Chang Shi Re Shi)*

**Etiologia.**
- Ocorre principalmente no verão e outono, quando o Calor e a Humidade invadem o Estômago e o Intestino Grosso.
- Excessiva ingestão de bebidas ou comidas frias, cruas ou contaminadas.
- Cronificação de Fleumas-Humidade por insuficiência de Baço-Pâncreas, Estômago e Intestino Delgado.

**Sinais Clínicos.**
- Dor abdominal com urgência na defecação.
- Diarreia, fezes com pus e sangue.
- Tenesmo.
- Ardor no ânus.
- Tez vermelha.
- Urina escassa e vermelha.
- Febre com arrepios ocasionais.
- Sede.
- Frequentes enterite e disenteria.
- Pulso rápido e deslizante.
- Língua vermelha com saburra amarela e espessa.

**Princípio Terapêutico:**
Mobilizar a Fleuma e dispersar a Humidade-Calor do Intestino Grosso.

Marco A. M. Vieira

**Resumo:** Síndromes diferenciais da *Fu* Intestino Grosso *( Da Chang Bian Zheng )*

**DEFICIÊNCIA GERAL DO INTESTINO GROSSO** *(Da Chang Xu)*
*Sinais Clínicos:* Prolapso retal, indigestão, fezes claras com resíduos de alimentos e não fétidas, borborigmos, atonia intestinal, membros frios, língua esbranquiçada, húmida e sem saburra e pulso fino e galopante.
*Princípio terapêutico:* Tonificar o *Qi* do Intestino Grosso.

**SÍNDROME DE INSUFICIÊNCIA E FRIO NO INTESTINO GROSSO** *(Da Chang Xu Han)*
*Sinais Clínicos:* Fezes líquidas frequentes, anorexia, prolapso rectal, membros frios, poliúria com urina clara, lumbago, meteorismo, timpanismo e cólicas, saburra branca e delgada e pulso profundo e filiforme
*Princípio terapêutico:* Tonificar e aquecer o Intestino Grosso, dispersar o Frio.

**SÍNDROME DE ESTAGNAÇÃO DE FRIO NO INTESTINO GROSSO** *(Da Chang Han Yu)*
*Sinais Clínicos:* Aos sinais de *Da Chang Xu Han* unem-se: Violentas dores abdominais (cólicas por frio), obstipação, ageusia.
*Princípio terapêutico:* Mobilizar o *Qi* do Intestino Grosso, aquecer e dispersar o Frio.

**SÍNDROME DE INSUFICIÊNCIA DE LÍQUIDOS NO INTESTINO GROSSO**
*(Da Chang Ye Kui)*
*Sinais Clínicos.* Obstipação com dificuldade na defecação, astenia ou sensação de cansaço, anorexia e perda de peso, face vermelha, urinas escassas e frequentes, calor nas palmas das mãos e planta dos pés, febrícula vespertina, secura da boca, da garganta e halitose, ansiedade e tonturas, pulso fino e língua vermelha, seca ou com saburra seca e amarelada.
*Princípio terapêutico:* Aumentar a produção de líquidos no Intestino Grosso, tonificar o *Yin*.

**PLENITUDE GERAL DO INTESTINO GROSSO** *(Da Chang Shi)*
*Sinais Clínicos:* Dor abdominal que se exacerba com a pressão, obstipação por secura, timpanismo e movimentos intestinais, sede, pulso rápido e língua com saburra seca, espessa e amarela.
*Princípio terapêutico:* Dispersar o *Qi* do Intestino Grosso, fazer circular o Sangue *(Xue).*

**SÍNDROME DE EXCESSO DE CALOR NO INTESTINO GROSSO** *(Da Chang Re Shi)*
*Sinais Clínicos:* Obstipação pertinaz, fezes secas e duras, dor abdominal, recusa a massagem, melhora com o frio, urinas escassas e amarelas, ardor anal, secura dos lábios da boca, possíveis melenas e rectorragia, pulso rápido e deslizante, língua vermelha com saburra amariela e gordurosa, pode evoluir para uma apendicite em caso agudo.
*Princípio terapêutico:* Fazer circular o *Qi* e dispersar o Calor do Intestino Grosso.

**SÍNDROME DE PLENITUDE DE HUMIDADE-CALOR NO INTESTINO GROSSO**
*(Da Chang Shi Re Shi)*
*Sinais Clínicos:* Dor abdominal com urgência na defecação, diarreia, fezes com pus e sangue, tenesmo, ardor no ânus, tez vermelha, urina escassa e vermelha, febre com arrepios ocasionais, sede, frequentes enterites e disenteria, pulso rápido e escorregadio e língua vermelha com saburra amarela e espessa.
*Princípio terapêutico:* Mobilizar a Fleuma e dispersar a Humidade-Calor do Intestino Grosso.

# Síndromes diferenciais do Sistema Baço-Pâncreas/ Estômago
## *(Pi Wei Bian Zheng)*

# Síndromes do *Zang* Baço-Pâncreas *( Pi )*

## VAZIO GERAL DO BAÇO-PÂNCREAS *(Pi Xu)*

**Etiologia.**
- Alterações metabólicas (Estômago-Baço)
- Intemperância na comida.
- Esgotamento psíco-físico.
- Diarreia prolongada.
- Alimentos que lesionam o Baço-Pâncreas.
- Transtornos internos, sobretudo do Fígado e do Coração.

**Sinais Clínicos.**
- Plenitude abdominal, meteorismo, anorexia, vómitos e náuseas
- Sensação de frio e humidade nos quatro membros.
- Tez pálida-amarelada.
- Astenia e psicoastenia com problemas de concentração.
- Diarreia pós-prandial e fezes moles.
- Digestão lenta e aerogastria.
- Tendência para prolapso.
- Sinais pulmonares como dispneia, pele seca, etc., num estado avançado.
- Depressão, debilidade e ansiedade.
- Saburra pálida e esbranquiçada.

**Princípio Terapêutico.**
Reforçar o Baço-Pâncreas.


## VAZIO DO *QI* DO BAÇO-PÂNCREAS *(Pi Qi Xu)*

**Etiologia.**
- Débil constituição ou envelhecimento.
- Intemperância na alimentação.
- Excessivo cansaço, esgotamento, ansiedade ou obsessão.
- Diarreia prolongada.
- Afeções hepáticas que prejudiquem o Baço-Pâncreas.

**Sinais Clínicos.**
- Astenia.

- Voz sem força e respiração débil.
- Dispneia de esforço e respiração superficial e débil.
- Tez amarelada, sem brilho.
- Distensão abdominal e dor aliviada pela pressão, com meteorismo e pioria, após as refeições.
- Anorexia.
- Fezes moles, diarreia.
- Frieza e lassitude nos quatro membros.
- Edema facial.
- Emagrecimento.
- Lábios secos.
- Fleumas abundantes.
- Clinomania (o doente deseja estar deitado na cama ou em posição de decúbito).
- Pulso fino.
- Língua pálida com saburra branca.

**Diagnóstico ocidental.**
- Úlcera gástrica e duodenal, disenteria crónica, anemia, dispepsia nervosa, hepatite.

**Princípio Terapêutico.**
Reforçar o Baço-Pâncreas e aquecer o centro.


# AFUNDAMENTO DO *QI* DO BAÇO-PÂNCREAS
*(Zhong Qi Xia Xian, Qi Xu Xia Xian ou Pi Qi Xia Xian)*

**Etiologia.**
- Cronicidade de um *Pi Qi Xu* ou de *Pi Yang Xu.*

**Sinais Clínicos.**
- Caracteriza-se por ptose e prolapso.
- Enjoos, vertigens e palidez facial.
- Voz débil.
- Dispneia.
- Astenia e lassitude.
- Sudação espontânea.
- Anorexia.
- Distensão abdominal depois de comer.

- Peso no epigástrio.
- Hemorroidas.
- Tendência a padecer de hemorragias diversas.
- Tenesmo rectal.
- Ptose renal, gástrica, etc.
- Prolapso rectal ou uterino.
- Poliúria e incontinência.
- Pulso fino, débil e profundo.
- Língua pálida com saburra branca.

**Princípio Terapêutico.**
O mesmo que *Pi Qi Xu.*


# VAZIO DE *YANG* DO BAÇO-PÂNCREAS
## *(Pi Yang Xu)*

**Etiologia.**
- Deficiência de energia do Baço-Pâncreas e do Estômago.
- Ingestão excessiva de alimentos frios e crus ou de medicamentos de natureza fria, que lesionam o *Yang* do Baço-Pâncreas.

**Sinais Clínicos.**
- Distensão abdominal e dor que alivia com a pressão e o calor.
- Meteorismo.
- Anorexia.
- Astenia generalizada.
- Diarreia, com alimentos pouco digeridos.
- Edema nos membros.
- Tez pálida.
- Falta de gosto na boca.
- Membros frios.
- Sensibilidade ao frio.
- Agravamento por frio.
- Lassitude muscular.
- Dificuldade urinária.
- Leucorreia aquosa.
- Pulso profundo, fino e lento.
- Língua pálida e inchada, saburra branca e escorregadia.

**Diagnóstico ocidental.**
- Doenças gástricas crónicas, enterite, disenteria, etc.

**Princípio Terapêutico.**
Reforçar o Baço-Pâncreas e tonificar o *Yang*.

# VAZIO DO *YIN* DO BAÇO-PÂNCREAS
## *(Pi Yin Xu ou Pi Wei Yin Xu)*

**Etiologia.**
- Alterações na receção e transformação do Estômago.
- Excessiva ansiedade ou preocupação.
- Intemperância alimentar.
- Alterações internas: *Zang-Fu* (órgão-víscera) ou *Wu Xing* (cinco movimentos).

**Sinais Clínicos.**
- Anorexia.
- Distensão gástrica depois de comer.
- Lábios e boca secos.
- Gastralgia.
- Polidipsia.
- Astenia.
- Obstipação.
- Emagrecimento.
- Perda de gosto (ageusia).
- Língua vermelha sem saburra.
- Pulso fino e rápido.

**Princípio Terapêutico.**
Hidratar e tonificar o *Yin* do Baço-Pâncreas.

# INSUFICIÊNCIA DO BAÇO-PÂNCREAS NO CONTROLE DO SANGUE
## *(Pi Bu Tong Xue)*

**Etiologia.**
- Deficiência congénita de energia.

- Humidade-Calor ou Frio-Humidade crónicas.
- Vazio crónico de *Qi* ou de *Yang* de Baço-Pâncreas.
- Intemperância na alimentação.
- Excesso de reflexão.

**Sinais Clínicos.**
- Sinais gerais de vazio de *Qi* e de *Yang* do Baço-Pâncreas.
- Hemorragias frequentes como epistaxe, metrorragia, regras abundantes, etc.
- Fragilidade capilar subdérmica.
- Hematemese.
- Pulso filiforme.
- Língua pálida.

**Diagnóstico ocidental.**
- Hemorroidas sangrantes, hemofilia, púrpura, hemorragia uterina, etc.

**Princípio Terapêutico.**
Consolidar o Baço-Pâncreas e controlar o Sangue *(Xue)*.


# VAZIO DE *QI* DO BAÇO-PÂNCREAS QUE AFETA O PULMÃO *(Pi Xu Fei Ru ou Pi Fei Liang Xu)*

**Etiologia.**
- Persistente vazio de *Qi* do Baço-Pâncreas que afeta o Pulmão.

**Sinais Clínicos.**
- Face muito pálida.
- Frio das extremidades.
- Tosse com muita espetoração.
- Anorexia.
- Falta de energia e astenia.
- Emagrecimento.
- Tristeza e medo.
- Propensão para tuberculose e bronquite crónica.
- Língua pálida e saburra esbranquiçada.
- Pulso débil e filiforme.

**Princípio Terapêutico.**
O mesmo que o síndrome *Pi Qi Xu.*

## DEFICIÊNCIA CRÓNICA DO *ZHONG JIAO* OU *JIAO-MÉDIO* (E-BP) *(Zhong Yang Bu Zhen ou Zhong Qi Bu Zu)* OU FRIO CRÓNICO DO BAÇO-ESTÔMAGO *(Pi Wei Xu Han)*

**Etiologia.**
- Debilidade congénita ou insuficiência crónica do *Qi* do Estômago e Baço-Pâncreas que em combinação com uma dieta crua e fria (alimentos refrigerados) origina uma insuficiência de *Yang,* o que permite a existência de um *Yin* persistente.

**Sinais Clínicos.**
- Sinais clássicos de vazio de *Qi* do Baço-Pâncreas e Estômago.
- Dores abdominais surdas que melhoram com o calor.
- Indigestão e dispepsia com distensão abdominal.
- Disenteria crónica.
- Vómitos.
- Poliúria.
- Sinais que aumentam com o frio ou qualquer gasto de energia.
- Sensação de lassitude.
- Extremidades frias.
- Língua pálida com saburra branca.
- Pulso profundo e lento.

**Princípio Terapêutico.**
Aquecer o centro e expulsar o Frio, consolidar o Baço-Pâncreas/Estômago.

## VAZIO DO *QI* DO BAÇO-PÂNCREAS QUE ESTAGNA A HUMIDADE *(Pi Xu Shi Kun)* E PRODUZ EDEMA *(Pi Xu Shui Zhong)*

**Etiologia.**
- Insuficiência na função homeostática do Estômago.
- Insuficiência do *Yin* do Baço-Pâncreas.

**Sinais Clínicos.**
- Sinais de insuficiência de *Yin* do Baço-Pâncreas.
- Oligúria.
- Sensação de plenitude no tórax, abdómen e cabeça.
- Estado de náuseas e vómitos frequentes.
- Perda de apetite.
- Desejo de bebidas quentes.
- Fezes aquosas.
- Lassitude muscular, tendinosa e articular.
- Erupções vesiculares com líquido fluído.
- Pulso deslizante e rugoso.
- Saburra grossa, branca e pegajosa.

**Diagnóstico ocidental.**
- Gastroenterite crónica, disenteria crónica, hepatite crónica.

**Princípio Terapêutico.**
Reforçar o Baço-Pâncreas e fazer circular a água. Regular o centro e o *Yang Ming*.

## SÍNDROME DE PLENITUDE DO BAÇO-PÂNCREAS *(Pi Shi)*

**Etiologia.**
- Plenitude-Calor do Baço-Pâncreas.
- Acumulação de Humidade.
- Obstrução por Fleumas.

**Sinais Clínicos.**
- Ventre tenso, débil e doloroso, principalmente depois de comer.
- Sensação de peso no corpo.
- Frio-Humidade (artralgias)
- Distensão e opressão epigástrica.
- Obstipação e fezes fétidas.
- Disúria com urina amarela-avermelhada.
- Opressão torácica.
- Lábios vermelhos em excesso, sabor doce na boca e sialorreia.
- Sensação de fome.
- Fobias e pesadelos.

- Pulso profundo e escorregadio.
- Saburra seca e amarela.

**Princípio Terapêutico.**
Dispersar o *Qi* do Baço-Pâncreas.


# SÍNDROME FRIO-HUMIDADE NO BAÇO-PÂNCREAS
*(Han Shi Xie Pi)*

**Etiologia.**
- Ingestão de bebidas frias ou de alimentos crus.
- Habitat húmido.
- Excesso de exposição à chuva.
- Excesso contínuo de Humidade no interior do corpo.
- Falta de Fogo Vital do Estômago.

**Sinais Clínicos.**
- Distensão e sensação de opressão e dor no epigástrio.
- Regurgitação, náuseas.
- Diarreia.
- Dispepsia.
- Ausência de fome e de sede.
- Falta de gosto na boca.
- Membros frios.
- Sensação de peso na cabeça e no corpo.
- Edema.
- Tez amarelada escura e opaca.
- Urina escassa.
- Pulso profundo e lento.
- Língua grossa com saburra branca e pegajosa.

**Princípio Terapêutico.**
Dispersar o Frio e metabolizar a Humidade.

# SÍNDROME DE HUMIDADE-CALOR NO BAÇO-PÂNCREAS *(Shi Re Xie Pi ou Pi Yun Shi Re)*

## Etiologia.
- Humidade que se transforma em Calor depois de uma longa acumulação no Baço-Pâncreas e no Estômago.
- Ingestão excessiva de gorduras, doces refinados e álcool.
- Hepatite.

## Sinais Clínicos.
- Sensação de plenitude e opressão epigástrica, acompanhado, algumas vezes, de dor surda que aumenta com a palpação.
- Sede sem desejo de beber.
- Sensação de obstrução na garganta como caroço de cereja.
- Apetite escasso e digestão difícil.
- Náuseas, vómitos ácidos e amargos e relutância por alimentos gordos.
- Sensação de peso na cabeça e no corpo todo.
- Eczema e furunculose.
- Sensação de boca gordurosa e viscosa, acompanhada algumas vezes de sabor doce ou amargo.
- Febre intermitente, que não se alivia com a sudação.
- Urina escassa, vermelha e difícil.
- Fezes líquidas, com presença de mucos ou fezes bem secas e nauseabundas.
- Tez, olhos e pele de cor amarelo-alaranjado (icterícia).
- Calor latente.
- Pulso fraco e rápido.
- Língua vermelha com saburra amarela e pegajosa

## Diagnóstico ocidental.
- Inflamação gástrica aguda, cirrose, colecistite e hepatopatias agudas.

## Princípio Terapêutico.
Eliminar a Humidade e o Calor do Baço-Pâncreas.

## SÍNDROME DE ESTAGNAÇÃO POR HUMIDADE-FLEUMAS DO BAÇO-PÂNCREAS
### *(Tan Shi Zu Pi ou Tan Zhuo Shang Rao)*

**Etiologia.**
- Cronificação de um síndrome de vazio do Baço-Pâncreas. que estagna a Humidade *(Pi Xu Shi Yu)*
- Excessiva Humidade exógena e dieta doce, húmida e fria (refrigerada).

**Sinais Clínicos.**
- Dilatação abdominal, meteorismo e flatulência.
- Tonturas, vertigens e sensação de cabeça vazia.
- Manifestações de Fleuma diversas: obesidade, celulite, leucorreia, sialorreia, muco abundante, etc.
- Se a Fleuma sobe ao Pulmão: tosse com fleumas abundantes, bronquite e inclusive asma obstrutiva.
- Se a Fleuma afeta o Coração: estados maníaco-depressivos ou bipolares.
- Se a Fleuma ascende ao Mestre do Coração: epilepsia.
- Se a Fleuma ascende à cabeça: vertigens, tonturas, obstrução nos ouvidos, nariz, etc.
- Edema.
- Pulso deslizante e pleno.
- Língua espessa e branca.

**Princípio Terapêutico.**
Aquecer o centro, eliminar a Humidade, metabolizar as Fleumas e reforçar o Baço-Pâncreas.

# Resumo: Síndromes diferenciais do *Zang* Baço-Pâncreas ( *Pi Bian Zheng* )

## VAZIO GERAL DO BAÇO-PÂNCREAS *(Pi Xu)*

*Sinais Clínicos:* Plenitude abdominal, meteorismo, anorexia, vómitos e náuseas, sensação de frio e humidade nos quatro membros, tez pálida-amarelada, astenia e psicoastenia com problemas de concentração, diarreia pos-prandial e fezes moles, digestão lenta e aerogastria, tendência ao prolapso, sinais pulmonares como dispneia, pele seca, etc., num estado mais avançado, depressão, debilidade e ansiedade e saburra pálida e esbranquiçada.

*Princípio terapêutico:* Reforçar o Baço-Pâncreas.

## VAZIO DE *QI* DO BAÇO-PÂNCREAS *(Pi Qi Xu)*

*Sinais Clinicos:* Astenia, voz sem força e respiração débil, dispneia de esforço e respiração superficial e débil, tez amarelada, sem brilho, distensão abdominal e dor aliviada pela pressão, com meteorismo e piorias depois de comer, anorexia, fezes moles, diarreia, frio e lassitude nos quatro membros, edema facial, emagrecimento, lábios secos, fleumas abundantes, clinomania (o doente deseja estar deitado na cama ou na posição de decúbito), pulso fino e língua pálida com saburra branca.

*Princípio terapêutico:* Reforçar o Baço-Pâncreas e aquecer o centro.

## AFUNDAMENTO DO *QI* DO BAÇO-PÂNCREAS

*(Zhong Qi Xia Xian, Qi Xu Xio Xian ou Pi QI Xia Xian)*

*Sinais Clínicos:* Caracterizam-se por ptose e prolapso, tonturas, vértigens e palidez facial, voz débil, dispneia, astenia e lassitude, sudação espontânea, anorexia, distensão abdominal depois de comer, peso no epigastrio, hemorroidas, tendência a padecer de hemorragias diversas, tenesmo retal, ptose renal, gástrica, etc., prolapso retal ou uterino, poliúria e incontinência, pulso fino, débil e profundo e língua pálida com saburra branca.

*Princípio terapêutico:* O mesmo que *Pi Qi Xu*

## VAZIO DE *YANG* DO BAÇO-PÂNCREAS *(Pi Yang Xu)*

*Sinais Clínicos:* Distensão abdominal e dor que se alivia com a pressão e o calor, meteorismo, anorexia, astenia generalizada, diarreia,com alimentos pouco digeridos, edema nos membros, tez pálida, falta de gosto na boca, membros frios, sensibilidade ao frio, agravamento pelo frio, lassitude muscular, dificuldade urinária, leucorreia aquosa, pulso profundo, fino e lento e língua pálida e inchada saburra branca e escorregadia.

*Princípio terapêutico:* Reforçar o Baço-Pâncreas e tonificar o *Yang*.

## VAZIO DE *YIN* DO BAÇO-PÂNCREAS *(Pi Yin Xu ou Pi Wei Yin Xu)*

*Sinais Clínicos:* Anorexia, distensão gástrica depois de comer, lábios e boca secos, gastralgia, polidípsia, astenia, obstipação, emagrecimento, perda de gosto (ageusia), língua vermelha sem saburra e pulso fino e rápido.

*Princípio terapêutico:* Hidratar e nutrir o *Yin* do Baço-Pâncreas.

**INSUFICIÊNCIA DO BAÇO-PÂNCREAS NO CONTROLE DO SANGUE** *(Pi BuTong Xue)*

*Sinais Clínicos.* Sinais gerais de vazio de *Qi* e de *Yang do* Baço-Pâncreas, hemorragias frequentes como epistaxe, metrorragia, regras abundantes, etc., fragilidade capilar subdérmica, hematemese, pulso filiforme e língua pálida.

*Princípio terapêutico:* Tonificar o Baço-Pâncreas e controlar o sangue.

**VAZIO DE *QI* DO BAÇO-PÂNCREAS QUE AFETA O PULMÃO**

*(Pi Xu Fei Ru ou Pi Pei Bang Xu)*

*Sinais Clínicos:* Face muito pálida, frio nas extremidades, tosse com muita espetoração, anorexia, falta de alento e astenia, emagrecimento, tristeza e medo, propensão à tuberculose e bronquite crónica, língua pálida e saburra esbranquiçada e pulso débil e filiforme.

*Princípio terapêutico:* O mesmo que o síndrome *Pi Qi Xu.*

**DEFICIÊNCIA CRÓNICA DO *ZHONG JIAO* OU *JIAO*-MÉDIO**

*(Zhong Yang Bu Zhen ou Zhong Qi Bu Zu)*

**OU FRIO CRÓNICO DE BAÇO-ESTÔMAGO** *(Pi Wei Xu Han)*

*Sinais Clínicos:* Sinais clássicos de vazio de *Qi* do Baço-Pâncreas e Estômago, dores abdominais surdas que melhoram com o calor, indigestão e dispepsia com distensão abdominal, disenteria crónica, vómitos, poliúria, sinais que aumentam com o frio ou qualquer gasto de energia, sensação de lassitude, extremidades frias, língua pálida com saburra branca, pulso profundo e lento.

*Princípio terapêutico:* Aquecer o centro e dispersar o Frio.

**VAZIO DE *QI* DO BAÇO-PÂNCREAS QUE ESTAGNA A HUMIDADE** *(Pi Xu Shi Yu)* **E PRODUZ EDEMA** *(Pi Xu Shi Zhong)*

*Sinais Clínicos:* Sinais de insuficiência de *Yin* do Baço-Pâncreas, oligúria, sensação de plenitude no tórax, abdómen e cabeça; estado enjoado e vómitos frequentes, perda de apetite, desejo de bebidas quentes, fezes aquosas, lassitude muscular, tendinosa e articular; erupções vesiculares com líquido fluído, pulso deslizante e rugoso e saburra grossa, esbranquiçada e pegajosa.

*Princípio terapêutico:* Reforçar o Baço-Pâncreas e fazer circular a água. Regular o centro e o *Yang Ming.*

**SÍNDROME DE PLENITUDE GERAL DO BAÇO-PÂNCREAS** *(Pi Shi)*

*Sinais Clínicos:* Ventre tenso, débil e doloroso, principalmente depois de comer, sensação de peso no corpo, Frio-Humidade (artralgias), distensão e opressão epigástrica, obstipação e fezes fétidas, disúria com urina amarelo-avermelhada, opressão torácica, lábios vermelhos em excesso, sabor doce na boca e sialorreia, sensação de fome, fobias e pesadelos, pulso profundo e escorregadio e saburra seca e amarela.

*Princípio terapêutico:* Dispersar o *Qi* do Baço-Pâncreas.

**SÍNDROME DE FRIO-HUMIDADE NO BAÇO-PÂNCREAS** *(Han Shi Xie Pi)*

*Sinais Clínicos:* Distensão e sensação de opressão e dor no epigástrio, regurgitação, náuseas, diarreia, dispepsia, ausência de fome e de sede, falta de gosto na boca, membros frios, sensação de peso na cabeça e no corpo, edema, tez amarela escura e opaca, urina escassa, pulso profundo e lento e língua grossa com saburra branca e pegajosa.

*Princípio terapêutico:* Dispersar o Frio e metabolizar a Humidade.

**SÍNDROME DE HUMIDADE-CALOR NO BAÇO-PÂNCREAS**

*(Shi Re Xie Pi ou Pi Yun Shi Re)*

*Sinais Clínicos:* Sensação de plenitude e opressão epigástrica, acompanhado, algumas vezes, de dor surda que aumenta com a palpação, sede sem desejo de beber, sensação de obstrução na garganta como caroço de cereja, apetite escasso e digestão difícil, náuseas, vómitos ácidos e amargos e relutância de alimentos gordos, sensação de peso na cabeça e em todo o corpo, eczema e furunculose, sensação de boca gordurosa viscosa, acompanhada algumas vezes de sabor doce ou amargo, febre intermitente, que não se alivia com a sudação, urina escassa, vermelha e difícil, fezes líquidas, com presença de fleumas ou fezes secas e nauseabundas, tez, olhos e pele de cor amarelo-alaranjado (icterícia), calor latente, pulso mole e rápido, língua vermelha com saburra amarela e pegajosa.

*Princípio terapêutico:* Eliminar a Humidade e o Calor.

**SÍNDROME ESTAGNAÇÃO POR HUMIDADE-FLEUMAS DO BAÇO-PÂNCREAS**.

*(Tan Shi Zu Pi ou Tan Zhuo Shang Rao)*

*Sinais Clínicos:* Dilatação abdominal, meteorismo e flatulência, tonturas, vertigens e sensação de cabeça vazia, manifestações de fleumas diversas, obesidade, celulite, leucorreia, sialorreia, mucosidade abundante, etc., se a fleuma sobe ao Pulmão: tosse com abundantes fleumas, bronquite e inclusive asma obstrutiva, se a fleuma afeta o Coração: estados maníaco-depressivos ou bipolares, se a fleuma ascende ao Mestre do Coração: epilepsia; se a fleuma ascende à cabeça: vértigens, tonturas, obstrução nos ouvidos, nariz, etc., edema, pulso deslizante e pleno e língua espessa e branca

*Princípio terapêutico:* Aquecer o centro, eliminar a Humidade e reforçar o Baço-Pâncreas.

# Síndromes da *Fu* Estômago *( Wei )*

## VAZIO GERAL DO ESTÔMAGO *(Wei Xu)*

**Etiologia.**
- Insuficiência de *Qi* e de *Yin* do Estômago por constituição genética, alteração funcional, dieta insuficiente, alterações internas sobretudo do Baço-Pâncreas e da Vesícula Biliar; fatores exógenos, sobretudo Calor e Secura, fatores emocionais, principalmente de origem Madeira.

**Sinais Clínicos.**
Ver vazio de *Qi* e de *Yin* do Estômago.

**Princípio Terapêutico.**
Combinar o tratamento de Vazio de *Qi* do Estômago com o de Vazio de *Yin* do Estômago.

## VAZIO DE *QI* DO ESTÔMAGO
*(Wei Qi Xu)*

**Etiologia.**
- Ver Vazio Geral do Estômago.

**Sinais Clínicos.**
- Anorexia e astenia.
- Dispepsia e vómitos.
- Dilatação abdominal e dor epigástrica, sobretudo, depois de comer.
- Voz débil.
- Arrotos e flatulência.
- Melhoram com massagem e calor.
- Lábios esbranquiçados.
- Língua pálida e saburra escassa e branca.
- Pulso relaxado e débil ou vazio e débil.

**Princípio Terapêutico.**
Reforçar o Estômago e fazer circular a energia.

# VAZIO DE *YIN* DO ESTÔMAGO
## *(Wei Yin Xu)*

**Etiologia.**
- Geralmente a causa é Calor-Secura-Fogo que consome os líquidos corporais ou Humidade-Calor estagnada.
- Fatores emocionais (Fogo hepático e do Mestre do Coração), Fogo Ministerial.
- Desidratação, doenças febris.

**Sinais Clínicos.**
- Sede e desejo de bebidas frias.
- Anorexia ou fome com repulsa pela comida.
- Secura na boca, garganta e lábios.
- Tez vermelha.
- Febrícula vespertina.
- Agitação ansiosa com sensação de calor precordial.
- Temor e agravamento pelo calor.
- Plenitude epigástrica.
- Náuseas.
- Obstipação ou fezes secas.
- Urina escassa.
- Soluços.
- Pulso fino e rápido.
- Língua vermelha, sem saburra e com pouca saliva.

**Princípio Terapêutico.**
Hidratar e nutrir o *Yin* do Estômago, dispersar o Calor.


# SÍNDROME DE FRIO NO ESTÔMAGO *(Wei Han)* OU VAZIO DE *YANG* DO ESTÔMAGO *(Wei Yang Xu)*

**Etiologia.**
- Insuficiência prévia de *Qi* do Estômago.
- Ingestão de comida contaminada ou de excessivos alimentos crus e frios.
- Invasão de Frio no epigástrio.

**Sinais Clínicos.**
- Frio e dor no epigástrio que é difuso nos casos crónicos e cólica nos casos agudos. A dor piora com o frio, alivia com o calor e com alimentos e bebidas quentes.
- Frio nos quatro membros.

- Inchaço do epigástrico.
- Ausência de sede e gosto ou desejo de bebidas quentes.
- Abundância de saliva clara.
- Vómitos depois de comer e dispepsia crónica em casos graves.
- Borborigmos, se afetar também o intestino.
- Pulso profundo e sem força.
- Língua pálida com saburra branca e escorregadia.

**Princípio Terapêutico.**
Recuperar o *Yang* e expulsar o Frio.

## SÍNDROME DE REFLUXO OU O *QI* DO ESTÔMAGO CONTRA-CORRENTE *(Wei Qi Bu Jiang) (Wei Xie Qi Ni)*

**Etiologia.**
- Humidade-Fleuma crónica.
- Transgressões ou intemperância dietética.
- Excessiva preocupação ou ansiedade.
- Choque emocional intenso.

**Sinais Clínicos.**
- Vómito imediato perante qualquer tipo de ingestão ou facilidade de vómitos ácidos.
- Dispepsias rebeldes e aversão à comida.
- Arrotos com cheiro à comida.
- Dor no epigástrico que desaparece depois do vómito.
- Pirose.
- Temor ao frio.
- Meteorismo.
- Anorexia.
- Hipersialorreia.
- Pulso escorregadio.
- Língua com saburra grossa e viscosa.

**Princípio Terapêutico.**
Fazer descer o *Qi* do Estômago.

## PLENITUDE GERAL DO ESTÔMAGO *(Wei Shi)*

**Etiologia**
- Agressões de fatores climatológicos.
- Estagnação de alimentos.

- Insuficiência da Vesícula Biliar.
- *Yang*uização do Estômago por dieta abundante e calórica.

**Sinais Clínicos.**
- Dor abdominal exacerbada pela pressão.
- Inchaço e opressão abdominal.
- Regurgitação ácido-ágria.
- Arrotos de odor acre.
- Tendência para a bulimia ainda que rejeite a comida em algumas ocasiões.
- Obstipação.
- Tendência para produzir muitos gases.
- Pulso pleno e grande.
- Saburra espessa e amarela.

**Princípio Terapêutico.**
Fazer circular o *Qi* e tonificar o *Yin* do Estômago.


# SÍNDROME DE CALOR NO ESTÔMAGO *(Wei Re)*

**Etiologia.**
- Excesso de Calor no Estômago por justaposição com um fator emocional.
- Invasão de Calor no Estômago.
- Ingestão de alimentos de natureza picante e quente.

**Sinais Clínicos.**
- Inchaço abdominal.
- Sono agitado.
- Halitose, com sensação de sabor amargo na boca.
- Bulimia.
- Sede, com desejo de tomar bebidas frias.
- Aversão ao calor, algumas vezes febre e sensação de calor precordial.
- Obstipação, se o Calor afetar também o Intestino Grosso.
- Pode produzir-se um síndrome de refluxo *(Qi Ni Hu Jiao)* com vómitos pós-prandiais e náuseas persistentes.
- Pulso cheio e rápido.
- Língua vermelha com saburra espessa e amarela.

**Princípio Terapêutico.**
Dispersar o Calor, aumentar o *Yin* do Estômago.

# SÍNDROME DE SECURA-FOGO DO ESTÔMAGO
*(Wei Zao Huo)*

**Etiologia.**
- Excessivo e persistente Calor no Estômago, em combinação com fortes emoções, stress, alimentos excitantes, etc.

**Sinais Clínicos.**
- Sinais de Calor mais:
- Gastralgia com desejo de bebidas frias e secura da boca.
- Ardor gástrico, pirose e hálito fétido.
- Polifagia.
- Regurgitação ácida.
- Urina escassa e amarela.
- Língua vermelha com saburra amarela.
- Pulso rápido.

**Princípio Terapêutico.**
Refrescar o Estômago e dispersar o Fogo.

# SÍNDROME DE SUBIDA DE CALOR DO ESTÔMAGO
*(Wei Re Shang Sheng ou Wei Huo Shang Sheng)*

**Etiologia.**
- Calor do Estômago que se eleva à cara.

**Sinais Clínicos.**
- Os mesmos que *Wei Zao Huo,* mais:
- Halitose,
- Aftas bucais e labiais,
- Gengivite, estomatite e cáries,
- Sinusite,
- Irritabilidade,
- Desmaio ou delírio.

**Princípio Terapêutico.**
Dispersar o Calor, fazer descender o *Qi* e hidratar o Estômago.

## SÍNDROME DE CALOR QUE ELIMINA O AUMENTO DE PESO *(Wei Re Sha Gu)*

**Etiologia.**
- Calor crónico no Estômago (hiperatividade gástrica).
- Excessivo stress.
- Dieta excessivamente *Yang.*

**Sinais Clínicos.**
- Em geral, como no síndrome de Calor no Estômago. *(Wei Re).*
- Digestão rápida dos alimentos.
- Fome, pouco depois a ter comido.
- Emagrecimento.
- Hipertermia.
- Língua vermelha com saburra amarela.

**Princípio Terapêutico.**
Tonificar o *Yin* do Estômago, dispersar o Calor.

## SÍNDROME DE ESTAGNAÇÃO DE ALIMENTOS NO ESTÔMAGO *(Shi Zhi Wei Wan)*

**Etiologia.**
Ingestão excessiva ou intemperância na comida.

**Sinais Clínicos.**
- Distensão e plenitude epigástrica.
- Gastralgia pós-prandial.
- Aversão à comida.
- Regurgitação ácida, arrotos.
- Vómitos ácidos e fétidos.
- Transtornos na defecação.
- Pulso escorregadio.
- Saburra grossa e pegajosa.

**Princípio Terapêutico.**
Regular o centro e o *Yang Ming,* metabolizar a Mucosidade-Fleuma.

Marco A. M. Vieira

---

**Resumo:** Síndromes diferenciais da *Fu* Estômago
*( Wei Bian Zheng )*

**VAZIO GERAL DO ESTÔMAGO** *(Wei Xu)*
*Sinais Clínicos:* Ver vazio de *Qi* e *Yin* do Estômago.
*Princípio terapêutico:* Combinar o tratamento do vazio de *Qi* e *Yin* do Estômago.
**VAZIO DE *QI* DO ESTÔMAGO** *(Wei Qi Xu)*
*Sinais Clínicos:* Anorexia e astenia, dispepsia e vómitos, dilatação abdominal e dor no epigástrico, sobretudo depois de comer; voz débil, arrotos e flatulência; melhoram com a massagem e com o calor; lábios esbranquiçados, língua pálida e saburra escassa e branca e pulso relaxado e débil ou vazio.
*Princípio terapêutico:* Reforçar o Estômago e fazer circular a energia.
**VAZIO DE *YIN* DO ESTÔMAGO** *(Wei Yin Xu)*
*Sinais Clínicos:* Sede e desejo de bebidas frias, anorexia ou fome com repulsa pela comida, secura da boca, garganta e lábios, tez vermelha, febrícula vespertina, agitação ansiosa com sensação de calor precordial, temor e agravamento pelo calor, plenitude epigástrica, náuseas, obstipação ou fezes secas, urina escassa, soluço, pulso fino e rápido e língua vermelha e pelada com pouca saliva.
*Princípio terapêutico:* Hidratar e nutrir o *Yin* do Estômago.
**SÍNDROME DE FRIO NO ESTÔMAGO** *(Wei Han)*
**OU VAZIO DE *YANG* DO ESTÔMAGO** *(Wei Yang Xu)*
*Sinais Clínicos:* Frio e dor no epigástrio que é difusa nos casos crónicos e cólicas nos casos agudos. A dor piora com o frio, e alivia com o calor e com alimentos e bebidas quentes, frio nos quatro membros, inchaço epigástrico, ausência de sede e gosto ou desejo de bebidas quentes, abundância de saliva clara, vómitos depois de comer e dispepsia crónica em casos graves, borborigmos, se afetar também o intestino, pulso profundo e sem força e língua pálida com saburra branca e escorregadia.
*Princípio terapêutico:* Recuperar o *Yang* e expulsar o Frio.
**SÍNDROME DE REFLUXO OU O *QI* DO ESTÔMAGO NÃO DESCE**
*(Wei Qi Bu Jiang)(Wei Xie Qi Ni)*
*Sinais Clínicos:* Vómito imediato perante qualquer tipo de ingestão ou facilidade de vómitos ácidos, dispepsias rebeldes e aversão à comida, arrotos com odor à comida, dor no epigástrico que desaparece depois do vómito, pirose, temor ao frio, meteorismo, anorexia, hipersialorreia, pulso escorregadio e língua com saburra grossa e viscosa.
*Princípio terapêutico:* Fazer descer o *Qi* do Estômago.
**PLENITUDE GERAL DO ESTÔMAGO** *(Wei Shi)*
*Sinais Clínicos:* Dor abdominal exacerbada pela pressão, inchaço e opressão abdominal, regurgitação ácido-ágria, arrotos de odor acre, tendência para bulimia ainda que rejeite a comida em algumas ocasiões, tendência à obstipação, tendência para produzir muitos gases, pulso pleno e grande e saburra espessa e amarela.
*Princípio terapêutico.* Fazer circular o *Qi* e tonificar o *Yin* do Estômago.

**SÍNDROME DE CALOR NO ESTÔMAGO** *(Wei Re)*

*Sinais Clínicos:* Inchaço abdominal, sono agitado, halitose, com sensação de sabor amargo na boca, bulimia, sede, com desejo de tomar bebidas frias, aversão ao calor, algumas vezes febre e sensação de calor precordial, obstipação; se o calor afetar também o Intestino Grosso, pode produzir-se um síndrome de refluxo *[Qi Ni Hu Jiao]*

com vómitos pós-prandiais e náuseas persistentes, pulso cheio e rápido e língua vermelha com saburra espessa e amarela.

*Princípio terapêutico:* Dispersar o Calor, aumentar o *Yin* do Estômago.

**SÍNDROME DE SECURA-FOGO NO ESTÔMAGO** *(Wei Zhong Re)*

*Sinais Clínicos:* Sinais de calor com: gastralgia e desejo de bebidas frias com secura da boca, ardor gástrico, pirose e hálito fétido, polifagia, regurgitação ácida, urina escassa e amarela, língua vermelha com saburra amarela e pulso rápido.

*Princípio terapêutico:* Refrescar o Estômago e dispersar o Fogo.

**SÍNDROME DE SUBIDA DE CALOR DO ESTÔMAGO** *(Wei Re Shang Sheng ou Wei Huo Shang Sheng)*

*Sinais Clínicos:* Os mesmos que *Wei Zhong Re*, mais: halitose, aftas bucais e labiais, gengivite, estomatite e cáries, sinusite, irritabilidade e desmaio ou delírio.

*Princípio terapêutico:* Dispersar o Calor, fazer descender o *Qi* e hidratar o Estômago.

**SÍNDROME DE CALOR QUE ELIMINA O AUMENTO DE PESO** *(Wei Re Sha Gu)*

*Sinais Clínicos:* Em geral como num síndrome de Calor do Estômago. *(Wei Re)*, digestão rápida dos alimentos, fome, pouco depois de comer, emagrecimento, hipertermia e língua vermelha com saburra amarela.

*Princípio terapêutico:* Tonificar o *Yin* do Estômago, dispersar o Calor.

**SÍNDROME DE ESTAGNAÇÃO DE ALIMENTOS NO ESTÔMAGO** *(Shi Zhi Wei Wan)*

*Sinais Clínicos:* Distensão e plenitude epigástrica, gastralgia pós-prandial, aversão à comida, regurgitação ácida, arrotos, vómitos ácidos e fétidos, transtornos na defecação, pulso escorregadio e saburra grossa e pegajosa.

*Princípio terapêutico:* Regular o centro e o *Yang Ming*, metabolizar a Mucosidade-Fleuma.

# Síndromes diferenciais do Sistema Coração / Intestino Delgado (Xin Xiao Chang Bian Zheng)

# Síndromes do *Zang* Coração *( Xin )*

## SÍNDROME DE VAZIO GERAL DO CORAÇÃO *(Xin Xu)*

**Etiologia.**
- Debilidade congénita.
- Graves transtornos emocionais.
- Doença prolongada ou velhice.
- Alterações endógenas: debilidade do *Yang* do Rim, do *Yang* do Fígado e do Baço-Pâncreas, etc.

**Sinais Clínicos.**
- A energia do Coração não adstringe *(Xin Qi Bu Shou)* e, por isso, aparece transpiração abundante, inclusive noturna, ou ao menor esforço.
- Palpitações e precordalgia súbita e intensa.
- Tez pálida.
- Urina clara.
- Tendência para hipotensão, lipotimia e sono leve.
- Voz velada, olhos sem brilho e temor ao frio.
- Falta de segurança, depressão, timidez e labilidade.
- Pulso débil e profundo.
- Em casos graves: espermatorreia diurna, perda de memória e logofobia.

**Princípio Terapêutico.**
Tonificar o *Qi* e o *Xue* do Coração, regularizar o *Shao Yin*.


## SÍNDROME DE VAZIO DE *QI* DO CORAÇÃO *(Xin Qi Xu)*

**Etiologia.**
- Doença prolongada.
- Doença aguda que consome a energia.
- Debilidade da energia dos órgãos na velhice.
- Insuficiência congénita de energia.
- Anemia, arritmia e neurastenia.
- Insuficiência de *Qi* do Baço-Pâncreas.
- Insuficiência de *Yang* do Rim.

**Sinais Clínicos.**
- Palpitações.
- Precordalgia.
- Transpiração espontânea.
- Alterações psíquicas.
- Astenia e lassitude.
- Dispneia de esforço.
- Atividade onírica.
- Falta de vitalidade.
- Tez pálida de cor branco vítreo.
- Pulso fino e débil.
- Língua pálida com saburra branca e fina.

**Diagnóstico ocidental.**
- Insuficiência cardíaca, arterioesclerose coronária, neurose depressiva, transtornos nervosos, debilidade generalizada ou angina de peito.

**Princípio Terapêutico.**
Regularizar o *Qi* do Coração, tonificar o *Yang* do Rim.


# SÍNDROME DE VAZIO DE *YANG* DO CORAÇÃO
## (*Xin Yang Xu* ou *Xin Yang Bu Zhen*)

**Etiologia.**
- Processo evolutivo de *Xin Qi Xu.*
- Doença prolongada.
- Doença aguda que lesiona o *Yang.*
- Debilidade da energia dos órgãos na velhice.
- Insuficiência congénita de energia.
- Insuficiência cardíaca e enfarte.

**Sinais Clínicos.**
- Palpitações frequentes.
- Precordalgia.
- Alterações psíquicas.
- Insónia.

- Astenia.
- Sudação espontânea.
- Dispneia de esforço.
- Membros frios, aversão ao frio e agravamento por frio.
- Lentidão motora.
- Tez pálida e opaca e lábios cianozados.
- Pulso fino, profundo e lento.
- Língua pálida ou de cor púrpura e inchada.
- A presença de sudação abundante, membros frios, lábios negros, respiração débil, pulso lânguido que se interrompe, perda do estado de vigilia ou inclusive desmaio, deve ser interpretado como um esgotamento de *Yang* do Coração.

**Diagnóstico ocidental.**
- O mesmo que *Xin Qi Xu.*

**Princípio Terapêutico.**
Aumentar o *Yang* do Coração, tonificar o *Yang* Renal.


# SÍNDROME DE VAZIO DE *YIN* DO CORAÇÃO
## *(Xin Yin Xu ou Xin Yin Bu Zu)*

**Etiologia.**
- Produção insuficiente de sangue.
- Hemorragia.
- Fatores emocionais que desenvolvem um síndrome de estagnação de energia capaz de gerar Calor que consome o *Yin* do Coração.
- Doença febril que destrói o *Yin* do Coração.
- Anemia, tuberculose, neurose.

**Sinais Clínicos.**
- Taquicardia e arritmia com sensação de angústia.
- Precordalgia, com sensação de calor no tórax.
- Alterações psíquicas (irritabilidade e labilidade).
- Insónias ou sono perturbado por pesadelos.
- Sede.
- Amnésia.
- Tez vermelha ou pómulos vermelhos.
- Calor no tórax, palmas das mãos e plantas dos pés.

- Sudorese noturna.
- Febrícula vespertina ou intermitente.
- Agitação ansiosa.
- Boca e garganta secas.
- Temor e agravamento pelo calor.
- Personalidade assustadiça *(Xin Xu Dan Qe)*
- Pulso fino, profundo e rápido.
- Língua vermelha, sem saburra e com pouca saliva.

**Diagnóstico ocidental.**
- O mesmo que *Xin Xue Xu.*

**Princípio Terapêutico.**
Nutrir o *Yin* do Coração e dispersar o Fogo.


# SÍNDROME DE ESTAGNAÇÃO DE SANGUE DO CORAÇÃO *(Xin Xue Yu)*

**Etiologia.**
É um síndrome que decorre de um vazio de *Qi* e de *Yang* do Coração, que conduz a uma má circulação de Sangue. Mas pode também surgir ou agravar-se por:
- Excesso de cansaço.
- Invasão de Frio perverso.
- Excessos emocionais (euforia, ira, etc.).
- Retenção de Fleuma.

**Sinais Clínicos.**
- Astenia e respiração curta.
- Taquicardia.
- Sensação de opressão precordial e torácica.
- Dor forte, de frequência intermitente, que se propaga ao ombro, às costas e ao lado interno do braço.
- Em caso de vazio repentino de *Yang* do Coração:
- Dor severa, membros frios, lábios negros e cara macilenta, perda de consciência e pulso tenso.
- Língua azulada, dilatação de veias sublinguais, varicosidades nos bordos.

80

**Diagnóstico ocidental.**
- Coronariopatias e pericardite.

**Princípio Terapêutico.**
Estimular o *Qi* e fazer circular o *Xue* do Coração. Metabolizar as Fleumas.

## SÍNDROME DE VAZIO DE SANGUE DO CORAÇÃO
### (Xin Xue Xu ou Xin Xue Bu Zu)

**Etiologia.**
- Fleumas-Fogo (*Tan Huo Rao Xin*) por insuficiência de *Qi* do Baço-Pâncreas.
- Insuficiente produção de Sangue.
- Excessivo Fogo do Fígado ou insuficiência de *Yin* do Fígado.
- Hemorragia e processos anémicos.
- Fatores emocionais.
- Doenças febris persistentes.

**Sinais Clínicos.**
- Palpitações.
- Precordalgia.
- Alterações psíquicas (angústia, amnésia, agitação).
- Hora tardia para adormecer, apesar do sono ser tranquilo.
- Tez pálida e sem brilho.
- Astenia.
- Alterações menstruais: amenorreia, oligomenorreia, etc.
- Tonturas e vertigens.
- Alterações na visão, hemeralopia.
- Pulso fino e débil.
- Língua e lábios pálidos.

**Diagnóstico ocidental.**
- Transtornos do ritmo cardíaco, hipertensão, hipertiroidismo, neurose depressiva e malnutrição.

**Princípio Terapêutico.**
Nutrir o *Xue* e acalmar o Espírito *(Shen)*. Dispersar o Fogo e metabolizar as Fleumas.

## SÍNDROME DE PLENITUDE GERAL DO CORAÇÃO
*(Xin Shi)*

**Etiologia.**
- Ataque de um fator climatológico exógeno (energia perversa no Mestre do Coração.)
- Fatores emocionais muito ativos e profundos.
- Humidade-Fleumas e Calor endógeno.
- Transtornos internos e dos cinco movimentos *(Wu Xing)* sobretudo do Rim e do Fígado.

**Sinais Clínicos.**
- Cardialgia irradiada ao meridiano.
- Sinais *Yang* como: hipertensão, sede, face e língua vermelha, insónia, voz forte, urina escassa avermelhada, olhos brilhantes, etc.
- Espermatorreia noturna.
- Tendência a hemorragias (hematemese, epistaxe, hematúria, etc.)
- Riso fácil e tendência para a euforia e a divagação.
- Sobreexcitação, audácia, valentia.
- Pulso grande e forte.

**Princípio Terapêutico.**
Dispersar o Fogo e o Calor do Mestre do Coração, fazer circular o *Qi* do Coração, tonificar o *Yin* do Rim.

## SÍNDROME DE PLENITUDE DE *YANG* DO CORAÇÃO
*(Xin Yang Shi)*

**Etiologia.**
- Excessivo estímulo de Fogo do Coração. [euforizantes, estimulantes (café, cocaína, etc.)]
- Excessivo Calor endógeno (do Fígado ou *Yang* do Rim*)*.

**Sinais Clínicos.**
- Excitação.
- Labilidade excessiva.
- Euforia.
- Logorreia.
- Insónia.
- Aumenta com crises de angústia, irritabilidade e mania.

**Princípio Terapêutico.**
Dispersar o Calor e o Fogo do Coração, circular o *Qi* e o *Xue*, tonificar o *Yin* do Rim.


# SÍNDROME DE PLENITUDE-CALOR DO CORAÇÃO *(Xin Re Shi)* OU CORAÇÃO QUENTE *(Xin Re)*

**Etiologia.**
- Alterações nas interrelações dos 5 movimentos. [Insuficiência do *Yin* do Rim ou plenitude do *Yang* do Fígado, etc.]
- Fogo devido a fatores emocionais muito intensos.
- Fogo criado pela estagnação de energias perversas.
- Ingestão excessiva de comidas picantes, de natureza quente ou tonificante.

**Sinais Clínicos.**
- Calor no tórax.
- Epistaxe.
- Tez vermelha.
- Dores e secura na garganta.
- Sede, gosto amargo e secura de boca.
- Erosão na mucosa bucal.
- Vómitos de sangue, em casos graves.
- Disúria com oligúria.
- Obstipação ou dificuldades na defecação.
- Insónia ou sono com muitos sonhos.
- Agitação, irritabilidade, delírio.
- Sinais de afetação do Intestino Delgado por excessivo Calor do Coração.
- Urina avermelhada, inclusive, hematúria.
- Língua inchada e rígida com a ponta vermelha.

- Saburra espessa e amarela.
- Pulso rápido.

**Princípio Terapêutico.**
Refrescar e dispersar o Calor do Coração, aumentar o *Yin* do Coração.

# SÍNDROME DE EXCESSO DE FOGO DO CORAÇÃO
*(Xin Huo Shi)*

**Etiologia.**
- O mesmo que *Xin Re Shi* com manifestações que afecam o cérebro e a mente.

**Sinais Clínicos.**
- Aos sinais de Calor no Coração, juntar:
- Palpitações,
- Úlceras linguais,
- Irritabilidade,
- Insónia,
- Angústia,
- Agitação,
- Delírio,
- Mania.

**Princípio Terapêutico.**
Acalmar o Fogo e tonificar o *Yin* do Coração e do Rim.

# SÍNDROME DE EXCESSIVO CALOR DO CORAÇÃO QUE CONSOME A ESSÊNCIA RENAL
*(Xin Huo Bu Shen Yin)*

**Etiologia.**
- Excitação do *Ming Men* (Porta da Vida) por estímulos eróticos, promiscuidade, estimulantes do Fogo, etc.
- Alterações emocionais.
- Pacientes débeis por doença crónica.
- Neuróticos, obsessivos.

**Sinais Clínicos.**
- Espermatorreia.

- Ejaculação precoce.
- Agitação ansiosa.
- Distúrbios do sono.
- Palpitações.

**Princípio Terapêutico.**
Tonificar o *Yin* do Rim e do Fígado, dispersar o Calor do Coração.

# SÍNDROMES DE CALOR DO CORAÇÃO QUE AFETAM A MENTE
*(Re Shang Shen Ming ou Xin Yang Sheng)*

**Etiologia.**
- Excessivo Calor ou *Yang* do Coração em indivíduos emocionalmente débeis.
- Fleumas-Calor.
- Esquizofrenia, histeria.
- Anemia e outras doenças carenciais.

**Sinais Clínicos.**
- Excitação nervosa.
- Risos durante o sono.
- Irritabilidade, mania.
- Perda de consciência.
- Delírio.

**Princípio Terapêutico.**
Dispersar o Calor e tonificar o *Yin* do Coração. Acalmar o Espírito *(Shen)*.

# SÍNDROME DE HUMIDADE-FLEUMAS DO CORAÇÃO
*(Tan Shi Zu Xin)*

**Etiologia.**
Este é um síndrome evolutivo de obstrução do Coração produzido por:
- Fatores emocionais, sobretudo controle excessivo do Fígado sobre o Baço-Pâncreas com produção de Fleumas.
- Invasão da Humidade perversa, endógena (alteração do Baço-Pâncreas) ou exógena.
- A energia estagna e converte-se em Fleuma, a qual obstrui o Coração, pudendo ascender em combinação com o Vento interno, obstruindo os orifícios do Coração e produzindo:

85

**Sinais Clínicos.**
- Alterações psíquicas:
- Depressão, melancolia.
- Demência.
- Consciência perturbada.
- Comportamento anormal.
- O doente fala sozinho.
- Ruído de espetoração na garganta.
- Desmaio, epilepsia e apoplexia em caso grave.
- Pulso deslizante e em corda.
- Língua com saburra espessa e branca.

**Princípio Terapêutico.**
Reanimar o Espírito *(Shen)* e eliminar as Mucosidades. Metabolizar as Fleumas.

## SÍNDROME DE CALOR-HUMIDADE-FLEUMAS NO CORAÇÃO *(Tan Re Shi Rao Xin ou Tan Huo Rao Xin)*

**Etiologia.**
- Evolução de um síndrome Humidade-Fleumas. A energia estagnada pode converter-se em Fogo. O Fogo e a Fleuma turvam o Coração e a mente.
- Atingimento de Calor perverso. O Calor, reunido com a Fleuma, fundem-se no Mestre do Coração *(Re Ru Xin Bao)* com febre alta, delírio e perda de consciência. Pode evoluir até ao Coração.

**Sinais Clínicos.**
- Alterações psíquicas:
- Agitação, mania, falar sozinho.
- Pranto e risos anormais.
- Agressões e insultos aos outros.
- Insónia e transtornos do sono.
- Tez e olhos vermelhos.
- Sede.
- Respiração estertorosa.
- Obstipação.
- Urina amarela-avermelhada.
- Pulso deslizante e rápido.
- Língua vermelha com saburra espessa e amarela.

**Diagnóstico ocidental.**
- Doenças mentais diversas.

**Princípio Terapêutico.**
Calmar o Espírito *(Shen)*, refrescar o Calor, abrir os orifícios e eliminar as Fleumas.

## SÍNDROME DE OBSTRUÇÃO DO CANAL DO CORAÇÃO *(Xin Xue Yu Zu)*

**Etiologia.**
- Insuficiência de *Yang* a nível torácico o que permite ao *Yin*-Frio estancar-se e provocar contração dos vasos sanguíneos.
- Estagnação por produção de Mucosidades *(Fleumas-Tan Yin)* geradas por alteração do Triplo Aquecedor Médio.
- Alterações emocionais que bloqueam os mecanismos energéticos e estorvam a circulação sanguínea.
- Predisposições congénitas ou insuficiência de *Qi* do Coração.

**Sinais Clínicos.**
- Opressão torácica e palpitações.
- Dor intermitente do coração que se irradia até ao ombro, dorso e face interna do braço com sensação de angústia vital.
- Desorientação e alteração do estado de vigília.
- Coma, em estados graves.
Em caso de estagnação de Fleumas ou Humidade endógena perversa:
- Dores difusas com sensação de moléstia no tórax.
- Fleumas abundantes.
- Sensação de peso articular e geral.
- Língua com saburra branca e grossa.
- Pulso em corda e escorregadio.
Em caso de estagnação por Frio:
- Dores muito agudas que melhoram com o calor.
- Frio geral e membros gelados.
- Língua pálida com saburra branca.
Em caso de estagnação de *Qi* por alteração emocional:
- Dor em relação com o agente emocional.
- Língua vermelha-escura.
- Pulso lento e rugoso.

Em caso de estagnação de Sangue:
- Dores lancinantes.
- Cianose labial, língua púrpura.
- Pulso fino e lento regular
Em caso de deficiência de *Qi*:
- Polipneia.
- Lassitude mental.
- Voz débil.
- Língua pálida e flácida.
- Pulso lento e fino.

**Princípio Terapêutico.**
Estimular o *Qi* e o *Xue* do Coração, tonificar o *Yang* geral, metabolizar as Mucosidades.

# Resumo: Síndromes diferenciais do *Zang* Coração *( Xin Bian Zheng )*

### SÍNDROME DE VAZIO GERAL DO CORAÇÃO *(Xin Xu)*

*Sinais Clínicos* A energia do Coração não adstringe *[Xin Qi Bu Shou]* e portanto aparece transpiração abundante, inclusive noturna ou ao menor esforço, palpitações e precordalgia súbita e intensa, tez pálida, urina clara, tendência para hipotensão, lipotimia e sono ligeiro, voz velada, olhos sem brilho e temor ao frio, falta de segurança, depressão, timidez e labilidade, pulso débil e profundo e em casos graves espermatorreia diurna, perda de memória e logofobia

*Princípio terapêutico.* Tonificar o *Qi* e o *Xue* do Coração, regularizar o *Shao Yin*.

### SÍNDROME DE VAZIO DE *QI* DO CORAÇÃO *(Xin Qi Xu)*

*Sinais Clínicos* Palpitações, precordalgia, transpiração espontânea, alterações psíquicas, astenia e lassitude, dispneia de esforço, sonhos abundantes, falta de vitalidade, tez pálida de cor branco vítreo, pulso fino e débil e língua pálida com saburra branca e fina

*Princípio terapêutico:* Regularizar o *Qi* do Coração, tonificar o *Yang* do Rim.

### SÍNDROME DE VAZIO DE *YANG* DO CORAÇÃO *(Xin Yang Xu ou Xin Yang Bu Zhen)*

*Sinais Clínicos:* Palpitações frequentes, precordalgia, alterações psiquicas, insónia, astenia, sudação espontânea, dispneia de esforço, membros frios, aversão ao frio e agravamento por frio lentidão motora, tez pálida e opaca e lábios cianosados, pulso fino, profundo e lento, língua pálida ou de cor púrpura e inchada. A presença de sudação abundante, membros frios lábios negros, respiração débil, pulso lânguido que se interrompe, perda do estado de vigília ou, inclusive, desmaio, deve interpretar-se como um esgotamento de *Yang* do Coração.

*Princípio terapêutico:* Aumentar o *Yang* do Coração, tonificar o *Yang* Renal.

### SÍNDROME DE VAZIO DE *YIN* DO CORAÇÃO *(Xin Yin Xu ou Xin Yin Bu Zu)*

*Sinais Clínicos:* Taquicardia e arritmia com sensação de angústia, precordalgia, com sensação de calor no tórax, alterações psíquicas, irritabilidade e labilidade, insónia ou sono perturbado por pesadelos, sede, amnésia, tez vermelha ou pómulos vermelhos, calor no tórax, palmas das mãos e plantas dos pés, sudorese noturna, febrícula vespertina ou intermitente, agitação ansiosa, boca e garganta secas, temor e agravação por calor, personalidade assustadiça *(Xin Xu Dan Qe)*, pulso fino, profundo e rápido e língua vermelha sem saburra e com pouca saliva.

*Princípio terapêutico:* Nutrir o *Yin* do Coração e dispersar o Fogo.

### SÍNDROME DE ESTAGNAÇÃO DE SANGUE DO CORAÇÃO *(Xin Xue Yu)*

*Sinais Clínicos:* Astenia e respiração curta, taquicardia, sensação de opressão precordial e torácica, dor forte que se propaga ao ombro, às costas e ao lado interno do braço, de frequência intermitente. Em caso de vazio repentino de *Yang* do Coração: Dor severa, membros frios, lábios negros e cara macilenta, perda de consciência, pulso tenso e língua azulada, dilatação das veias sublinguais, varicosidades nos bordos.

*Princípio terapêutico:* Estimular o *Qi* e fazer circular o *Xue* do Coração, metabolizar as Fleumas.

**SÍNDROME DE VAZIO DE SANGUE DO CORAÇÃO** *(Xin Xue Xu)*

*Sinais Clínicos:* Palpitações, precordalgia, alterações psíquicas (angústia, amnésia, agitação), hora tardia para adormecer, mas com sono tranquilo, tez pálida e sem brilho, astenia, alterações menstruais,amenorreia, oligomenorreia, etc , tonturas e vertigem, alterações na visão, hemeralopia, pulso fino e débil e língua e lábios pálidos.

*Princípio terapêutico:* Nutrir o *Xue* e acalmar o Espírito *(Shen)*, dispersar o Fogo e metabolizar as Fleumas.

**SÍNDROME DE PLENITUDE GERAL DO CORAÇÃO** *(Xin Shi)*

*Sinais Clínicos:* Cardialgía irradiada ao meridiano, sinais *Yang* como hipertensão, sede, face e língua vermelha, insónia, voz forte, urina escassa amarela-avermelhada, olhos brilhantes, etc , espermatorreia noturna, tendência a hemorragias (hematemese, epistaxe, hematúria, etc ), riso fácil e tendência para a euforia e divagação, sobreexcitação, audácia, valentia e pulso grande e forte.

*Princípio terapêutico:* Dispersar o Fogo e o Calor do Mestre do Coração, fazer circular o *Qi* do Coração, tonificar o *Yin* do Rim.

**SÍNDROME DE PLENITUDE DE** *YANG* **DO CORAÇÃO** *(Xin Yang Shi)*

*Sinais Clínicos:* Excitação, labilidade excessiva, euforia, logorreia, insónia e aumenta com crises de angústia, irritabilidade e manias.

*Princípio terapêutico:* Dispersar o Calor e o Fogo do Coração, circular o *Qi* e o *Xue*, tonificar o *Yin* do Rim.

**SÍNDROME DE PLENITUDE-CALOR DO CORAÇÃO** *(Xin Re Shi)* **OU CORAÇÃO QUENTE** *(Xin Re)*

*Sinais Clínicos:* Calor no tórax, língua inchada e rígida com a ponta vermelha, saburra espessa e amarela, pulso rápido, epistaxe, tez vermelha, dores e secura na garganta, sede, gosto amargo e secura de boca, erosão na mucosa bucal, vómitos de sangue, em casos graves, disúria com oligúria, obstipação ou dificuldades na defecação, insónia ou sono com muitos sonhos, agitação, irritabilidade, delírio. Sinais de atingimento do Intestino Delgado pelo Calor do Coração: Urina avermelhada, inclusive hematúria e disúria.

*Princípio terapêutico:* Refrescar e dispersar o Calor do Coração, aumentar o *Yin* do Coração.

**SÍNDROME DE EXCESSO DE FOGO DO CORAÇÃO** *(Xin Huo Shi)*

*Sinais Clínicos:* Aos sinais de Calor no Coração, juntar palpitações, úlceras linguais, irritabilidade, insónia, angústia, agitação, delírio e mania.

*Princípio terapêutico:* Acalmar o Fogo e tonificar o *Yin* do Coração e do Rim.

**SÍNDROME DE EXCESSIVO CALOR DO CORAÇÃO QUE CONSOME A ESSÊNCIA RENAL** *(Xin Huo Bu Shen Yin)*

*Sinais Clínicos:* Espermatorreia, ejaculação precoce, agitação ansiosa, distúrbios do sono e palpitações.

*Princípio terapêutico:* Tonificar o *Yin* do Rim e do Fígado, dispersar o Calor do Coração.

**SÍNDROME DE CALOR DO CORAÇÃO QUE AFETA A MENTE**

*(Re Shang Shen Ming ou Xin Yang Sheng)*

*Sinais Clínicos:* Excitação nervosa, risos durante o sono, irritabilidade, mania, perda de consciência e delírio.

*Princípio terapêutico:* Dispersar o Calor e tonificar o *Yin* do Coração, acalmar o Espirito *(Shen)*.

**SÍNDROME DE HUMIDADE-FLEUMA DO CORAÇÃO** *(Tan Shi Zu Xin)*

*Sinais Clínicos:* Alterações psíquicas, depressão, melancolia, demência, consciência perturbada, comportamento anormal, falar sozinho, ruído de espetoração na garganta, desmaio, epilepsia e apoplexia em caso grave, pulso deslizante e em corda e língua com saburra espessa e branca.

*Princípio terapêutico:* Reanimar o Espírito *(Shen)* e eliminar as Mucosidades, metabolizar as Fleumas.

**SÍNDROME DE CALOR-HUMIDADE-FLEUMAS NO CORAÇÃO** *(Tan Re Shi Rao Xin)*

*Sinais Clínicos:* Alterações psíquicas, agitação, mania, falar sozinho, choro e risos anormais, agressões e insultos aos outros, insónia e distúrbios do sono, língua vermelha, tez e olhos vermelhos, sede, respiração estertorosa, obstipação, urina amarela-avermelhada, pulso deslizante e rápido e língua vermelha com saburra espessa e amarela.

*Princípio terapêutico:* Acalmar o Espírito *(Shen)*, refrescar o Calor, abrir os orifícios e eliminar as Fleumas.

**SÍNDROME DE OBSTRUÇÃO DO CANAL DO CORAÇÃO** *(Xin Xue Yu Zu)*

*Sinais Clínicos:*Opressão torácica e palpitações, dor intermitente do coração que se irradia até ao ombro, costas e face interna do braço com sensação de angústia vital, desorientação e alteração do estado de vigília, coma, em estados graves

Em caso de estagnação de Fleumas ou Humidade endógena:
- Dores difusas com sensação de desconforto no tórax
- Fleumas abundantes
- Peso articular e geral
- Língua com saburra branca e grossa
- Pulso em corda e escorregadio

Em caso de estagnação por Frio:
- Dores muito agudas que melhoram com o calor
- Frio geral e membros gelados
- Língua pálida conm saburra branca

Em caso de estagnação de *Qi* por alterações emocionais:
- Dor em relação com o agente emocional
- Língua vermelha-escura
- Pulso lento e rugoso

Em caso de estagnação de Sangue:
- Dores lancinantes
- Cianose labial, língua púrpura
- Pulso fino e lento

Em caso de deficiência de *Qi*:
- Polipneia
- Lassitude mental
- Voz débil
- Língua pálida e mole
- Pulso lento e fino

*Princípio terapêutico:* Estimular o *Qi* e o *Xue* do Coração, tonificar o *Yang* geral, metabolizar as Mucosidades

# Síndromes da *Fu* Intestino Delgado ( *Xiao Chang* )

## SÍNDROME DE VAZIO GERAL DO INTESTINO DELGADO *(Xiao Chang Xu)*

**Etiologia.**
- Constitucional, sobretudo vazio do *Yang* do Rim.
- Alimentação inadequada. Consumo excessivo de crus ou alimentos frios (refrigerados).
- Alterações internas relacionadas com o Fígado e com o Coração ou outras vísceras, sobretudo de tipo emocional.
- Insuficiência de *Yang* do Baço-Pâncreas ou do Estômago.
- Esgotamento e fadiga por abuso sexual ou físico.

**Sinais Clínicos.**
- Hipertermia, pele elástica e húmida, membros frios.
- Tez incolor, sialorreia e lábios azuis com bordos brancos.
- Urina clara e abundante.
- Aumento geral das secreções.
- Dor hipogástrica que melhora com massagem e calor.
- Diarreia e borborigmos.
- Emagrecimento.
- Transpiração profusa noturna e predisposição à desidratação.
- Formação de nódulos e tumefações.
- Pouca resistência física e difícil recuperação.
- Cicatrização lenta.
- Caráter débil, tendência para o choro.
- Pulso pequeno e profundo.
- Língua pálida com saburra fina e branca.

**Princípio Terapêutico.**
Aquecer o *Yang* e dispersar o Frio.

## SÍNDROME DE VAZIO-FRIO DO INTESTINO DELGADO
### *(Xiao Chang Han Xu)*

**Etiologia.**
- Essencialmente de origem alimentar e climatológica. Aparece nos vazios de *Qi* do Intestino Delgado, que quando se cronifica dá origem a um síndrome de estase crónica *(Xia Chang Qi Zhi)*.

**Sinais Clínicos.**
- Dor abdominal que se alivia com a pressão e com o calor.
- Diarreia, fezes com muco e sangue.
- Borborigmos.
- Poliúria, polaquiúria.
- Disúria.
- Saburra fina e branca.
- Tez pálida.
- Astenia.
- Sudação espontânea.
- Extremidades frias.
- Sensibilidade ao frio.
- Agravamento com o frio.
- Lentidão motora.
- Pulso fino, profundo e lento.
- Língua pálida e inchada.

**Princípio Terapêutico.**
Aquecer o *Qi* e tonificar o *Yang* do Intestino Delgado.


## SÍNDROME DE PLENITUDE-CALOR DO INTESTINO DELGADO *(Xiao Chang Re Shi)*

**Etiologia.**
- Fogo excessivo transmitido pelo Coração.
- Infeções bacterianas (estagnação de Humidade-Calor).
- Alterações dietéticas e ambientais.

**Sinais Clínicos.**
- Inchaço e dor abdominal, aliviados pela emissão de gases.
- A dor irradia à região lombar.

- Tez vermelha.
- Sede e halitose.
- Urina escura, disúria e sensação de ardor uretral e inclusive hematúria.
- Erosões na mucosa bucal e garganta.
- Retração e dor testicular.
- Febre e arrepios.
- Quando se associa a Humidade, produz-se um quadro diarreico agudo.
- Pulso rápido e deslizante.
- Língua vermelha. Como víscera acoplada do Coração, também é típica a ponta da língua vermelha com saburra amarela e espessa.

**Princípio Terapêutico.**
Refrescar o Calor e dispersar o Fogo.


# SÍNDROME DE CALOR EXCESSIVO NO INTESTINO DELGADO TRANSMITIDO PELO CORAÇÃO
*(Xin Yi Re Yu Xiao Chang)*

**Etiologia.**
- Fogo excessivo no Coração. *(Xin Huo Shi)*, num vazio de *Qi* do Intestino Delgado e que ao tornar-se crónico pode dar origem a um síndrome de estagnação crónica *(Xiao Chang Qi Zhi)*.

**Sinais Clínicos.**
- Alterações na absorção, como acontece nas doenças carenciais ou, pelo contrário, por excesso de substâncias não depuradas no sangue (hiperglicemia, hiperlipidemia, etc.).
- Anúria.
- Língua vermelha e aftas bucais.
- Hematúria, disúria.

**Princípio Terapêutico.**
Fazer circular o *Qi* do Intestino Delgado, dispersar o Calor, eliminar a estagnação.

# Resumo: Síndromes diferenciais da *Fu* Intestino Delgado *( Xiao Chang Bian Zheng )*

### SÍNDROME DE VAZIO GERAL DO INTESTINO DELGADO *(Xiao Chang Xu)*

*Sinais Clínicos:* Hipertermia, pele elástica e húmida, membros frios, tez incolor, sialorreia e lábios azuis com bordos brancos, urina clara e abundante, aumento geral das secreções, dor hipogástrica que melhora com massagem e calor, diarreia e borborigmos, emagrecimento, transpiração profusa noturna e predisposição à desidratação, formação de nódulos e tumefações, pouca resistência física e difícil recuperação, cicatrização lenta, caráter débil, tendência ao choro, pulso pequeno e profundo e língua pálida com saburra delgada e branca.

*Princípio terapêutico:* Aquecer o *Yang* e dispersar o Frio.

### SÍNDROME VAZIO-FRIO DO INTESTINO DELGADO *(Xiao Chang Han Xu)*

*Sinais Clínicos:* Dor abdominal que alivia com a pressão e o calor, diarreia, fezes com muco e sangue, borborigmos, poliúria, polaquiúria, disúria, saburra delgada e branca, tez pálida, astenia, sudação espontânea, extremidades frias, sensibilidade ao frio, agravamento com frio, lentidão motora, pulso fino, profundo e lento e língua pálida e inchada.

*Princípio terapêutico:* Aquecer o *Qi* e tonificar o *Yang* do Intestino Delgado.

### SÍNDROME DE PLENITUDE-CALOR DO INTESTINO DELGADO *(Xiao Chang Re Shi)*

*Sinais Clínicos:* Inchaço e dor abdominal aliviados pela emissão de gases. A dor irradia à região lombar, tez vermelha, sede e hálitose, urina escura, disúria e sensação de ardor uretral e, inclusive, hematúria, erosões na mucosa bucal e garganta, retração e dor testicular, febre, arrepios, quando se associa Humidade produz-se um quadro diarréico agudo, pulso rápido e deslizante e língua vermelha. Como víscera acoplada do Coração também é típica a ponta da língua vermelha com saburra amarela e espessa.

*Princípio terapêutico:* Refrescar o Calor e dispersar o Fogo.

### SÍNDROME DE CALOR EXCESSIVO NO INTESTINO DELGADO TRANSMITIDO PELO CORAÇÃO *(Xin Yi Re Yu Xiao Chang)*

*Sinais Clínicos:* Alterações na absorção como acontece nas doenças carenciais, ou pelo contrário, por excesso de substâncias não depuradas no sangue (hiperglicémia, hiperlipidémia, etc.), anúria, língua vermelha e aftas bucais e hematúria, disúria.

*Princípio terapêutico:* Fazer circular o *Qi* do Intestino Delgado, dispersar o Calor, eliminar a estagnação.

95

# Síndromes diferenciais do Sistema Rim/Bexiga
## *(Shen Pang Guang Bian Zheng)*

# Síndromes do *Zang* Rim *( Shen )*

## SÍNDROME DE VAZIO GERAL DO RIM *(Shen Xu)*

**Etiologia.**
- **Congénita**: Débil constituição, escassez de essência vital *(Shen Xu Jing)*. A essência vital não se consolida ou não pode ser armazenada.

- **Adquirida**: excessivo consumo da essência renal; excitação do Fogo do Fígado por insuficiência do *Jing* do Rim; excesso de *Yang* do Coração, porque a Água não domina o Fogo.

**Sinais Clínicos.**
- Insuficiência pulmonar: dispneia, tosse, etc.
- Lassitude e fadiga.
- Vertigens, tonturas, acufenos e tinnitus.
- Lombalgia.
- Impotência sexual, ejaculação precoce.
- Amnésia.
- Transtornos ósseos e articulares.
- Cabelo fraco, seco e sem brilho.
- Ansiedade e medo.
- Edemas.

**Princípio Terapêutico.**
Consolidar e reconstruir a energia do Rim.

## SÍNDROME DE INSUFICIÊNCIA CONGÉNITA DO *YIN* DO RIM *(Shen Xu Jing* ou *Shen Jing Bu Zu)*

**Etiologia.**
- Débil constituição, escassez da essência vital.
- A essência vital não se consolida ou não se materializa ou não se armazena. *(Shen Qi Bu Zu* ou *Xia Yuan Bu Zu)*.

**Sinais Clínicos.**
- No homem: sémen escasso e esterilidade.
- Na mulher: amenorreia e infertilidade.
- Emissão involuntária ou incontinência urinária, enurese prolongada.
- Hipoacusia, acufenos, etc.
- Poliúria noturna.

99

- Espermatorreia noturna e inclusive diurna.
- Líbido fraca.
- Desenvolvimento lento e escasso.
- Diarreia matutina.
- Baixa atividade intelectual, amnésia e lentidão de raciocínio.
- Fecho tardio das fontanelas.
- Alterações ósseas.
- Senilidade prematura, calvície.
- Atrofia muscular nos membros inferiores.
- Língua pálida.
- Pulso fino e fraco.

**Diagnóstico ocidental.**
Debilidade congénita.

**Princípio Terapêutico.**
Consolidar os Rins, reforçar o Mar das Medulas e reconstruir a Essência.


# SÍNDROME DE VAZIO DE *YIN* DO RIM *(Shen Yin Xu)*

**Etiologia.**
- Calor-Secura patogénicos que queimam o *Yin* do Rim
*(Re Zao Shen Yin).*
- Doença crónica que prejudica o Rim.
- Excesso de atividade sexual.
- Perda de sangue que consome os líquidos orgânicos.
- Ingestão excessiva de alimentos de natureza quente e seca ou malnutrição e intemperância alimentar.
- Depressão, esgotamento, stress, pavor, medo, etc.

**Sinais Clínicos.**
- Debilidade e dor na região lombar.
- Debilidade das pernas, sobretudo os joelhos.
- Constituição débil, emagrecimento.
- Sono ligeiro, insónia, amnésia, agitação e ansiedade.
- Tonturas, vertigens, acufenos, surdez.
- Debilidade da vista, visão turva.
- Espermatorreia, ejaculação precoce ou esterilidade.
- Hipomenorreia ou amenorreia, hemorragia uterina, abortos espontâneos.
- Talalgia e debilidade na articulação do tornozelo.
- Secura da boca e da garganta.
- Calor no tórax, na palma das mãos e planta dos pés (cinco corações).

- Febrícula vespertina ou febre intermitente.
- Sudação noturna e rubor malar.
- Urinas amarelas e fezes secas.
- Pulso filiforme e rápido.
- Língua vermelha sem saburra ou com pouca saburra seca.

**Princípio Terapêutico.**
Suster o *Yin* do Rim e dispersar o Fogo.

## SÍNDROME DE VAZIO DE *YIN* DO RIM COM SUBIDA DO FOGO DO FÍGADO *(Xiang Huo Wang Dong)*

**Etiologia.**
- Vazio do *Yin* do Rim.
- Alterações psíquicas.

**Sinais Clínicos.**
Primeiro:
- Igual ao Vazio do *Yin* do Rim.
Depois:
- Agitação interna (Vento interno) ou stress,
- Tensão muscular,
- Prurito, erupções e sensação de queimadura na pele.
- Excitação sexual,
- Espermatorreia noturna,
- Cefaleia, insónia, tensão ocular.
- Menstruação irregular.

**Princípio Terapêutico.**
Tonificar o *Yin* do Rim e do Fígado, dispersar o Fogo.

## SÍNDROME DE VAZIO DO *YIN* DO RIM COM SUBIDA DO FOGO DO CORAÇÃO *(Shen Xin Huo Bu Ji)*

**Etiologia.**
- Vazio do *Yin* do Rim.
- Debilidade ou alteração do Coração.

**Sinais Clínicos.**
Primeiro:
- Igual ao Vazio do *Yin* do Rim.
Depois:

101

- Excitação nervosa,
- Insónia,
- Hipertensão,
- Espermatorreia diurna,
- Líbido excitada,
- Logorreia, euforia e labilidade.

**Diagnóstico ocidental.**
- Taquicardia, hipertiroidismo.

**Princípio Terapêutico.**
Tonificar o *Yin* do Rim e do Coração, dispersar o Fogo.

# SÍNDROME DE VAZIO DO *YIN* DO RIM QUE ORIGINA INSUFICIÊNCIA DO PULMÃO *(Fei Shen Liang Xu)*

**Etiologia.**
- Vazio crónico do *Yin* do Rim.
- Debilidade ou velhice.

**Sinais Clínicos.**
Primeiro:
- Como na insuficiência de *Yin* do Rim.
Depois:
- Dispneia, asma ou insuficiência respiratória,
- Alterações dermatológicas,
- Astenia.

**Diagnóstico ocidental.**
- Enfisema, perturbações respiratórias.

**Princípio Terapêutico.**
Tonificar o *Yin* do Rim, aumentar o *Qi* do Pulmão.

# SÍNDROME DE FALTA DE CONSOLIDAÇÃO DA ENERGIA RENAL *(Shen Qi Bu Gu* ou *Xia Yuan Bu Gu)* OU DISFUNÇÃO DO RIM EM ARMAZENAR A ESSÊNCIA *(Feng Cang Shi Zhi* ou *Shen Bu Na Qi)*

### Etiologia.
- Debilidade da energia renal em pessoas idosas.
- Insuficiência da energia renal em jovens.
- Cansaço excessivo.
- Doença prolongada que prejudica o Rim.

### Sinais Clínicos.
- Cara pálida.
- Lassitude e astenia.
- Dor e debilidade na cintura pelvica e nos joelhos.
- Polaquiúria com urina clara e com gotejo ou incontinência urinária, polaquiúria noturna.
- Espermatorreia, ejaculação precoce.
- Leucorreia clara e diluída, tendência ao aborto.
- Diarreia matutina.
- Diminuição da agudeza auditiva.
- Língua ligeiramente pálida com capa branca.
- Pulso débil e profundo.
- Pode evoluir para um síndrome de não-retenção da Energia *(Shen Bu Na Qi)* em cujo o caso aparece patologia de insuficiência pulmonar (tosse, dispneia, astenia, etc.).

### Princípio Terapêutico.
Suster a Energia dos Rins e reforçá-la, tonificando o *Yin* e *Yang* Renal.

# SÍNDROME GERAL DE VAZIO DO *YANG* DO RIM *(Shen Yang Xu)*

### Etiologia.
- Deficiência de *Yin* do Rim e de *Yang* do sistema *Zang-Fu.*
- Debilidade congénita do Fogo da Vida *(Ming Men).*
- Doenças crónicas e consuntivas.
- Esgotamento físico e intelectual.
- Excesso sexual, hemorragias, etc.
- Multiparidade, velhice, etc.
- Alterações dietéticas e climatológicas.
- Insuficiência pulmonar.

103

- Alterações da pentacoordenação *(Wu Xing)*.
- Tudo aquilo que signifique um gasto excessivo para a economia biológica.

## Sinais Clínicos (1ª Fase)
- Aversão ao frio.
- Lombalgia com sensação de frio lombar, talalgia.
- Estado de ânimo deprimido.
- Debilidade das pernas e frio nos joelhos.
- Transtornos auditivos e vertigens.
- Corpo e membros frios.
- Esterilidade, impotência, ejaculação precoce, frigidez, enurese, incontinência, propensão para o aborto, prolapso uterino ou vesical, polaquiúria, poliúria e nictúria.
- Melhora com aplicação de calor.
- Astenia e lassitude.
- Palidez facial com tons escuros e rosto brilhante.
- Língua pálida e húmida com saburra branca.
- Pulso profundo e débil.

## Princípio Terapêutico.
Aquecer e tonificar o *Yang* dos Rins.


# SÍNDROME DE ESGOTAMENTO DO *YANG* DO RIM *(Shen Yang Shui Wei)* OU EXCITAÇÃO DO FOGO DA PORTA DA VIDA *(Ming Men Huo Shuai)* OU DEFICIÊNCIA DA VITALIDADE GENUÍNA *(Zhen Yuan Xia Xu)*

## Etiologia.
- A evolução de um síndrome *Shen Yang Xu.*

## Sinais Clínicos (2a fase).
- Excessiva frieza corporal e fobia ao frio.
- Frequentes micções noturnas.
- Depressão.
- Diarreia matutina.
- Diminuição da líbido.
- Sialorreia.

- Sonolência.
- Frio abdominal (sensação de frio que percorre o *Daimai).*

**Principio Terapêutico.**
Potenciar o tratamento de *Shen Yang Xu*


## SÍNDROME DE VAZIO DE *YANG* DO RIM COM TRANSBORDAMENTO DA ÁGUA
### *(Shen Yang Xu Shui Fan)*

**Etiologia.**
- Ver síndrome conjunto de Rim-Pulmão.
- Síndrome *Shengyangxu* crónico, com presença de Frio-Humidade.
- Nefrite, cardiopatías crónicas e outras enfermidades crónicas.
- Tudo isto origina uma incapacidade do *Yang* do Rim em aquecer o corpo e proporcionar ao *Yin* do Rim a energia necessária para transformar a água.

**Sinais Clínicos.**
- Alterações da bexiga.
- Disúria, oligúria.
- Distensão e plenitude abdominal.
- Edema generalizado, ainda que prioritariamente maleolar.
- Lombalgia e peso lombar com debilidade e frio nos pés e joelhos.
- Insuficiência respiratória.
- Palpitações e opressão torácica.
- Língua pálida e inchada com marcas de dentes e saburra branca e escorregadia.
- Pulso profundo, lento e fino.

**Diagnóstico ocidental.**
- Os síndromes de vazio de *Yang* do Rim, podem enquadrar-se dentro de uma ampla gama de desordens como:
nefrite, disfunção sexual, alterações genito-urinárias diversas, otite, hipoatividade adrenal, hipertiroidismo, neurose, etc.

**Princípio Terapêutico.**
Aquecer e tonificar o *Yang* do Rim.

Marco A. M. Vieira

---

# Resumo: Síndromes diferenciais do *Zang* Rim
## *( Shen Bian Zheng )*

### SÍNDROME DE VAZIO GERAL DO RIM *(Shen Xu)*

*Sinais Clínicos:* Insuficiência pulmonar, dispneia, tosse, etc, lassitude e fadiga, vertigens, tonturas, acúfenos e tinnitus, lombalgia, impotência sexual, ejaculação precoce, amnésia, transtornos ósseos e articulares, cabelo fraco, seco e sem brilho, ansiedade e medo, edemas.

*Princípio terapêutico:* Consolidar e reconstruir a energia do Rim.

### SÍNDROME DE INSUFICIÊNCIA CONGÉNITA DE *YIN* DO RIM
*(Shen Xu Jing ou Shen Jing Bu Zu)*

*Sinais Clínicos:* No homem: sémen escasso e esterilidade. Na mulher: amenorreia e infertilidade, emissão involuntária ou incontinência urinária, enurese prolongada, hipoacusia, acufenos, etc, poliúria noturna, espermatorreia noturna e inclusive diurna, desinteresse sexual, desenvolvimento lento e escasso, diarreia matutina, baixa atividade intelectual, amnésia e lentidão de raciocínio, fecho tardio das fontanelas, alterações ósseas, senilidade prematura, calvíce, atrofia muscular nos membros inferiores e língua pálida e pulso fino e fraco.

*Princípio terapêutico:* Consolidar os Rins, reforçar o Mar das Medulas e reconstruir a Essência.

### SÍNDROME DE VAZIO DE *YIN* DO RIM *(Shen Yin Xu)*

*Sinais Clínicos:* Debilidade e dor na região lombar, debilidade das pernas, sobretudo os joelhos, constituição débil, emagrecimento, sono ligeiro, insónia, amnésia, agitação e ansiedade, tonturas, vertigens, acufenos, surdez, debilidade da vista, visão turva, espermatorreia, ejaculação precoce ou esterilidade, hipomenorreia ou amenorreia, hemorragia uterina, abortos, talalgia e debilidade na articulação do tornozelo, secura na boca e na garganta, calor no tórax, na palma das mãos e planta dos pés (cinco corações), febrícula vespertina ou febre intermitente, sudação noturna e rubor malar, urinas amarelas e fezes secas, pulso filiforme e rápido e língua vermelha sem saburra ou com pouca saburra seca.

*Princípio terapêutico:* Suster o Yin do Rim e dispersar o Fogo.

### SÍNDROME DE VAZIO DE *YIN* DO RIM, COM SUBIDA DO FOGO DO FÍGADO
*(Xiang Huo Wang Dong)*

*Sinais Clínicos:* Primeiro: igual ao Vazio de *Yin* do Rim. Depois: agitação interna (Vento interno) ou stress, tensão muscular, prurido, erupções e sensação de queimadura na pele, excitação sexual, espermatorreia noturna, cefaleia,insónia, tensão ocular, menstruação irregular.

*Princípio terapêutico:* Tonificar o Yin do Rim e do Fígado, dispersar o Fogo.

### SÍNDROME DE VAZIO DE *YIN* DO RIM, COM SUBIDA DO FOGO DO CORAÇÃO
*(Shen Shui Huo Bu Ji)*

*Sinais Clínicos:* Primeiro: igual ao Vazio de *Yin* do Rim. Depois: excitação nervosa, insónia, hipertensão, espermatorreia diurna, líbido excitada, logorreia, euforia e labilidade.

*Princípio terapêutico:* Tonificar o Yin do Rim e do Coração, dispersar o Fogo.

**SÍNDROME DE VAZIO DE *YIN* DO RIM QUE ORIGINA INSUFICIÊNCIA DO PULMÃO**

*(Fei Shen Liang Xu)*

*Sinais Clínicos:* Primeiro: como na insuficiência de *Yin* do Rim. Depois: dispneia, asma ou insuficiência respiratória, alterações dermatológicas, astenia.

*Princípio terapêutico:* Tonificar o *Yin* do Rim, aumentar o *Qi* do Pulmão.

**SÍNDROME DE FALTA DE CONSOLIDAÇÃO DA ENERGIA RENAL**

*(Shen Qi Bu Gu ou Xia Yuan Bu Gu)* **OU DISFUNÇÃO DO RIM EM ARMAZENAR A ESSÊNCIA** *(Feng Cang Shi Zhi* ou *Shen Bu Na Qi)*

*Sinais Clínicos:* Cara pálida, lassitude e astenia, dor e debilidade na cintura e joelhos, polaquiúria com urina clara e com gotejo ou incontinência urinária, polaquiúria noturna, espermatorreia, ejaculação precoce.leucorreia clara e diluída, tendência para o aborto,diarreia matutina, diminuição da agudeza auditiva, língua ligeiramente pálida com capa branca, pulso débil e profundo e pode evoluir para um síndrome de não-retenção *(Shen Bu Na Qi)* em cujo caso aparece patologia de insuficiência pulmonar (tosse, dispneia, astenia, etc.).

*Princípio terapêutico:* Suster a Energia dos Rins e reforçá-la, tonificando o *Yin* e *Yang* Renal.

**SÍNDROME GERAL DE VAZIO DE *YANG* DO RIM** *(Shen Yang Xu)*

*Sinais Clínicos (1ª fase):* Aversão ao frio, lombalgia com sensação de frio lombar, talalgia, estado de ânimo deprimido, debilidade das pernas e frio nos joelhos, transtornos auditivos e vertigens, corpo e membros frios, esterilidade, impotência, ejaculação precoce, frigidez, enurese, incontinência, propensão ao aborto, prolapso uterino ou da bexiga, polaquiúria, poliúria e nictúria, melhoram com a aplicação de calor, astenia e lassitude, palidez facial com tons escuros e rosto brilhante, língua pálida e húmida com saburra branca e pulso profundo e débil.

*Princípio terapêutico:* Aquecer e tonificar o *Yang* dos Rins.

**SÍNDROME DE ESGOTAMENTO DO *YANG* DO RIM** *(Shen Yang Shui Wei)* **OU EXCITAÇÃO DO FOGO DA PORTA DA VIDA** *(Ming Men Huo Shuai)* **OU DEFICIÊNCIA DA VITALIDADE GENUÍNA** *(Zhen Yuan Xia Xu)*

*Sinais Clínios:* (2ª fase): Excessiva frieza corporal e fobia ao frio, frequentes micções noturnas, depressão, diarreia matutina, diminuição da líbido, sialorreia, sonolência e frio abdominal (Sensação de frio que percorre o *Daimai),*

*Princípio terapêutico:* Potenciar o tratamento de *Shen Yang Xu.*

**SÍNDROME DE VAZIO DE *YANG* DO RIM, COM TRANSBORDAMENTO DE ÁGUA**

*(Shen Yang Xu Shui Fan)*

*Sinais Clínicos:* Alterações vesicais, disúria, oligúria, distensão e plenitude abdominal, edema generalizado, ainda que prioritariamente maleolar, lombalgia e peso lombar com debilidade e frio nos pés e joelhos, insuficiência respiratória, palpitações e opressão torácica, língua pálida e inchada com marcas de dentes e saburra branca e escorregadia e pulso profundo, lento e fino.

*Princípio terapêutico:* Aquecer e tonificar o *Yang* do Rim.

# Síndromes da *Fu* Bexiga *( Pang Guang )*

## SÍNDROME DE VAZIO GERAL DA BEXIGA
### *(Pang Guang Xu)*

**Etiologia.**
- Agressões de energias cósmicas, sobretudo Frio.
- Alterações dietéticas.
- Deficiências de *Yang* do Rim e alterações na interrelação com o resto das vísceras.

**Sinais Clínicos.**
- Predisposição para estados gripais.
- Poliúria e incontinência.
- Fobia ao frio.
- Sonolência e confusão mental.
- Alterações auditivas: hipoacusia ou surdez.
- Epistaxe.
- Parasitose.
- Falta de caráter, pouco vigor sexual.
- Pulso profundo e débil.
- Língua com saburra branca e húmida.

**Princípio Terapêutico.**
Estimular a Bexiga e reforçar os Rins.

## SÍNDROME DE VAZIO-FRIO DA BEXIGA
### *(Pang Guang Xu Han)*

**Etiologia.**
- Vazio crónico da Bexiga.
- Excessiva incidência de Frio patogénico.

**Sinais Clínicos.**
- Polaquiúria (gotas residuais depois da micção).
- Dor lombar e debilidade das pernas.
- Enurese ou incontinência em casos graves.
- Saburra delgada e húmida.

- Pulso profundo, lento e fino.

**Diagnóstico ocidental.**
- Cistite.

**Princípio Terapêutico:**
Aquecer e estimular o *Yang* da Bexiga.

## SÍNDROME GERAL DE PLENITUDE DA BEXIGA
### *(Pang Guang Shi)*

**Etiologia.**
- Frio estagnado que produz Calor (Síndrome de Verdadeiro Frio-Falso Calor), como por exemplo: cistite-frio.
- Calor endógeno e alimentação desadequada de tipo Humidade-Calor.
- Estagnação de Humidade.
- A plenitude em excesso pode provocar uma estagnação de *Qi* da Bexiga *(Pang Guang Qi Bi)* com anúria e distenção abdominal.

**Sinais Clínicos.**
- Obstrução nasal.
- Oligúria, urina turva, muito escura, por vezes, com ardor uretral.
- Uretrite, cistite, prostatite, calculose.
- Polaquiúria, por vezes anúria espasmódica.
- Fobia ao calor.
- Furunculose crónica.
- Insónia.
- Raquialgia, cefaleia.
- Ereções frequentes.
- Endurecimento hipogástrico.
- Caráter agitado, amargo.
- Pulso rápido e cheio.
- Língua normal ou vermelha com capa amarela.

**Princípio Terapêutico.**
Refrescar, aumentando o *Yin* e eliminar o Calor.

## SÍNDROME DE PLENITUDE-CALOR NA BEXIGA
*(Re Pang Guang Shi)*

**Etiologia.**
- Verdadeiro Frio/Falso Calor.
- Calor patogénico.

**Sinais Clínicos.**
Sinais de plenitude, mais:
- Abdómen inferior cheio e duro,
- Febre,
- Espasmos abdominais,
- Mania.

**Princípio Terapêutico.**
Fazer circular o *Qi* e dispersar o Calor da Bexiga

## SÍNDROME DE HUMIDADE-CALOR NA BEXIGA
*(Pang Guang Shi Re)*

**Etiologia.**
- Fleumas-Calor por excesso de *Yang* no Triplo Aquecedor Inferior.
- Invasão de Humidade-Calor perversa.
- Intemperância na alimentação.
- Cistite aguda.

**Sinais Clínicos.**
- Polaquiúria.
- Urgência na micção, tenesmo vesical.
- Dor e dificuldade ao urinar, por vezes com hematúria.
- Urina escura.
- Sede.
- Dor na região lombar.
- Se a Humidade-Calor se retém durante muito tempo, podem formar-se cálculos.
- Febre.
- Língua vermelha com saburra cinzento-amarelado.
- Pulso rápido e escorregadio.

**Princípio Terapêutico.**
Refrescar e eliminar a Humidade-Calor.

# Resumo: Síndromes diferenciais da *Fu* Bexiga ( *Pang Guang Bian Zheng* )

**SÍNDROME DE VAZIO GERAL DA BEXIGA** *(Pang Guang Xu)*

*Sinais Clínicos:* Predisposição a estados gripais, poliúria e incontinência, fobia ao frio, sonolência e confusão mental, alterações auditivas: hipoacusia ou surdez, epístaxe, parasitose, falta de caráter, pouco vigor sexual, pulso profundo e débil e língua com saburra branca e húmida.

*Princípio terapêutico:* Estimular a Bexiga e reforçar os Rins.

**SÍNDROME DE VAZIO-FRIO DA BEXIGA** *(Pang Guang Xu Han)*

*Sinais Clínicos:* Polaquiúria, dor lombar e debilidade das pernas, enurese ou incontinência nos casos graves, saburra delgada e húmida e pulso profundo, lento e fino.

*Princípio terapêutico:* Aquecer e estimular o *Yang* da Bexiga.

**SÍNDROME GERAL DE PLENITUDE DA BEXIGA** *(Pang Guang Shi)*

*Sinais Clínicos:* Obstrução nasal, oligúria, urina turva muito escura, por vezes, com ardor uretral, uretrite, cistite, prostatite, calculose, polaquiúria, por vezes anúria espasmódica, fobia ao calor, furunculose crónica, insónia, raquialgia, cefaleia, ereções frequentes, endurecimento hipogástrico, caráter agitado, amargo, pulso rápido e cheio e língua normal ou vermelha com capa amarela.

*Princípio terapêutico:* Refrescar, aumentando o *Yin* e eliminar o Calor.

**SÍNDROME DE PLENITUDE-CALOR DA BEXIGA** *(Re Pang Guang Shi)*

*Sinais Clínicos:* Sinais de plenitude. Mais: abdómen inferior cheio e duro, febre, espasmos abdominais, mania.

*Princípio terapêutico:* Fazer circular o *Qi* e dispersar o Calor da Bexiga

**SÍNDROME DE HUMIDADE-CALOR NA BEXIGA** *(Pang Guang Shi Re)*

*Sinais Clínicos:* Polaquiúria, urgência na micção, tenesmo vesical, dor e dificuldade ao urinar, às vezes hematuria, urina escura, sede, dor na região lombar, se a Humidade-Calor se retiver durante muito tempo, podem formar-se cálculos, febre, língua vermelha com saburra cinzenta-amarelada e pulso rápido e escorregadio.

*Princípio terapêutico:* Refrescar e eliminar a Humidade-Calor.

# Síndromes diferenciais do Sistema Fígado/Vesícula Biliar ( *Gan Dan Bian Zheng* )

# Síndromes do *Zang* Fígado *( Gan )*

## SÍNDROME GERAL DE VAZIO DO FÍGADO *(Gan Xu)*

**Etiologia.**
- Deficiência geral da energia e do sangue do Fígado.
(Ver *Gan Qi Xu* e *Gan Xue Xu)*

**Sinais Clínicos.**
- Medo, angústia, melancolia, tendência para o choro.
- Acufenos, vertigens, tonturas, hipoacusia.
- Entumescimento, espasmos, fibrilhação, tremor muscular ou parestesias.
- Vista turva e olhos secos.
- Cefaleia tipo enxaqueca.
- Unhas sem brilho.
- Tendência para sonolência e indiferença sexual.
- Retração do escroto e pénis.
- Prurido genital, hemorroidas.
- Poliúria.
- Dores erráticas.
- Leucorreia e regras abundantes.
- Varizes e fragilidade capilar.

**Princípio Terapêutico.**
Tonificar o *Qi* e o *Xue* do Fígado.

## SÍNDROME DE VAZIO DE *QI* DO FÍGADO *(Gan Qi Xu)*

**Etiologia.**
- Alterações na interrelação *(Wu Xing)* (Vazio do Rim, Plenitude crónica da Vesícula Biliar, etc.)
- Vazio de Sangue.
- Debilidade congénita ou adquirida (fatores dietéticos, doenças vírais, etc.)

**Sinais Clínicos.**
- Face sem brilho, tez macilenta.

- Lábios pálidos.
- Tinnitus, surdez.
- Facilmente assustadiço.

**Princípio Terapêutico.**
Tonificar o *Qi* e o *Yang* do Fígado.

# SÍNDROME DE VAZIO DE *YIN* DO FÍGADO *(Gan Yin Xu)*

**Etiologia.**
- Alterações hemáticas (vazio crónico do *Xue)*.
- Neurose e alterações emocionais persistentes.
- Alterações dietéticas (compostos químicos, gorduras, etc.).
- Vazio crónico do *Yin* do Rim.

**Sinais Clínicos.**
No início (com vazio de *Yin* do Fígado):
- Tonturas, vertigens e cefaleia,
- Amenorreia,
- Olhos secos, visão turva e nictalopia,
- Febrícula vespertina,
- Língua rosada.
Num estado mais evoluído (subida de *Yang*):
- Hipertensão,
- Hipocondralgia,
- Acufenos e hipoacusia congestiva *(Yang),*
- Rubor facial, olhos vermelhos e secos com prurido ocular e fotofobia,
- Entumescimento, temor e palpitações musculares,
- Insónia ou sono agitado com muitos sonhos,
- Tórax, palmas e plantas quentes, (5 corações),
- Vertigem com sensação de plenitude e cefaleia,
- Lufadas de calor, com boca e garganta secas,
- Unhas frágeis,
- Febre periódica e transpiração noturna,
- Regras atrasadas e escassas ou amenorreia,
- Pulso tenso e rápido,
- Língua amarela-avermelhada.

**Princípio Terapêutico.**
Tonificar e consolidar o *Yin* do Fígado.

# SÍNDROME DE VAZIO DE SANGUE DO FÍGADO
*(Gan Xue Xu)*

**Etiologia.**
- Produção insuficiente de Sangue.
- Hemorragias.
- Doença prolongada que lesa o Sangue do Fígado.

**Sinais Clínicos.**
- Tez pálida e sem brilho ou amarelada.
- Lábios pálidos.
- Olhos secos, visão turva, hemeralopia.
- Acufenos, tonturas, vertigens.
- Unhas pálidas, secas e finas.
- Dor costal.
- Entumescimento e tremor dos membros.
- Contraturas com limitação articular, parestesia muscular difusa.
- Distúrbios do sono.
- Tiques musculares.
- Pruridos.
- Regras pouco abundantes e inclusive amenorreia.
- Pulso filiforme e em corda.
- Língua pálida com saburra branca.

**Diagnóstico ocidental.**
- Anemia, hipertensão, transtornos menstruais, hepatite crónica, oftalmopatias, etc.

**Princípio Terapêutico.**
Estimular a produção de *Xue*, tonificar o *Yin* do Fígado.

# SÍNDROME DE DISFUNÇÃO DE *QI* DO FÍGADO
*(Gan Qi Bu He)*

### Etiologia.
- Drenagem e dispersão excessiva de *Qi* do Fígado.

### Sinais Clínicos.
- Irritabilidade, estados frequentes de ira.
- Plenitude torácica e hipocondralgia.
- Dor e distensão abdominal.
- Dor mamária.
- Alterações menstruais.
- Vómito.
- Diarreia.
- Repulsa à comida.

### Princípio Terapêutico.
Fazer circular o *Qi* do Fígado.


# SÍNDROME GERAL DE PLENITUDE DO FÍGADO
*(Gan Shi)*

### Etiologia.
- Excitação por estímulos do movimento Madeira (verde, ácido, ágrio, vento, etc.).
- Alterações na interrelação *(Wu Xing)*.
- Stress, ansiedade, etc.

### Sinais Clínicos.
- Estado de agitação, cólera, irritabilidade e insónia.
- Contraturas musculares, sobretudo nas paravertebrais.
- Nevralgia costal.
- Plenitude torácica, dor precordial e no hipocôndrio.
- Gastralgia com vómitos amargos.
- Boca amarga.
- Obstipação ou diarreia.
- Olhos vermelhos e inflamados e visão turva.
- Cefaleia e perda de conhecimento.
- Desvio dos olhos e da comissura da boca.

- Ereções prolongadas, inclusive priapismo e dificuldade de ejaculação.
- Alterações menstruais.
- Hematúria.
- Possível tosse e dispneia.

**Princípio Terapêutico.**
Dispersar o *Qi* do Fígado.


# SÍNDROME DE PLENITUDE-CALOR NO FÍGADO
*(Gan Shi Re)*

**Etiologia.**
- Calor patogénico (climatológico ou dietético).
- Estagnação da energia do Fígado.

**Sinais Clínicos.**
- Opressão torácica.
- Calor na palma das mãos e na planta dos pés.
- Urina escassa amarela-avermelhada.
- Sede.
- Sabor amargo na boca.
- Olhos vermelhos.
- Agitação interna.
- Insónia.
- Plenitude cefálica (sensação de peso).

**Princípio Terapêutico.**
Dispersar o Calor e a plenitude do Fígado.


# SÍNDROME DE PLENITUDE DO FOGO DO FÍGADO
*(Gan Huo Shi)*

**Etiologia.**
- Em muitos casos a causa é o Fogo procedente da energia estagnada ("o excesso de energia converte-se em Fogo") e sobe em contra-corrente produzindo sinais de calor na cabeça.
- Síndrome de *Gan Shi Re* persistente.

119

- Dieta excessivamente rica em proteinas, de natureza quente e excitantes (tabaco, álcool, etc.).

**Sinais Clínicos.**
- Tez vermelha e olhos vermelhos e dolorosos.
- Edema palpebral.
- Otite média com exudado purulento.
- Cefaleia.
- Vertigens com deslumbramento.
- Acufenos com ruído de ondas, surdez súbita.
- Insónia e pesadelos.
- Agitação, irritabilidade, impaciência, suscetibilidade.
- Em casos graves: psicose maníaco-depressiva (bipolaridade).
- Obstipação.
- Urina vermelha.
- Hemorragias: epistaxe, hematémese, etc...
- Contraturas, tremor, rigidez.
- Dor de costas com sensação de queimadura costal.
- Dor nos genitais.
- Regras abundantes de cor viva.
- Sabor amargo na boca e secura na garganta, se o Fogo subir juntamente com a energia da Vesícula Biliar.
- Pulso tenso e rápido.
- Língua vermelha com saburra amarela e seca.

**Princípio Terapêutico.**
Acalmar o Fogo, dispersar o Fígado.

## SÍNDROME DE PLENITUDE DE *YANG* DO FÍGADO
*(Gan Yang Shi)*

**Etiologia.**
- Insuficiência do *Yin* do Rim (essência renal).
- Insuficiência do *Yin* do Fígado.

**Sinais Clínicos.**
- Irritabilidade.
- Hipertensão.
- Vertigens.

- Acufenos.
- Cefaleia ou peso na cabeça.
- Rubor facial.
- Olhos vermelhos.
- Sabor amargo na boca.
- Pulso tenso e fino.
- Língua vermelha.

**Princípio Terapêutico.**
Dispersar o *Yang* do Fígado, aumentar o *Yin*.

## SÍNDROME DE PLENITUDE DE *YANG* DO FÍGADO QUE SE TRANSFORMA EM FOGO DO FÍGADO *(Gan Yang Hua Huo)*

**Etiologia.**
- Persistência da plenitude de *Yang* do Fígado com estagnação.

**Sinais Clínicos.**
- Os mesmos síntomas que no síndrome de plenitude de *Yang* do Fígado.
- Inquietude e ansiedade.
- Hiperdinamismo e tensão muscular.
- Secura da pele.
- Hepatopatias.

**Princípio Terapêutico.**
Tonificar o *Yin* do Fígado, dispersar o Fogo.

## SÍNDROME DE LIBERTAÇÃO EXCESSIVA DE *YANG* DO FÍGADO *(Gan Yang Shang Kang)*

**Etiologia.**
- Excesso de *Yang*-Fogo do Fígado, que se eleva à cabeça.
- Insuficiência da essência renal ou *Yin* do Rim.
- Insuficiência congénita do *Yin* do Fígado.

**Sinais Clínicos.**
- Similar a *Gan Shi Huo*.

- Cefaleia aguda tipo enxaqueca, com sensação de distensão.
- Perda de memória.
- Acufenos *(Yang)*, vertigens, tonturas, surdez.
- Insónia proximal, irritabilidade, impaciência, suscetibilidade.
- Sensação de calor nos cinco corações.
- Olhos avermelhados, sanguinolentos, congestionados e dolorosos.
- Dores surdas nas lombares e joelhos.
- Vómitos, inclusive com sangue.
- Lufadas de calor e face vermelha.
- Epistaxe.
- Saburra amarelo-sujo e língua vermelha.
- Pulso em corda e forte.

**Princípio Terapêutico.**
O mesmo que *Gan Yang Hua Huo.*


# SÍNDROME DE FRIO NO MERIDIANO DO FÍGADO
*(Gan Han)*

**Etiologia.**
- Vazio de *Yang* do Fígado ou debilidade funcional do mesmo.
- Vazio de *Yang* do Rim.
- Frio exógeno estagnado no meridiano do Fígado.

**Sinais Clínicos.**
- Sensação de peso, distensão e dor no abdómen e nos testículos. A dor agrava com o frio e alivia com o calor.
- Estado deprimido, falta de ânimo, cobardia ou temor da sociedade.
- Retração escrotal dolorosa que aumenta com o frio.
- Lassitude.
- Sensação de frio no tronco e nos membros.
- Saburra branca e escorregadia.
- Pulso profundo e filiforme.

**Diagnóstico ocidental.**
- Hérnia inguinal, transtorno urogenital ou inflamação pélvica.

**Princípio Terapêutico.**
Dispersar o Frio, tonificar o *Yang* do Fígado.

## SÍNDROME DE FRIO ESTAGNADO NO MERIDIANO DO FÍGADO *(Han Zhi Gan Mai)*

**Etiologia.**
- Síndrome *Gan Han* persistente.
- Comidas excessivamente frias.

**Sinais Clínicos.**
- Dor ao longo do trajeto do meridiano, sobretudo no tronco e hipocôndrio.
- Espasmos abdominais.
- Hérnia inguinal.
- Orquialgia.
- Afeções testiculares.
- Membros frios, etc.

**Princípio Terapêutico.**
Dispersar o Frio, tonificar o *Yang* do Fígado e aquecer o seu Meridiano.

## SÍNDROME DE ESTAGNAÇÃO DE *QI* DO FÍGADO *(Gan Qi Yu)*

**Etiologia.**
- Insuficiência de Sangue que não consegue nutrir o Fígado.
- Geralmente relacionada com depressão de ânimo, frustração, ira, contrariedade acumulada durante muito tempo.
- Choque ou forte associação psíquica súbita.

**Sinais Clínicos.**
- Uma vez que se instale o síndrome há perturbação emocional, formando-se um círculo vicioso.
- Dor hipocondrial relacionada com o estado de ânimo ou dores erráticas.
- Bola histérica (nó na garganta).
- Dor epigástrica ou abdominal e desconforto no tórax.
- Vómitos secos, regurgitação ácida, náuseas, arrotos frequentes.
- Suspiros, impaciência, irritabilidade, suscetibilidade.
- Anorexia e diarreia.
- Gosto amargo na boca.

Posteriormente pode aparecer:
- Neurose.
- Afeções hepáticas crónicas.
- Hepatoesplenomegalia.
- Alterações menstruais e inflamação mamária.
- Língua vermelha-pálida e saburra fina.
- Pulso tenso.
Pode evoluir para um síndrome de estase de *Qi* do Fígado
*(Gan Qi Yu Jie)* (síndrome seguinte).

**Princípio Terapêutico.**
Drenar o Fígado e eliminar a estagnação.

## SÍNDROME DE ESTASE DE *QI* DO FÍGADO
### *(Gan Qi Yu Jie)*

**Etiologia.**
- Evolução de um síndrome *(Gan Yu)* em conjunção com forte depressão
ou frustração.

**Sinais Clínicos.**
- Evolução do sindrome *Gan Yu.*
- Dores no tórax, hipocôndrio e abdómen, por onde passa o meridiano.
- Massas e tumores.
- Bócio.
- Quistos na mama e no ovário.
- Fibroma uterino.
- Lipomas.
- Quistos dérmicos no pescoço.
- Depressão, irritabilidade e melancolia.
- Opressão torácica que alivia ao suspirar.
- Espasmos palpebrais.
- Pulso tenso.
- Língua azulada, dilatação das veias sublinguais (raninas).

**Princípio Terapêutico.**
Fazer circular o *Qi* do Fígado e eliminar a Estase.

## SÍNDROME DE *QI* DO FÍGADO EM CONTRA-CORRENTE *(Gan Qi Ni)*

**Etiologia.**
- É um síndrome de estagnação similar a *Gan Yu,* sem intervir um fator emocional.

**Sinais Clínicos.**
- Vertigens, tonturas.
- Cefaleia.
- Opressão torácica.
- Rubor.
- Surdez.
- Angústia.
- Dor abdominal.
- Arrotos contínuos.
- Regurgitação ácida.

**Diagnóstico ocidental.** Tanto em *Gan Yu,* como *Gan Qi Yu Jie,* como *Gan Qi Ni.*
- Desordens diversas: mastite, escrófula, distúrbios nervosos, problemas menstruais, etc.

**Princípio Terapêutico.**
Fazer circular o *Qi* do Fígado.

## SÍNDROME DE AFLUXO DO FÍGADO QUE AFETA O ESTÔMAGO *(Gan Qi Fan Wei)* OU O BAÇO-PÂNCREAS *(Gan Yu Pi Xu)*

**Etiologia.**
- Manifestação no Triplo Aquecedor Médio de um *Gan Qi Ni.*

**Sinais Clínicos.**
- Os mesmos que *Gan Qi Ni.*
- Aversão aos alimentos.
- Diarreia.
- Lassitude nos membros.
- Gastrite crónica.

- Úlcera gastroduodenal.
- Hepatite.
- Cirrose.

**Princípio Terapêutico.**
O mesmo que *Gan Qi Ni*.


# SÍNDROME DE VENTO INTERNO DO FÍGADO
*(Gan Feng Nei Dong)* OU DEFICIÊNCIA DE SANGUE DO FÍGADO *(Xue Xu Sheng Feng)*

**Etiologia.**
- Vazio de *Yin* do Fígado e Rim ou evolução de um síndrome *Yang* do Fígado, ou vazio do Sangue do Fígado *(Gan Xue Xu)*.

**Sinais Clínicos.**
- Cefaleia com sensação vertiginosa ou enxaqueca pulsátil.
- Tonturas e vertigens com risco de perda de consciência.
- Entumescimento dos membros.
- Patologia muscular: tremor, convulsões, etc.
- Pescoço rígido ou tetania.
- Dificuldade para falar e para caminhar.
- Acufenos.
- Perda de conhecimento (Ver síndrome de Vento-Calor do Fígado).
- Pulso tenso e em corda.
- Língua vermelha.

**Princípio Terapêutico.**
Tonificar o *Yin* e o *Xue* do Fígado, dispersar o Vento.


# SÍNDROME DE VENTO PRODUZIDO POR PLENITUDE DE CALOR DO FÍGADO *(Gan Shi Feng Re)* OU TRANSFORMAÇÃO DE *YANG* DO FÍGADO EM VENTO *(Gan Yang Hua Feng)*

**Etiologia.**
- Vazio do *Yin* do Rim.
- Vazio de Sangue.

- Síndrome *Gan Re* intenso, ou *Gan Yang Shang Kang.*

**Sinais Clínicos.**
- Vertigens com tendência a cair ou perda momentânea de conhecimento.
- Cefaleia e hipertermia.
- Sede e disfagia.
- Distúrbios musculares.
- Convulsões.
- Rigidez na nuca.
- Olhos revirados para cima.
- Opistótonos.
- Irritabilidade, agitação.
- Instabilidade na marcha.
- Perda de conhecimento.
- Tendência a padecer de Acidente Vascular Cerebral *(Zhong Feng).*
- Pulso em corda, fino e forte.
- Língua vermelha com saburra amarela, com tremor e desvio.

**Princípio Terapêutico.**
Acalmar o Fígado e dispersar o Vento.

**Resumo:** Síndromes diferenciais do *Zang* Fígado
*( Gan Bian Zheng )*

**SÍNDROME GERAL DE VAZIO DO FÍGADO** *(Gan Xu)*
*Sinais Clínicos.* Medo, angústia, melancolia, tendência ao pranto, acufenos, vertigens, tonturas, hipoacusia, entumescimento, espasmos, fibrilhação, tremor muscular ou parestesias, visão turva e olhos secos, cefaleia, unhas sem brilho, tendência para a sonolência e indiferença sexual, retração do escroto e pénis, prurido genital, hemorróidas, poliúria, dores erráticas, leucorreia e regras abundantes e varizes e fragilidade capilar.
*Pincípio terapêutico:* Tonificar o *Qi* e o *Xue* do Fígado.
**SÍNDROME DE VAZIO DO *QI* DO FÍGADO** *(Gan Qi Xu)*
*Sinais Clínicos:* Face sem brilho, tez macilenta, lábios pálidos, tinnitus, surdez e susto fácil.
*Princípio terapêutico:* Tonificar o *Qi* e o *Yang* do Fígado.
**SÍNDROME DE VAZIO DO *YIN* DO FÍGADO** *(Gan Yin Xu)*
*Sinais Clínicos:* No início (vazio de *Yin):* tonturas, vertigens e cefaleia, amenorreia, olhos secos, visão turva e nictalopia, febrícula vespertina e língua rosada. Num estado mais evoluído (subida do *Yang):* hipertensão, hipercondralgia, acufenos e hipoacusia congestiva *[Yang]*, rubor facial, olhos vermelhos e secos com prurido ocular, fotofobia, entumescimento, tremor e espasmos musculares, insónia ou sono agitado com muitos sonhos, tórax, palmas das mãos e plantas dos pés quentes (5 corações), vertigens com sensação de plenitude e cefaleia, lufadas de calor, com boca e garganta secas, unhas frágeis, febre periódica e transpiração noturna, regras atrasadas e escassas ou amenorreia, pulso tenso e rápido e língua vermelha com capa amarela.
*Princípio terapêutico:* Tonificar e consolidar o *Yin* do Fígado.
**SÍNDROME DE VAZIO DE SANGUE DO FÍGADO** *(Gan Xue Xu)*
*Sinais Clínicos:* Tez pálida e sem brilho ou amarelado, lábios pálidos, olhos secos, visão turva, hemeralopia, acufenos, tonturas, vertigens, unhas pálidas, secas e finas, dor costal, entumescimento e tremor dos membros, contraturas com limitação articular, parestesia difusa muscular, distúrbios do sono, tiques musculares, pruridos, regras pouco abundantes e inclusive amenorreia, pulso filiforme e em corda e língua pálida com saburra branca.
*Princípio terapêutico:* Estimular a produção de *Xue*, tonificar o *Yin* do Fígado.
**SÍNDROME DE DISFUNÇÃO DO *QI* DO FÍGADO** *(Gan Qi Bu He)*
*Sinais Clínicos:* Irritabilidade, frequentes estados irasciveis, plenitude torácica e hipocondralgia, dor e distensão abdominal, dor mamária, alterações menstruais, vómitos, diarreia e aversão à comida.
*Princípio terapêutico:* Fazer circular o *Qi* do Fígado.
**SÍNDROME GERAL DE PLENITUDE DO FÍGADO** *(Gan Shi)*
*Sinais Clínicos:* Estado de agitação, cólera, irritabilidade e insónia, contraturas musculares, sobretudo paravertebrais, nevralgia costal, plenitude torácica, dor precordial e nos hipocôndrios, gastralgia com vómitos amargos, boca amarga, obstipação ou diarreia, olhos vermelhos e inflamados e visão turva, cefaleia e perda de conhecimento, desvio dos olhos e comissura labial, erecções prolongadas, inclusive priapismo e dificuldade de ejaculação, alterações menstruais, hematúria, tosse e dispneia.
*Princípio terapêutico:* Dispersar o *Qi* do Fígado.

**SÍNDROME DE PLENITUDE-CALOR NO FÍGADO** *(Gan Shi Re)*

*Sinais Clínicos:* Opressão torácica, calor nas palmas das mãos e plantas dos pés, urina escassa amarelo-avermelhada, sede, gosto amargo, olhos vermelhos, agitação interna, insónia e plenitude cefálica (sensação de peso).

*Princípio terapêutico:* Dispersar o Calor e a plenitude do Fígado.

**SÍNDROME DE PLENITUDE-FOGO DO FÍGADO** *(Gan Huo Shi)*

*Sinais Clínicos:* Tez vermelha e olhos vermelhos e dolorosos, edema palpebral, otite média com exudação purulenta, cefaleia, vertigens com deslumbramento, acufenos com ruído de ondas, surdez súbita, insónia ou pesadelos, agitação, irritabilidade, impaciência, suscetibilidade, em casos graves psicose maníaco-depressiva, obstipação, urina vermelha, hemorragias, epistaxe, hematemesis, contraturas, tremor, rigidez, dor de costas com sensação de queimadura costal, dor nos genitais, regras abundantes de cor viva, gosto amargo na boca e secura na garganta, se o Fogo subir |unto com a energia da Vesícula Biliar: pulso tenso e rápido e língua vermelha com saburra amarela e seca.

*Princípio terapêutico:* Acalmar o Fogo, dispersar o Fígado.

**SÍNDROME DE PLENITUDE DE *YANG* DO FÍGADO** *(Gan Yang Shi)*

*Sinais Clínicos:* Irritabilidade, hipertensão, vertigens, acufenos, cefaleia ou peso na cabeça, rubor facial, olhos vermelhos, gosto amargo, pulso tenso e fino e língua vermelha.

*Princípio terapêutico:* Dispersar o *Yang* do Fígado, aumentar o *Yin.*

**SÍNDROME DE PLENITUDE DE *YANG* DO FÍGADO QUE SE TRANSFORMA EM FOGO DO FÍGADO** *(Gan Yang Hua Huo)*

*Sinais Clínicos:* Os mesmos que o síndrome de plenitude de *Yang* do Fígado, inquietude e ansiedade, hiperdinamismo e tensão muscular, secura da pele, hepatopatias.

*Princípio terapêutico:* Tonificar o *Yin* do Fígado, dispersar o Fogo.

**SÍNDROME DE LIBERTAÇÃO EXCESSIVA DE *YANG* DO FÍGADO**
*(Gan Yang Shang Kang)*

*Sinais Clínicos:* Similares a *Gan Shi Huo,* cefaleia aguda tipo enxaqueca, com sensação de distensão, perda de memória, acufenos *(Yang),* vertigens, tonturas, surdez, insónia aguda, irritabilidade, impaciência, suscetibilidade, sensação de calor nos cinco corações, olhos avermelhados, sanguinolentos, congestionados e dolorosos, dores surdas nas lombares e joelhos, vómitos, inclusive de sangue, lufadas de calor e face vermelha, epistaxe, saburra amarelo-sujo e língua vermelha e pulso em corda e forte.

*Princípio terapêutico:* O mesmo que *Gan Yang Hua Huo.*

**SÍNDROME DE FRIO NO MERIDIANO DO FÍGADO** *(Gan Han)*

*Sinais Clínicos:* Sensação de peso, distensão e dor no abdómen e nos testículos. A dor que se agrava com o frio e alivia com o calor, estado deprimido, falta de ânimo, cobardia ou temor do contato social, retração escrotal dolorosa, que aumenta com o frio, lassitude, sensação de frio no tronco e nos membros, saburra branca e escorregadia, pulso profundo e filiforme.

*Princípio terapêutico:* Dispersar o Frio, tonificar o *Yang* do Fígado.

**SÍNDROME DE FRIO ESTAGNADO NO MERIDIANO DO FÍGADO** *(Han Zhi Gan Mai)*

*Sinais Clínicos:* Dor ao longo do trajeto, sobretudo no tronco e hipocôndrio, espasmos abdominais, hérnia inguinal, orquialgia, afeções testiculares, membros frios, etc.

*Princípio terapêutico:* Dispersar o Frio, tonificar o *Yang* do Fígado e aquecer o seu Meridiano.

129

**SÍNDROME DE ESTAGNAÇÃO DE *QI* DO FÍGADO** *(Gan Yu)*

*Sinais Clínicos:* Uma vez instalado o síndrome há perturbação emocional, formando-se um círculo vicioso, dor hipocondrial relacionada com o estado de ânimo ou dores erráticas, bola histérica (nó na garganta), dor espigástrica ou abdominal e desconforto no tórax, vómitos secos, regurgitação ácida, náuseas, arrotos frequentes, suspiros, impaciência, irritabilidade, suscetibilidade, anorexia e diarreia, gosto amargo na boca, posteriormente pode produzir, neurose, afeções hepáticas crónicas, hepatoesplenomegalia, alterações menstruais e inflamação mamária, língua vermelha pálida e saburra fina, pulso tenso, pode evoluir para um sindrome de estase de *Qi* do Fígado *(Gan Qi Yu Jie)*.

*Princípio terapêutico:* Drenar o Fígado e eliminar a estagnação.

**SÍNDROME DE ESTASE DE *QI* DO FÍGADO** *(Gan Qi Yu Jie)*

*Sinais Clínicos:* Evolução de *Gan Yu,* dores no tórax, hipocôndrio e abdómen, por onde passa o meridiano do Fígado, massas e tumores, bócio, quistos na mama e nos ovários, fibroma uterino, lipomas, quistos dérmicos no pescoço, depressão, irritabilidade e melancolia, opressão torácica que se alivia ao suspirar, espasmos palpebrais, pulso tenso e língua azulada, dilatação das veias sublinguais (raninas).

*Princípio terapêutico:* Fazer circular o *Qi* do Fígado e eliminar a Estase.

**SÍNDROME DE *QI* DO FÍGADO EM CONTRA-CORRENTE** *(Gan Qi Ni)*

*Sinais Clínicos:* Vertigens, tonturas, cefaleia, opressão torácica, rubor, surdez, angústia, dor abdominal, arrotos continuados e regurgitação ácida.

*Princípio terapêutico:* Fazer circular o *Qi* do Fígado.

**SÍNDROME DE AFLUXO DO FÍGADO QUE AFETA O ESTÔMAGO** *(Gan Qi Fan Wei)* **OU O BAÇO-PÂNCREAS** *(Gan Yu Pi Xu)*

*Sinais Clínicos:* O mesmo que *Gan Qi Ni,* aversão aos alimentos, diarreia, lassitude nos membros, gastrite crónica, úlcera gastroduodenal, hepatite e cirrose.

*Princípio terapêutico:* O mesmo que *Gan Qi Ni.*

**SÍNDROME DE VENTO INTERNO DO FÍGADO** *(Gan Feng Nei Dong)* **OU DEFICIÊNCIA DE SANGUE DO FÍGADO** *(Xue Xu Sheng Feng)*

*Sinais Clínicos:* Cefaleia com sensação vertiginosa ou enxaqueca pulsátil, tonturas e vertigens com rasgos de perda de consciência, entumescimento nos membros, patología muscular, tremor, convulsões, pescoço rígido ou tetania, dificuldade para falar e para caminhar, acufenos, perda de conhecimento, pulso tenso e em corda e língua vermelha.

*Princípio terapêutico:* Tonificar o *Yin* e o *Xue* do Fígado, dispersar o Vento.

**SÍNDROME DE VENTO PRODUZIDO POR PLENITUDE DE CALOR DO FÍGADO** *(Gan Shi Feng Re)* **OU TRANSFORMAÇÃO DE *YANG* DO FÍGADO EM VENTO** *(Gan Yang Hua Feng)*

*Sinais Clínicos:* Vertigens com tendência a cair em perda momentânea de conhecimento, cefaleia e hipertermia, sede e disfagia, distúrbios musculares, convulsões, rigidez da nuca, olhos revirados para cima, opistótonos, irritabilidade, agitação, instabilidade na marcha, perda de conhecimento, tendência a padecer de acidente vascular-cerebral, pulso em corda, fino e forte, língua vermelha com saburra amarela, com tremor e desvio.

*Princípio terapêutico:* Acalmar o Fígado e dispersar o Vento.

# Síndromes da *Fu* Vesícula Biliar *( Dan )*

## SÍNDROME DE VAZIO GERAL DA VESÍCULA BILIAR
### *(Dan Xu)*

**Etiologia.**
- Alterações dietéticas.
- Atrofia funcional.
- Afeções hepáticas.
- Alterações internas, de tipo emocional.
- Energias patogénicas de origem exógena (Vento-Frio, Vento-Calor).
- Insuficiência de Sangue (*Xue*).

**Sinais Clínicos.**
- Digestões lentas.
- Fezes acinzentadas e reluzentes (flutuam na água).
- Olhos inchados e diminuição da capacidade visual.
- Agitação, cobardia, timidez e medo.
- Falta de determinação na tomada de decisões.
- Insónia ou sono agitado polionírico.
- Astenia, debilidade e dificuldade na marcha, lassitude mental.
- Palpitações com sensação de angústia.
- Vertigens e visões.
- Pulso fino e débil.
- Língua branca e lisa.

**Princípio Terapêutico.**
Tonificar a Vesícula Biliar, consolidar o *Xue* (Sangue) e o *Shen* (Espírito).

## SÍNDROME DE PLENITUDE DA VESÍCULA BILIAR
### *(Dan Shi)*

**Etiologia.**
- Obstrução de *Qi* da Vesícula Biliar por Fleumas.
- Agressão de energias perversas (Humidade-Calor).
- Alterações dietéticas.
- Alterações na interrelação dos 5 Elementos/Movimentos *(Wu Xing)*.

131

**Sinais Clínicos.**
- Plenitude e opressão torácica e epigástrica e hipocondrial.
- Dor costal.
- Cefaleia, enxaqueca e hemicrânea, com predomínio direito.
- Sabor amargo na boca, ou sabor metálico.
- Sede.
- Dispneia suspirosa.
- Audácia, agressividade, cólera.
- Olheiras.
- Pele ressequida.
- Pulso tenso e pleno.
- Língua vermelha com saburra amarela.

**Princípio Terapêutico.**
Fazer circular o *Qi* da Vesícula Biliar.

# SÍNDROME DE CALOR DA VESÍCULA BILIAR *(Dan Re)*

**Etiologia.**
- Calor exógeno, dietético ou climatológico.
- Fogo do Fígado.

**Sinais Clínicos.**
- Sabor amargo na boca e secura da garganta.
- Náuseas e vómitos de líquido amargo.
- Sono agitado e angústia.
- Irritabilidade e olhos vermelhos.
- Febre e arrepios intermitentes.
- Tom vermelho e orelhas facilmente hiperémicas (vermelho-escarlate).
- Hipocondralgia.
- Acufenos, surdez, vertigens e cefaleia.
- Alucinação.
- Se o Calor se associar com Humidade:
- Icterícia,
- Inquietude,
- Tristeza.
- Pulso tenso e rápido.
- Língua vermelha com saburra amarela e pastosa.

**Princípio Terapêutico:**
Dispersar o Calor da Vesícula Biliar, consolidar o *Yin*.

## SÍNDROME DE HUMIDADE-CALOR NO FÍGADO E VESÍCULA BILIAR *(Gan Dan Shi Re)*

**Etiologia.**
- Estagnação de *Qi* no Meridiano Principal da Vesícula Biliar.
- Humidade-Calor perversos.
- Álcool e/ou comidas gordas (convertem-se em Humidade-Calor).
- Disfunção do Baço-Pâncreas e Estômago (a Humidade interna estagna e converte-se em Calor).
- Cálculo biliar, colecistite, colangite, etc.

**Sinais Clínicos.**
- Dor e distensão nas costas com sensação de queimadura.
- Sabor amargo na boca e aversão pelas gorduras.
- Anorexia, náuseas, vómitos.
- Distensão abdominal com palpação de massas patológicas no hipocôndrio direito.
- Desordens na defecação com dificuldade na emissão, fezes esbranquiçadas (acolia).
- Urina escassa e amarela escura, tendência para a litíase (colúria).
- Ictericia, com tez amarela-brilhante.
- Febre, arrepios.
- Eczema no escroto.
- Distensão, calor e dor nos testículos.
- Na mulher, prurido nos genitais externos e corrimento amarelo de odor fétido.
- Irritabilidade.
- Pulso tenso e rápido.
- Língua com saburra amarela e pegajosa com bordos vermelhos.

**Princípio Terapêutico.**
Refrescar o Calor e eliminar a Humidade.

## SÍNDROME DE ESTAGNAÇÃO DE *QI* DO MERIDIANO DA VESÍCULA BILIAR, QUE SE CONVERTE EM FLEUMA *(Dan Yu Tan)*

### Etiologia.
- Devido à depressão emocional, o *Qi* estagna e produz-se Fleuma.
- Na origem de distúrbios devido a Fleuma-Calor, a Vesícula Biliar falha na sua função de drenagem e o Estômago falha na sua função de descida.

### Sinais Clínicos.
- Tonturas, vertigens e por vezes acufenos.
- Sabor amargo na boca.
- Náuseas e vómitos fluídos e amargos.
- Sensação de opressão no tórax, que se alivia ao suspirar e distensão nos flancos.
- Insónias com abundância de sonhos e susto fácil.
- Intranquilidade, irritabilidade, palpitações com sensação de angústia, agitação, etc.
- Pulso tenso, escorregadio e rápido.
- Saburra amarela, pegajosa e bordos da língua vermelhos.

### Princípio Terapêutico.
Refrescar o Calor e eliminar as Fleumas.

# Resumo: Síndromes diferenciais da *Fu* Vesícula Biliar *( Dan Bian Zheng )*

### SÍNDROME DE VAZIO GERAL DA VESÍCULA BILIAR *(Dan Xu)*

*Sinais Clínicos:* Digestões lentas, fezes acinzentadas e reluzentes, olhos inchados e diminuição da capacidade visual, agitação, cobardia, timidez e medo, falta de determinação nas tomadas de decisão, insónia ou sono agitado com múltiplos sonhos, astenia, debilidade e dificuldade na marcha, lassitude mental, palpitações com sensação de angústia, vertigens e alucinações, pulso fino e débil e língua branca e lisa.

*Princípio terapêutico:* Tonificar a Vesícula Biliar, consolidar o *Xue* (Sangue) e o *Shen* (Espirito).

### SÍNDROME DE PLENITUDE DA VESÍCULA BILIAR *(Dan Shi)*

*Sinais Clínicos.* Plenitude e opressão torácica e epigástrica e hipocondrial, dor costal, cefaleia, enxaqueca e hemicrânea, sobretudo do lado direito, sabor amargo matutino, sede, grandes suspiros, audácia, agressividade, cólera, olheiras, pele ressequida, pulso tenso e cheio e língua vermelha com saburra amarela.

*Princípio terapêutico:* Fazer circular o *Qi* da Vesícula Biliar.

### SÍNDROME DE CALOR DA VESÍCULA BILIAR *(Dan Re)*

*Sinais Clínicos:* Sabor amargo na boca e secura da garganta, náuseas e vómitos de líquido amargo, sono agitado e angústia, irritabilidade e olhos vermelhos, febre e arrepios intermitentes, tom vermelho e orelhas facilmente hiperémicas (vermelho-escarlate), hipocondralgia, acufenos, surdez, vertigens e cefaleia, alucinação. Se o Calor se associa com a Humidade: icterícia, inquietude, tristeza. Pulso tenso e rápido e língua vermelha com saburra amarela e pastosa.

*Princípio terapêutico:* Dispersar o Calor da Vesícula Biliar, consolidar o *Yin*.

### SÍNDROME DE HUMIDADE-CALOR NO FÍGADO E VESÍCULA BILIAR *(Gan Dan Shi Re)*

*Sinais Clínicos:* Dor e distensão nas costas com sensação de queimadura, sabor amargo na boca e aversão às gorduras, anorexia, náuseas, vómitos, distensão abdominal com palpação de massas patológicas no hipocôndrio direito, desordens na defecação com dificuldade na emissão, urina escassa e amarela escura, tendência a litíase, icterícia, com tez amarelo-brilhante, febre, arrepios, eczema no escroto, distensão, calor e dor nos testículos, na mulher: prurido nos genitais externos e corrimento amarelo de odor fétido, irritabilidade, pulso tenso e rápido e língua com saburra amarela e pegajosa com bordos vermelhos.

*Princípio terapêutico:* Refrescar o Calor e eliminar a Humidade.

### SÍNDROME DE ESTAGNAÇÃO DE *QI* DO MERIDIANO DA VESÍCULA BILIAR, QUE SE CONVERTE EM FLEUMA *(Dan Yu Tan)*

*Sinais Clínicos:* Tonturas, vertigens e por vezes acufenos, sabor amargo na boca, náuseas e vómitos fluídos e amargos, sensação de opressão no tórax, que se alivia ao suspirar e distensão nos flancos, insónias com abundância de sonhos e susto fácil, intranquilidade, irritabilidade, palpitações com sensação de angústia, agitação, pulso tenso e rápido, saburra amarela, pegajosa e bordos da língua vermelha.

*Princípio terapêutico:* Refrescar o Calor e eliminar as Fleumas.

# Síndromes Conjuntos dos *Zang-Fu*
## *( Zang Fu Jiao Bian Zheng )*

# SÍNDROME DE DESARMONIA ENTRE O CORAÇÃO E O RIM OU ROTURA DO EIXO *SHAO YIN* (*Xin Shen Bu Jiao*)

Quando o *Yang* do Coração desce ao Rim, aquece a água renal e quando o *Yang* renal sobe ao Coração, nutre o Fogo cardíaco. Se o Coração e o Rim estiverem em harmonia, a água e o fogo equilibram-se. Se o *Yin* renal for insuficiente, o Fogo do Coração torna-se excessivo, e se o Fogo do Coração não puder descer até ao Rim, perdem-se as relações equilibradas e harmoniosas entre o Coração e o Rim.

### Etiologia.
- Insuficiência de *Yin* do Rim.
- Doença prolongada, excessiva atividade sexual.
- Excesso das 5 emoções (cólera, alegria, obsessão, tristeza e medo).

### Sinais Clínicos.
Similares ao excesso de *Yang* do Coração e Rim, com a diferença de que na sua etiologia existe antecedentes de Vazio dos Rins.
- Agitação, intranquilidade e sensação de calor precordial.
- Insónia.
- Despistes, esquecimentos e perdas de memória.
- Palpitações com sensação de angústia.
- Tonturas.
- Acúfenos e vertigens com ofuscação da vista.
- Secura na garganta e na boca.
- Dor e debilidade na região lombar e nos joelhos.
- Espermatorreia com muitos sonhos e ejaculação precoce.
- Sensação de calor nos 5 centros.
- Febre vespertina.
- Leucorreia.
- Transpiração noturna.
- Oligúria e urinas escuras.
- Língua vermelha sem saburra.
- Pulso fino e rápido.

### Princípio Terapêutico.
Restabelecer a Energia dos Rins e acalmar o Coração.

## SÍNDROME DE VAZIO DE *YANG* DO CORAÇÃO E DO RIM *(Xin Shen Yang Xu)*

A atividade simultânea do *Yang* do Coração e do Rim aquece os órgãos internos e impulsiona a circulação sanguínea e a transformação dos líquidos. A insuficiência de *Yang* do Coração diminui a circulação de Sangue, originando Estase. A debilidade de *Yang* do Rim provoca a retenção de líquidos, originando edema.

**Etiologia.**
- Doença prolongada.
- Cansaço excessivo.
- Agentes agressivos exógenos (climatológicos) e endógenos (emoções).
- O Vazio de *Yang* do Rim, com o tempo, conduz a um Vazio de *Yang* do Coração e vice-versa.
- O Vazio geral de *Yang* transforma-se em deficiência de *Yang* do Coração e Rim.

**Sinais Clínicos.**
- Semblante pálido.
- Frio no tronco e nos membros, com desconforto no tórax e dorso.
- Palpitações, taquicardia, sensação de angústia e polipneia.
- Oligúria e disúria.
- Edema nos olhos, cara e membros.
- Lábios e unhas de cor púrpura.
- Dores abdominais e diarreias.
- Lassitude mental com sonolência.
- Pulso profundo e fraco.
- Língua de cor pálida ou púrpura com saburra branca e escorregadia.

**Princípio Terapêutico.**
Aquecer *(Moxa)* e tonificar o *Yang*

## SÍNDROME DE VAZIO DO CORAÇÃO E DO BAÇO-PÂNCREAS *(Xin Pi Liang Xu)*

O Coração controla o Sangue e o Baço-Pâncreas produz o Sangue e assegura a sua circulação.

Com o Vazio do Baço-Pâncreas, não se produz Sangue suficiente e a circulação perde o controlo, conduzindo a um decréscimo de Sangue do Coração. O excessivo consumo de Sangue do Coração devido à angústia e à tensão emocional pode afetar o Baço-Pâncreas na transformação e transporte e também no controle da circulação sanguínea. Na prática clínica, aparecem distúrbios psíquicos, alterações digestivas e hemorragias subcutâneas.

**Etiologia.**
- Hemorragias crónicas
- Excessivo cansaço intelectual e de reflexão.
- Desequilíbrio alimentar.

**Sinais Clínicos.**
- Palpitações e vertigens com ofuscação da vista.
- Amnésia, ansiedade e inquietação.
- Insónia e distúrbios do sono.
- Anorexia e letargia.
- Astenia.
- Distensão abdominal.
- Fezes moles.
- Tez amarelada e sem brilho.
- Hemorragia subcutânea, hipomenorreia com sangue de cor pálida, hemorragia uterina ou amenorreia.
- Pulso filiforme e débil.
- Língua mole e pálida com saburra branca.

**Princípio Terapêutico.**
Consolidar o Coração e o Baço-Pâncreas.


# SÍNDROME DE VAZIO DE *QI* DO CORAÇÃO E DO PULMÃO *(Xin Fei Qi Xu)*

O Pulmão controla a Energia, e o Coração a circulação sanguínea. A Energia dirige o Sangue e este transporta-a ("O *Qi* é o comandante do Sangue; o Sangue é a mãe do *Qi*")

Todos os meridianos, através dos seus trajetos principais ou secundários, passam pelo Pulmão.

Num quadro de Vazio do Pulmão, não se produz suficiente *Qi*, o que faz com que o Sangue não circule normalmente.

Na origem dum Vazio da Energia do Coração, o Sangue circula de forma anómala, o que prejudica a distribuição da Energía do Pulmão e a sua função de ventilação e descida, por isso a deficiência de *Qi* do Coração e do Pulmão manifesta-se frequentemente em anomalias e transtornos na circulação sanguínea.

**Etiologia.**
- Doença prolongada.
- Tosse asmática.
- Cansaço excessivo, sobretudo, fadiga intelectual.

**Sinais Clínicos.**
- Palpitações com sensação de angústia.
- Respiração superficial.
- Tosse dispneica crónica com expetoração clara e fluída.
- Dispneia de esforço.
- Astenia e lassitude mental.
- Sensação de opressão torácica.
- Tendência a estados gripais e reumatismos.
- Transpiração espontânea.
- Tez pálida ou escura.
- Pulso filiforme e débil.
- Língua de cor escura ou com equimoses.
- Em casos graves, lábios negros.

**Princípio Terapêutico.**
Tonificar o *Qi* do Pulmão, consolidar o *Qi* e o *Xue* do Coração.

## SÍNDROME DE VAZIO DE SANGUE DO CORAÇÃO E DO FÍGADO *(Xin Gan Xue Xu)*

Quando o Sangue do Coração é insuficiente, o Fígado entra em vazio. Quando o Sangue do Fígado é insuficiente e não chega ao Coração, este entra em vazio. Portanto existe um síndrome de vazio nas funções de ambos e, consequentemente, alterações emocionais e dos vasos (Coração), dos olhos, dos tendões e das unhas (Fígado).

**Etiologia.**
- Doenças crónicas que levam a debilidade do corpo por diminuição de *Yin,* de *Jing* e de Sangue.
- Excesso de reflexão e pensamento que afeta o *Yin* e o Sangue.
- Perdas importantes de Sangue.
- Insuficiente produção de Sangue [(qualitativa (BP) e quantitativa (R e F)].

**Sinais Clínicos.**
Em relação com o Fígado:
- Conjuntivas, unhas, face e lábios pálidos.
- Emagrecimento das extremidades.
- Secura ocular, blefaroespasmo e perda de agudez visual.
- Hipocondralgia surda e difusa.
Em relação com o Rim:
- Vertigens e acufenos.
- Acessos frequentes de medo.
- Perdas de memória.
Em relação com o Coração:
- Palpitações.
- Insónia ou sono alterado com pesadelos.
- Febrícula e transpiração profunda.
- Regras escassas com sangue de cor pálida ou amenorreia.
- O pulso é fino e débil.
- A língua é pálida, delgada e com pouca saburra.

**Princípio Terapêutico:**
Nutrir o *Yin* e tonificar o *Xue.*


# SÍNDROME DE VAZIO DE *YANG* DO BAÇO-PÂNCREAS E DO RIM *(Pi Shen Yang Xu)*

O Baço-Pâncreas regula a assimilação de nutrientes e o Rim é a origem do congénito.

A energia *Yang* destes dois órgãos gera-se mutuamente, e os dois colaboram na função de aquecer os membros, transformar e transportar a essência procedente dos alimentos, transformar a água, etc.

**Etiologia.**
- Doença prolongada que consome o *Yang*.
- Retenção prolongada de líquidos orgânicos.
- Diarreia prolongada.

**Sinais Clínicos.**
- Corpo e membros frios.
- Tez pálida.
- Dor e sensação de frio no abdómen ou na região lombar e nos joelhos.
- Diarreia com alimentos não digeridos, mais frequente de madrugada.
- Edema na cara e nos membros.
- Dificuldade urinária.
- Pulso profundo e fraco.
- Língua pálida e mole, com saburra branca e escorregadia.
- Em casos graves, plenitude e edema no abdómen (ascite).

**Principio Terapêutico.**
Reconstruir o *Yang* do Baço-Pâncreas e do Rim.

## SÍNDROME DE VAZIO DE *QI* DO BAÇO-PÂNCREAS E DO PULMÃO *(Pi Fei Liang Xu) (Pi Fei Qi Xu)*

Manifesta-se por disfunção do Baço-Pâncreas na sua função de transporte, disfunção do Pulmão nas suas funções de ventilação e de purificação, por uma má distribuição dos líquidos orgânicos e acumulação de Fleuma-Humidade. Em clínica, observam-se transtornos digestivos e respiratórios.

**Etiologia.**
- Tosse prolongada.
- Intemperância alimentar.

**Sinais Clínicos.**
- Tendência a estados gripais e reumáticos.
- Respiração superficial.
- Tosse asmática com abundante expetoração diluída e branca.
- Astenia, voz fraca e lassitude mental.
- Anorexia e transpiração espontânea.
- Distensão abdominal e sensação de opressão torácica.

- Fezes moles.
- Pulso filiforme e fraco.
- Língua pálida com saburra branca.
- Em casos mais graves, edema na cara e nos pés.

**Princípio Terapêutico.**
Tonificar o *Qi* do Baço-Pâncreas e do Pulmão.

## SÍNDROME DE AGRESSÃO DA HUMIDADE DO BAÇO-PÂNCREAS AO PULMÃO *(Pi Shu Tan Fei)*

**Etiologia.**
É um síndrome frequente na infância, que é desencadeado por uma alimentação inadequada com abuso de açúcar (doces), bebidas gasosas, aditivos químicos como conservantes, intensificadores de sabor, edulcorantes, etc. Estes agentes patogénicos perturbam o metabolismo do Baço-Pâncreas provocando abundância de Mucosidades e Fleumas (substâncias não metabolizadas) que na criança seguem preferencialmente a via do Triplo Aquecedor Superior (Pulmão), já que este orgão é o mais ativo (mestre das energias) na fase de crescimento.

**Sinais Clínicos.**
- Sensação de peso na cabeça.
- Lassitude, peso ou edema nos membros.
- Por vezes edema labial que se reabsorve rapidamente.
- Sensação de plenitude no tórax e abdómen.
- Tosse com abundante expetoração branca e fácil de expetorar.
- Dispneia sobretudo em decúbito.
- Anorexia e náuseas ou vómitos.
- Língua com saburra espessa e gordurosa.
- Pulso escorregadio.

**Princípio Terapêutico.**
Regular o *Qi* do Baço-Pâncreas, eliminar a Humidade e as Fleumas.

145

## SÍNDROME DE VAZIO DE *YIN* DO PULMÃO E DO RIM
### *(Fei Shen Yin Xu)*

Os líquidos *Yin* do Pulmão e do Rim tonificam-se mutuamente. O *Yin* renal é o fundamento dos líquidos orgânicos, é o *Yin* de todo o organismo.

O Pulmão é a fonte superior da água proporcionando ao sangue parte do seu componente aquoso.

Por deficiência do *Yin* do Pulmão e do Rim perde-se a função de humidificação, o que provoca uma subida da energia (o Pulmão faz descer, e o *Yang* do Rim não é retido pelo *Yin* do Rim).

### Etiologia.
- Tosse prolongada (lesa o Pulmão e este não pode distribuir os líquidos orgânicos para nutrir o Rim).
- Cansaço excessivo (esgota o *Yin* do Rim, sem o qual os líquidos orgânicos não podem subir).
- Fogo emocional que queima o Pulmão.
- Agentes climatológicos que podem transformar-se em Calor endógeno e consumir o *Yin.*

### Sinais Clínicos.
- Tosse seca e hemoptóica.
- Secura da boca e garganta, rouquidão.
- Astenia, falta de força na região lombar e nos joelhos.
- Agitação e insónia.
- Febre periódica.
- Sudação noturna.
- Rubor malar.
- Espermatorreia.
- Distúrbios menstruais: hipomenorreia, amenorreia, menorragia.
- Pulso filiforme e rápido.
- Língua vermelha com pouca saburra.

### Princípio Terapêutico.
Consolidar o *Yin* do Rim e do Pulmão, estimular os *Jin Ye* (líquidos orgânicos).

# SÍNDROME DE VAZIO DE *QI* DO PULMÃO E DO RIM
## *(Fei Shen Qi Xu)*

"O Pulmão controla a respiração e o Rim recebe o ar" *(Huang Di Nei Jing)*. Este síndrome manifesta-se por anormalidades na respiração e divide-se em dois tipos:
1º- Deficiência de *Yang* (Esgotamento de *Yang*, em casos graves).
2º- Deficiência de *Yin*, que não inibe o *Yang*.

**Etiologia.**
- Doença prolongada com tosse e asma.

**Sinais Clínicos.**
- Expiração mais prolongada que a inspiração.
- Respiração superficial e rápida, que se agrava com o esforço.
- Voz débil e lassitude mental.
- Sudação espontânea.
- Incontinência urinária.
- Membros frios e fobia ao vento.
- Cara pálida e macilenta.
- Língua pálida.
- Pulso superficial e débil.
- Em casos mais graves, sudação profusa e edema nos membros.
Se houver deficiência de *Yin:*
- Respiração asmática.
- Tez vermelha.
- Agitação.
- Secura na boca e na garganta.
- Pulso filiforme e rápido.
- Língua vermelha.

**Princípio Terapêutico.**
Nutrir o Rim e o Pulmão.

147

# SÍNDROME DE INVASÃO DE FOGO DO FÍGADO AO PULMÃO *(Gan Yu Fei Xu)*

O Fígado tem a função de subida, e o Pulmão a de descida. Quando ambos colaboram nas suas funções, a Energia circula de forma normal.

Se houver hiperfunção do Fígado na sua função de subida, a Energia e o Fogo sobem anormalmente e afetam o Pulmão na sua função purificadora, produzindo tosse seca.

Estes são quadros que coincidem com crises agudas emocionais ou meio-ambientais. É um típico sinal de Plenitude-Calor.

## Etiologia.
- Perturbação emocional que excita o Fígado (cólera, ira, aborrecimento...).
- Acumulação de Calor perverso no meridiano do Fígado (Vento, álcool, etc.).

## Sinais Clínicos.
- Acessos de tosse seca.
- Ardor e dor no tórax e hipocôndrios.
- Irritabilidade e estados irasciveis repentinos.
- Tonturas e vertigens com sensação de distensão na cabeça.
- Olhos vermelhos e coloração avermelhada na face.
- Impaciência, suscetibilidade.
- Sabor amargo na boca e lábios secos, com sede.
- Hemoptise em casos graves.
- Escarros mucosos amarelos, viscosos, escassos e hemoptóicos.
- Pulso tenso e rápido.
- Língua vermelha com saburra delgada e amarela.

## Princípio Terapêutico.
Dispersar o Fígado e eliminar o Fogo. Refrescar o Pulmão.

# SÍNDROME DE DESARMONIA ENTRE O FÍGADO E O ESTÔMAGO *(Gan Wei Bu Jiao)*

Também conhecida como "Invasão do *Qi* do Fígado ao Estômago", é causada por uma má drenagem da Energia do Fígado que lesa o Estômago.

O Fígado tem a função de drenagem e o Estômago recebe o alimento e faz descer o impuro. Se se estagna a Energia do Fígado aparece disfunção na drenagem, que irá lesar o Estômago e consequentemente aparece disfunção na função de descida.

Semelhante ao *Gan Pi Bu Jiao* que ocorre quando o Estômago está debilitado.

### Etiologia.
- Perturbação emocional que estanca o *Yin* e acelera o *Yang* do Fígado.
- Estagnação de *Qi* do Fígado que debilita o Estômago.
- Invasão da Energia do Fígado ao Estômago.

### Sinais Clínicos.
- Distensão, plenitude e dor no tórax, hipocôndrio e epigástrio.
- Soluço.
- Arrotos.
- Regurgitação ácida e indigestão.
- Sensação de fome.
- Suspiros frequentes.
- Agitação, irritabilidade e suscetibilidade.
- Pulso tenso.
- Saburra delgada esbranquiçada ou amarelada.

### Princípio Terapêutico.
Harmonizar o *Qi* do Fígado e do Estômago.

# SÍNDROME DE VAZIO DE *YIN* DO FÍGADO E DO RIM *(Gan Shen Yin Xu)*

O *Yin* do Fígado e do Rim geram-se mutuamente: se um está forte, o outro está forte, e se um estiver débil, o outro também o estará.

Num síndrome de deficiência de *Yin* surge *Yang* em excesso. Portanto, a deficiência de *Yin* do Fígado e do Rim caracteriza-se pela

149

insuficiência ou perda de líquidos *Yin* e pelo movimento do Fogo devido ao excesso de *Yang.*

### Etiologia.
- Energias perversas externas que afetam profundamente *Jue Yin* e *Shao Yin.*
- Fatores emocionais.
- Excessivo cansaço ou insuficiência de *Jing* e *Xue* (essência e sangue).
- Doença prolongada.

### Sinais Clínicos.
- Enxaqueca e visão turva.
- Tonturas, vertigens, acufenos e opistótonos.
- Amnésia.
- Olhos secos com diminuição da agudeza visual.
- Insónia e neurose com abundantes sonhos.
- Secura na boca e na garganta.
- Dor e debilidade na região lombar e nos joelhos e hipocôndrio.
- Calor no tórax, na palma das mãos e na planta dos pés.
- Rubor malar e lufadas de calor.
- Sudação noturna.
- Lábios e unhas pálidas.
- Espermatorreia.
- Hipomenorreia ou menorragia.
- Língua vermelha com pouca saburra.
- Pulso rápido e tenso.

### Princípio Terapêutico.
Tonificar o *Yin* do Fígado e do Rim.


## SÍNDROME DE DESARMONIA ENTRE O FÍGADO E O BAÇO-PÂNCREAS *(Gan Pi Bu Jiao)*

O Fígado assegura a drenagem e o Baço-Pâncreas a transformação e o transporte.

Os dois colaboram harmoniosamente para que funcionem normalmente estes mecanismos. A estagnação da Energia do Fígado pode influenciar o Baço-Pâncreas e causar a disfunção deste; a retenção de

Humidade devido à deficiência do Baço-Pâncreas. pode atingir o Fígado e provocar disfunção na drenagem.

Quando o Baço-Pâncreas é agredido pela Energia do Fígado ficam perturbadas as funções digestivas de transformação da água dos alimentos e de manutenção do sangue nos vasos.

É um síndrome insidioso, reavivante e complexo, já que implica geralmente um Vazio-Frio *(Yin)* no Baço-Pâncreas e uma Plenitude-Calor *(Yang)* no Fígado.

**Etiologia.**
- Excessiva reflexão e preocupação (lesiona o Baço-Pâncreas).
- Depressão ou ira (lesionam o Fígado).
- Intemperância na alimentação.
- Cansaço excessivo (causa estagnação da energia do Fígado e deficiência do Baço-Pâncreas).

**Sinais Clínicos.**
- Cólica abdominal que se produz quase imediatamente depois dum choque emocional, mudança geográfica ou meio-ambiental.
- Distensão, dor e plenitude no tórax e hipocôndrio.
- Suspiros profundos, depressão, irritabilidade e anorexia.
- Distensão abdominal e fezes moles ou transtornos na defecação.
- Borborigmos e arrotos.
- Hipersensibilidade ao meio externo.
- Pulso tenso.
- Língua normal ou ligeiramente escurecida com saburra branca.

**Princípio Terapêutico.**
Fortalecer o Baço-Pâncreas, acalmar o Fígado.

Marco A. M. Vieira

## Resumo: Síndromes conjuntos dos *Zang-Fu* ( *Zang Fu Jiao Bian Zheng* )

**SÍNDROME DE DESARMONIA ENTRE O CORAÇÃO E O RIM OU ROTURA DO EIXO**
*SHAO YIN (Xin Shen Bu Jiao)*
*Sinais Clínicos.* Síndrome semelhante ao excesso de *Yang* do Coração e Rim com a diferença de que na sua etiología existem antecedentes de vazio dos Rins, agitação, intranquilidade e sensação de calor precordial, insónia, despistes, esquecimentos e perda de memória, palpitações com sensações de angústia, tonturas, acufenos e vertigens com ofuscação da vista, secura na garganta e na boca, dor e debilidade na região lombar e nos joelhos, espermatorreia com sonhos e ejaculação precoce, sensação de calor nos 5 centros, febre vespertina, leucorreia,sudação noturna, oligúria e urinas escuras, língua vermelha sem saburra e pulso fino e rápido.
*Princípio terapêutico.* Restabelecer a Energia dos Rins e acalmar o Coração.

**SÍNDROME DE VAZIO DE *YANG* DO CORAÇÃO E DO RIM** *(Xin Shen Yang Xu)*
*Sinais Clínicos.* Semblante pálido, frio no tronco e nos membros com desconforto no tórax e dorso, palpitações, taquicardia, sensação de angústia e polipneia, oligúria e disúria, edema dos olhos, cara, membros, lábios e unhas de cor purpúra, dores abdominais e diarreias, lassitude mental com sonolência, pulso profundo e fraco e língua de cor pálida ou púrpura com saburra branca e escorregadia.
*Princípio terapêutico:* Aquecer (Moxa) e tonificar o *Yang.*

**SÍNDROME DE VAZIO DO CORAÇÃO E DO BAÇO-PÂNCREAS** *(Xin Pi Liang Xu)*
*Sinais Clínicos:* Palpitações e vertigens com ofuscação da vista, amnésia, ansiedade e inquietude, insónia e distúrbios do sono, anorexia e letargia, astenia, distensão abdominal, fezes moles, tez amarela e sem brilho, hemorragia subcutânea, hipomenorreia com sangue de cor pálida, hemorragia uterina, e amenorreia, pulso filiforme e fraco e língua mole e pálida com saburra branca.
*Princípio terapêutico:* Consolidar o Coração e o Baço-Pâncreas.

**SÍNDROME DE VAZIO DE *QI* DO CORAÇÃO E DO PULMÃO** *(Xin Fei Qi Xu)*
*Sinais Clínicos:* Palpitações com sensação de angústia, respiração superficial, tosse dispneica crónica com espetoração clara e fluida, dispneia de esforço, astenia e lassitude mental, sensação de opressão torácica, tendência a estados gripais e reumatismais, sudação espontânea, tez pálida ou escura, pulso filiforme e fraco, língua de cor escura ou com equimoses e em casos graves, lábios negros.
*Princípio terapêutico:* Tonificar o *Qi* do Pulmão. Consolidar o *Qi* e o *Xue* do Coração.

**SÍNDROME DE VAZIO DE SANGUE DO CORAÇÃO E DO FÍGADO** *(Xin Gan Xue Xu)*
*Sinais Clínicos:* Em relação com o Fígado: conjuntivas, unhas, face e lábios pálidos, emagrecimento das extremidades, secura ocular, blefaroespasmo e perda de agudeza visual, hipocondralgia surda e difusa. Em relação com o Rim: vertigens e acufenos, abcessos frequentes de medo, perda de memória. Em relação com o Coração: palpitações, insónia ou sono alterado com pesadelos, febrícula e transpiração profunda, regras escassas com sangue de cor pálida ou amenorreia, o pulso é fino e fraco, a língua pálida, delgada e com pouca saburra.
*Princípio terapêutico:* Nutrir o *Yin* e tonificar o *Xue.*

**SÍNDROME DE VAZIO DE *YANG* DO BAÇO-PÂNCREAS E DO RIM** *(Pi Shen Yang Xu)*

*Sinais Clínicos:* Corpo e membros frios, tez pálida, dor e sensação de frio no abdómen ou na região lombar e nos joelhos, diarreia com alimentos não digeridos, mais frequente de madrugada, edema na cara e nos membros, dificuldade urinária, pulso profundo e fraco, língua pálida e mole com saburra branca e escorregadia e em casos graves, plenitude e edema no abdómen (ascite).

*Princípio terapêutico:* Reconstruir o *Yang* do Baço-Pâncreas e do Rim.

**SÍNDROME DE VAZIO DE *QI* DO BAÇO-PÂNCREAS E DO PULMÃO**

*(Pi Fei Liang Xu) (Pi Fei Qi Xu)*

*Sinais Clínicos:* Tendência a processos gripais e reumáticos, respiração superficial, tosse asmática com abundante espetoração fluída e branca, astenia com voz baixa e lassitude mental, anorexia e transpiração espontânea, distensão abdominal e sensação de dor no tórax, fezes moles, pulso filiforme e fraco, língua pálida com saburra branca, em casos mais graves edema na cara e nos pés.

*Princípio terapêutico:* Tonificar o *Qi* do Baço-Pâncreas e do Pulmão.

**SÍNDROME DE AGRESSÃO DA HUMIDADE DO BAÇO-PÂNCREAS CONTRA O PULMÃO** *(Pi Shu Fan Fei)*

*Sinais Clínicos:* Peso na cabeça, lassitude, peso ou edema ao nível dos membros, por vezes edema labial que se reabsorve rapidamente, sensação de plenitude no tórax e abdómen, tosse com abundante expetoração esbranquiçada e fácil de expetorar, dispneia sobretudo em decúbito, anorexia e náuseas ou vómitos, língua com saburra espessa e gordurosa e pulso escorregadio.

*Pirncípio terapêutico:* Regular o *Qi* do Baço-Pâncreas, eliminar a Humidade e as Fleumas.

**SÍNDROME DE VAZIO DE *YIN* DO PULMÃO E DO RIM** *(Fei Shen Yin Xu)*

*Sinais Clínicos:* Tosse seca e hemoptóica, secura da boca e garganta, rouquidão, secura de calor que sai da profundidade do corpo, astenia, falta de força na região lombar e nos joelhos, agitação e insónia, febre periódica, sudação noturna, rubor malar, espermatorreia, transtornos menstruais: hipomenorreia, amenorreia, menorragia, pulso filiforme e rápido e língua vermelha com pouca saburra.

*Princípio terapêutico:* Consolidar o *Yin* do Rim e do Pulmão, estimular os *Jin Ye* (líquidos orgânicos).

**SÍNDROME DE VAZIO DE *QI* DO PULMÃO E DO RIM** *(Fei Shen Qi Xu)*

*Sinais Clínicos.* Expiração mais prolongada que a inspiração, respiração superficial e rápida que se agrava com o esforço, voz débil e lassitude mental, sudação espontânea, incontinência urinária, membros frios e fobia ao vento, cara pálida, língua pálida, pulso superficial, débil e sem raiz, em casos graves, sudação profusa e edema nos membros. Se houver Vazio de *Yin*: Respiração asmática, tez vermelha, agitação, secura na boca e garganta, pulso filiforme e rápido e língua vermelha.

*Princípio terapêutico:* Nutrir o Rim e o Pulmão.

**SÍNDROME DE INVASÃO DO FOGO DO FÍGADO AO PULMÃO** *(Gan Yu Fei Xu)*

*Sinais Clínicos:* Acessos de tosse seca, ardor e dor no tórax e hipocôndrio, irritabilidade e estados irasciveis repentinos, tonturas e vertigens com sensação de distenção na cabeça, olhos vermelhos e tom avermelhado da face, impaciência, suscetibilidade, sabor amargo na boca e lábios secos e sede, hemoptise em casos graves, escarros mucosos amarelados, viscosos, escassos e hemoptóicos, pulso tenso e rápido e língua vermelha com saburra delgada e amarela.

*Princípio terapêutico:* Dispersar o Fígado e eliminar o Fogo, refrescar o Pulmão.

### SÍNDROME DE DESARMONIA ENTRE O FÍGADO E O ESTÔMAGO *(Gan Wei Bu Jiao)*

*Sinais Clínicos.* Distensão, plenitude e dor no tórax, hipocôndrio e epigástrio, soluços, arrotos, regurgitação ácida e indigestões, sensação de fome, suspiros frequentes, agitação, irritabilidade e suscetibilidade, pulso tenso e saburra delgada esbranquiçada ou amarela.

*Princípio terapêutico:* Harmonizar o *Qi* do Fígado e do Estômago.

### SÍNDROME DE VAZIO DE *YIN* DO FÍGADO E DO RIM *(Gan Shen Yin Xu)*

*Sinais Clínicos:* Enxaqueca e visão turva, tonturas, vertigens, acufenos e epistótonos, amnésia, olhos secos com diminuição da agudeza visual, insónia e neurose com abundantes sonhos, secura na boca e garganta, dor e debilidade na região lombar e nos joelhos e hipocôndrio, calor no tórax, na palma das mãos e na planta dos pés, rubor malar e lufadas de calor, sudação noturna, lábios e unhas pálidas, espermatorreia, hipomenorreia ou menorragia, língua vermelha com pouca saburra e pulso rápido e tenso.

*Princípio terapêutico:* Tonificar o *Yin* do Fígado e do Rim.

### SÍNDROME DE DESARMONIA ENTRE O FÍGADO E O BAÇO-PÂNCREAS.

*(Gan Pi Bu Jiao)*

*Sinais Clínicos:* Cólica abdominal que se produz quase imediatamente ao choque emocional, mudança geográfica e meio-ambiental, distensão, dor e plenitude no tórax e hipocôndrio, suspiros profundos, depressão, irritabilidade e anorexia, distensão abdominal e fezes moles ou transtornos em defecar, borborigmos, gases e arrotos, hipersensibilidade perante o meio externo, pulso tenso e língua normal ou ligeiramente escura com saburra branca.

*Princípio terapêutico:* Fortalecer o Baço-Pâncreas, acalmar o Fígado.

# Síndromes de Fleumas e Mucosidades
## ( Tan Yin Bian Zheng )

# Síndromes de Fleumas e Mucosidades
# ( Tan Yin Bian Zheng )

## Introdução

A acumulação, condensação e estagnação dos humores orgânicos dá origem à formação do que a medicina chinesa chama perversidades Humidade ou Mucosidades e Fleumas.

Na sua etiologia podem participar vários fatores, a ter em conta:

A) Vazio de Qi, com o qual se lentifica a circulação e se origina o processo de acumulação, condensação e estagnação.

B) Ingestão de "alimentos húmidos" como são o álcool, a carne e os açúcares refinados, fundamentalmente.

C) A secura produzida por um vazio de Yin interno ou uma plenitude de Yang sobretudo do Fígado, em justaposição com um Calor-Secura exógeno.

D) Vento-Frio crónico no interior, o que provoca estagnação e condensação.

Porém, a causa mais importante na formação de Fleumas, é uma disfunção do Triplo Aquecedor Médio. O Estômago e o Baço-Pâncreas estão implicados diretamente na formação das mais diversas alterações do metabolismo dos humores orgânicos.

Posteriormente a Fleuma originada no Baço-Pâncreas pode afetar os diversos sistemas de acordo com os seguintes princípios:

A) A Fleuma, como substância não fisiológica ou insuficientemente degradada, pode chegar a todas as partes do organismo, seguindo os ritmos de subida e descida das energias.

B) Se a Fleuma ascender via Baço-Pâncreas, afetará a função cárdiorespiratória, de acordo com o processo de formação da energia Ying (Rong); se descender via Estômago afetará a função intestinal, renal, urinária e hépato-biliar, de acordo com o processo de formação da energia Wei.

A Fleuma no Triplo Aquecedor Superior, alterará a função impulsionadora, por obstrução ou diminuição da raiz Yang do Pulmão. Ação que se repercutirá na atividade Yang do Coração, diminuindo a sua atividade motora (diminuição do Tong Qi/Zong Qi).

A Feuma no Triplo Aquecedor Inferior pode ser eliminada ou absorvida integrando-se no Xue (Sangue), dependendo do estado da raíz Yin visceral do canal do Intestino Delgado e do Intestino Grosso. Se a função "bioelétrica" das ditas vísceras (controle da absorção) estiver equilibrada, as Fleumas serão expulsas através das fezes, não alterando o *Xue,* ainda que ele possa ocasionar uma insuficiência geral do mesmo e uma *Wei* deficitária.

C) Se a Fleuma for absorvida, através do *Xue* pode provocar alterações nos órgãos, vísceras e setores tissulares de acordo a vários fatores determinantes:

1. -Predisposição do terreno (alteração ou desequilíbrio do movimento *(Wu Xing)* correspondente).

2. -Composição da Fleuma [sabor e ação da dieta de acordo com a produção e controle *(Zhi Hua)]*.

3. -Energias cósmicas perversas [produção e controle mútuos *(Zhi Hua)]*.

A Fleuma circulante (impurezas no sangue) pode provocar depósitos e obstrução em artérias e veias, lesando o Mestre do Coração (Pericárdio) ou, inclusive, o Coração, o Mental e o *Shen,* se existir debilidade prévia do movimento Fogo ou se a dieta for amarga ou salgada, excessivamente quente ou fria, justapondo-se um clima quente ou frio.

Pode provocar depósitos a nível ósseo, medular, uterino, etc., quer dizer, em tecidos Água, se houver uma alteração do respetivo movimento em justaposição com uma dieta excessivamente salgada ou doce, fria e húmida, assim como com o frio e a humidade ambiental.

Podem produzir-se, por exemplo, quistos sebáceos ou depósitos celulares (celulite) por alterações fisiológicas do Baço-Pâncreas (predisposição do terreno), por uma dieta excessivamente doce ou ácida e ácre (álcool) ou dispersante e húmida, ou ainda por excessivo Vento-Humidade, etc.

Assim, mesmo dentro da patologia por Fleumas existe uma série de sinais clínicos típicos, profusamente descritos pela fisiopatologia tradicional chinesa que se resumem em:

A) Fleumas que obstruem os orifícios do Coração e que produzem psicose maníaco-depressiva (bipolaridade), astenia, desorientação e coma.

B) Fleumas que obstruem os Pulmões, com tosse, dispneia e abundantes mucos.

C) Fleumas que obstruem o Triplo Aquecedor Médio (obstruem-se os trajetos metabólicos do BP) produzindo borborigmos, dilatação e diarreia ou fezes soltas.

D) Fleumas que se depositam nos músculos, tendões e sistema linfático produzindo adenopatias.

As Fleumas de acordo com a sua ação patológica e lugar de depósito, podem-se denominar Fleumas Vento, Calor, Humidade, Secura ou Frio.

A Fleuma-Vento (fleuma errática) pode desenvolver-se, estender-se ou depositar-se de uma maneira geral, apresentando-se como espasmos sobre o "tecido Madeira", produzindo quistos musculares, tendinosos, alterações das unhas, etc.

Se houver Fleuma-Calor, esta subirá produzindo vertigens, tonturas, perda de consciência por obstrução dos sete orifícios *(Qi Qiao)*, hemiplegia, ou agindo sobre o "tecido Fogo" produzirá ateromas.

Se houver Feuma-Humidade aparecerão síntomas de estagnação e inflamação articular com vómitos e sensação de asco, repulsa aos alimentos, sialorreia, transtornos respiratórios, etc.

Se houver Fleuma-Secura, causará transtornos respiratórios importantes: asma e tuberculose, diverticulose intestinal, furunculose, ou ao nível do "tecido Metal" produzirá dermatopatias.

Se houver Fleuma-Frio, produzir-se-ão quistos genito-urinários, depósitos e cálculos renais e vesiculares, tumores auriculares, vertigens, acufenos, etc.

Vemos, então, a importância que tem um bom metabolismo central e como a sua alteração se pode repercutir em toda a economia tanto energética como física.

## SÍNDROME DE FLEUMA-VENTO *(Tan Feng)*

**Etiologia.**
- Formação de Fleuma.
- Vazio de *Yin* de Fígado.
- Vento patogénico exógeno.
- Vazio de *Yin* e de *Xue*.

**Sinais Clínicos.**
- Vertigens, tonturas, perdas momentâneas de consciência.
- Rigidez da língua e inclusive hipotimia e trismos, devido a que a Fleuma errática pode subir e provocar obstrução dos cinco sentidos.
- Desvio da comissura labial e olhos por obstrução de Fleumas-Humidade no Meridiano Principal do Estômago.
- Hemiplegia, entumescimento ou parestesias por bloqueio dos trajetos dos meridianos nas extremidades.
- Língua rígida.

159

- Pulso tenso e escorregadio.

**Princípio Terapêutico.**
Acalmar o Vento e eliminar as Mucosidades-Fleumas.

## SÍNDROME DE FLEUMA-CALOR *(Tan Re)*

**Etiologia.**
- Típica da Plenitude-Calor
- Formação de Fleumas,
- Vazio de *Yin* do Mestre do Coração e Coração.
- Hiperatividade do *Yang* orgânico e Calor exógeno.

**Sinais Clínicos.**
- Calor na zona mediastínica por sobreaquecimento do pericárdio (MC) com plenitude e opressão.
- Distúrbios emocionais de tipo maníaco por atingimento do "Mental" do MC e inclusive do *"Jing Shen"* com esquizofrenia por atingimento do espírito do Coração.
- Secura da pele com sede e escarros amarelos e pegajosos.
- Inflamação da garganta (faringite, laringite, etc.).
- Fezes ressequidas, obstipação e urina escassa e amarela.
- Pulso rápido e escorregadio.
- Língua vermelha com saburra amarela e gordurosa.

**Princípio Terapêutico.**
Dispersar o Calor e dissolver as Fleumas.

## SÍNDROME DE FLEUMA-FRIO *(Tan Han)*

**Etiologia.**
- Formação de Fleuma.
- Plenitude de *Yin* por debilidade de *Yang* (desequilíbrio entre Rim-*Yin* e Rim-*Yang)*.
- Invasão de Frio-Humidade que em conjugação com um vazio de *Qi*, estagna e produz Fleumas.

**Sinais Clínicos.**
- Sensação de corpo frio e húmido.
- Aversão ao frio, dor interna (frio nos ossos) que melhora imediatamente com a aplicação de calor.
- Dor sobre as grandes articulações com incapacidade funcional.
- Saliva e esputo aquoso e abundante.
- Pulso profundo e tardio.
- Língua pálida com saburra esbranquiçada e gordurosa.

**Princípio Terapêutico.**
Aquecer o *Yang* e eliminar as Mucosidades.


# SÍNDROME DE FLEUMA-HUMIDADE *(Tan Shi)*

**Etiologia.**
Processo crónico e persistente de Fleuma-Frio. Excessiva Humidade exógena e dietética. Alimentação inadequada. Excessiva perturbação emocional.

**Sinais Clínicos.**
- Formações de massas fleumosas do tipo "quisto sebáceo" a nível articular.
- Sensação de peso no corpo e lassitude articular.
- Opressão torácica.
- Anorexia, náuseas e vómitos.
- Tosse com abundantes Fleumas.
- Vertigens.
- Psicoastenia.
- Língua com saburra pegajosa e grossa.
- Pulso débil e escorregadio.

**Princípio Terapêutico.**
Eliminar as Fleumas, reforçar o *Qi* do Baço-Pâncreas.


# SÍNDROME DE FLEUMA-SECURA *(Tan Zao)*

**Etiologia.**
- Formação de Fleuma.

- Processo avançado de Fleuma-Calor *(Tan Re)*.
- Excessiva Secura ambiental ou dietética.

**Sinais Clínicos.**
- Escarros pegajosos filiformes ou em grumos como grãos de arroz, de difícil expulsão.
- Irritação e secura da faringe, nariz e boca.
- Fezes ressequidas.
- Língua seca com pouca saliva.
- Pulso fino e rápido.

**Princípio Terapêutico.**
Humedecer a Secura, estimular os *Jin Ye* (líquidos orgânicos), eliminar as Fleumas.

## SÍNDROME DE FLEUMAS QUE OBSTRUEM O CENTRO *(Tan Zhuo Zhong Zhu)*

**Etiologia.**
- Vazio congénito ou adquirido do Triplo Aquecedor Médio (BP-E).
- Comidas e bebidas "impuras" ou contaminadas.

**Sinais Clínicos.**
- Peso na cabeça.
- Distensão no tórax e abdómen.
- Náuseas, vómitos mucosos.
- Pulso lento e escorregadio.
- Língua com saburra esbranquiçada e gordurosa.

**Princípio Terapêutico.**
Eliminar as Mucosidades, tonificar o Baço-Pâncreas e o Estômago.

## SÍNDROME DE FLEUMA QUE OBSTRUEM O ÚTERO *(Tan Zhu Bao Gong)*

**Etiología.**
- Insuficiência congénita ou adquirida do *Yin* do Rim.
- Transgressão dietética.

- Perturbação emocional do tipo sentimental ou amoroso.

**Sinais Clínicos.**
- Amenorreia ou metrorragias.
- Existência de miomas.
- Leucorreias espessas e pegajosas.
- Sensação de opressão no peito e palpitações.
- Distensão no abdómen com náuseas e vómitos.
- Esterilidade.
- Pulso profundo.
- Língua com saburra esbranquiçada e gordurosa.

**Princípio Terapêutico.**
Eliminar a Fleuma, drenar o *Qi* do Fígado, tonificar o *Yin* do Rim.

## SÍNDROME DE FLEUMAS QUE OBSTRUEM OS MERIDIANOS *(Tan Zhu Jing Luo)*

**Etiologia.**
- Vazio do Triplo Aquecedor Médio e de *Qi*.
- Estase por Frio-Humidade.

**Sinais Clínicos.**
- Aparecimento de nódulos subdérmicos, entumescimento, escrófulas, rigidez dos membros.
- Pulso escorregadio e tenso.
- Língua com saburra branca e gordurosa.

**Princípio Terapêutico.**
Estimular a circulação do *Qi* e do *Yang* no Meridiano, eliminar a estagnação.

## SÍNDROME DE FLEUMAS NOS MÚSCULOS E PELE
*(Yi Yin)*

### Etiologia.
- Vento-Frio-Humidade que bloqueia a função de difusão e transporte do Pulmão e do Baço-Pâncreas (síndrome *Bi* dérmico e do tecido conjuntivo).
- Dieta fria e refrigerada.
- Em medicina convencional (ocidental) poderia assemelhar-se a uma fase inicial de nefrite aguda, *cor pulmonale* crónico, insuficiência cardíaca.

### Sinais Clínicos.
- Peso e dor nas extremidades.
- Aversão ao frio, sem transpiração.
- Tosse dispneica com Fleumas abundantes brancas e espumosas.
- Sensação de dor e desconforto no tórax.
- Náuseas.
- Ausência de sede.
- Disúria.
- Febre e agitação em algums casos.
- Edema das extremidades nos casos graves.
- Língua com saburra lingual branca.
- Pulso em corda e compacto.

### Princípio Terapêutico.
Eliminar as Fleumas e dispersar o Frio à superficie *(Biao)*.


## SÍNDROME DE FLEUMAS NO TÓRAX E HIPOCÔNDRIO *(Xuan Yin)*

### Etiologia.
Agente patogénico que agride o organismo, quando existe uma deficiência prévia do Pulmão, ocasionando uma diminuição das defesas externas *(pele-wei)*, relacionada com uma deficiência congénita ou uma enfermidade crónica.

A função de difusão do Pulmão (abertura e fecho dos poros da pele) é bloqueada e as Fleumas estagnam-se ao nível do tórax e hipocôndrios.

A estagnação, com o tempo, acaba por produzir Fleuma-Calor com exudado, (na medicina ocidental fala-se de pleurite exudativa).

**Sinais Clínicos.**
- Sensação de distensão com dor no tórax e hipocôndrio, acentuada pelos movimentos do tronco e, inclusive, respiratórios.
- Tosse débil e dispneica.
- Aparição de febre e arrepios.
- Secura da garganta e sabor amargo da boca.
- Sensação de desconforto e distensão epigástrica.
- Língua com saburra lingual fina, branca ou amarela.
- Pulso rápido, tenso e profundo.
- Se houver um déficit geral de *Yin,* a Fleuma transforma-se em Calor interno com sinais similares a uma tuberculose pulmonar.
- Acesso frequente de tosse convulsiva com Fleumas viscosas e escassas.
- Secura da boca e garganta.
- Febre periódica sobretudo vespertina.
- Rubor malar.
- Sensação de calor precordial.
- Calor nos 5 centros (tórax, palmas das mãos e plantas dos pés).
- Transpiração noturna.
- Sensação de desconforto e dor no tórax e hipocôndrio.
- Emagrecimento.
- Língua vermelha sem saburra ou saburra escassa.
- Pulso pequeno e rápido.

**Princípio Terapêutico.**
Harmonizar Triplo-Aquecedor Superior e Médio, nutrir o *Yin* e refrescar o Calor.


# SÍNDROME DE FLEUMAS NOS BRÔNQUIOS *(Zhi Yin)*

**Etiologia.**
O Frio exógeno (climatérico), endógeno (por insuficiência de *Yang*) ou exógeno-endógeno (alimentos frios e refrigerados), assim como tosse crónica, podem, com o tempo, esgotar a Energia do Pulmão. Quando isso acontece, altera-se o metabolismo da Humidade originada no Baço-Pâncreas (vapor-glucose) e a água, a energia e o dióxido de carbono não

165

se transformam de uma maneira adequada. Isso origina água turva não degradada (insuficiente oxigénio) formando-se Fleumas que obstruem a "via superior das águas" ou Pulmão. Em medicina convencional (ocidental) pode-se assimilar a bronquite crónica, asma obstrutiva, doença pulmonar obstrutiva crónica, etc.

**Sinais Clínicos.**
- Tosse crónica que se agrava com o frio, com dispneia que se exacerba em decúbito.
- Fleumas abundantes, brancas e espumosas.
- Edema da cara e malar.
- Crises asmáticas desencadeadas por frio (maior concentração) acompanhadas de friúra, febre e dor dorso-lumbar.
- Língua com saburra branca e lisa.
- Pulso tenso e rígido.

**Princípio Terapêutico.**
Eliminar as Fleumas e aquecer o Pulmão.

## SÍNDROME DE FLEUMAS DIGESTIVAS

Neste caso as Fleumas produzidas no Triplo Aquecedor Médio não seguem a via do Triplo Aquecedor Superior por que está forte e ativo. Podem, portanto, afetar o Triplo Aquecedor Inferior se houver predisposição ou alguma alteração prévia.

Existirão, então, duas possibilidades: Fleumas que afetam o Triplo Aquecedor Médio e Fleumas que afetam o Triplo Aquecedor Inferior. Para que as Fleumas afetem só o Triplo Aquecedor Médio tem que haver um vazio de *Yang* do Baço-Pâncreas (que envia ao Triplo Aquecedor Superior). Se as Fleumas afetam o Triplo Aquecedor Inferior há um vazio de *Yang* do Baço-Pâncreas e do Estômago (que envia ao Triplo Aquecedor Inferior).

1) **Fleuma por Vazio de *Yang* do Baço-Pâncreas**
   *(Tan Yang Pi Xu)*

**Sinais Clínicos.**
- Sensação de obstrução a nível do epigástrio (hiato).

166

- Moléstias ao nível do tórax e do hipocôndrio.
- Borborigmos gástricos.
- Melhoria com a aplicação de calor.
- Sensação de frio no dorso.
- Vómitos de saliva e expetoração de Fleumas espumosas.
- Sede, sem vontade de beber.
- Palpitações, polipneia.
- Vertigens com ofuscação da vista.
- Falta de apetite.
- Fezes soltas.
- Emagrecimento progressivo.
- Língua com saburra branca e lisa.
- Pulso tenso, fino e escorregadio.

**Princípio Terapêutico.**
Tonificar o *Yang* do Baço-Pâncreas e eliminar as Fleumas.

### 2) Fleuma por Vazio de *Yang* do Estômago e Intestinos *(Tan Yang Wei Chang Xu)*

**Sinais Clínicos.**
- Distensão e plenitude do abdómen, por vezes com dor, como sinal prévio de defecação.
- Borborigmos intestinais.
- Obstipação.
- Secura da boca e língua.
- Saburra amarela.
- Pulso profundo e tenso.

**Princípio Terapêutico.**
Dissolver as Mucosidades-Fleumas, estimular o Triplo-Aquecedor Médio e Inferior.

Marco A. M. Vieira

# Resumo: Síndromes de Fleumas e Mucosidades
## ( Tan Yin Bian Zheng )

**A) SÍNDROME DE FLEUMA-VENTO** *(Tan Feng)*

*Sinais Clínicos:* Vertigens, tonturas, perdas momentâneas de consciência, rigidez da língua e inclusive desmaio e trismo, devido a que a fleuma errática se pode elevar e provocar a obstrução dos cinco sentidos.

Desvio da comissura da boca e olhos por obstrução de Fleuma-Humidade no Meridiano Principal do Estômago. Inclusive hemiplegia, entumescimento ou parestesias por bloqueio dos trajetos dos meridianos nas extremidades, língua rígida e pulso tenso e deslizante.

*Princípio terapêutico:* Acalmar o Vento e eliminar as Mucosidades-Fleumas.

**B) SÍNDROME DE FLEUMA-CALOR** *(Tan Re)*

*Sinais Clínicos:* Calor na zona mediastínica por sobreaquecimento do pericárdio (M.C.) com plenitude e opressão. Distúrbios emocionais de tipo maníaco por atingimento do "Mental" do MC. e inclusive do *"Shen"*, com esquizofrenia por atingimento do espírito do coração. Secura da pele com sede e escarros amarelos e pegajosos, inflamação da garganta (faringite, laringite, etc ), fezes secas, obstipação e urina escassa e amarela. Pulso rápido e escorregadio e língua vermelha com saburra amarela e gordurosa

*Princípio terapêutico:* Dispersar o Calor e dissolver as Fleumas.

**C) SÍNDROME DE FLEUMA-FRIO** *(Tan Han)*

*Sinais Clínicos.* Sensação de corpo frio e húmido, aversão ao frio, dor interna (frio nos ossos) que melhora imediatamente com a aplicação de calor, dor ao nível das grandes articulações com incapacidade funcional, saliva e cuspo aquoso e abundante. Pulso profundo e lento e língua pálida com saburra esbranquiçada e gordurosa.

*Princípio terapêutico:* Aquecer o *Yang* e eliminar as Mucosidades.

**D) SÍNDROME DE FLEUMA-HUMIDADE** *(Tan Shi)*

*Sinais Clínicos:* Formação de massas fleumosas tipo "quisto sebáceo" a nível articular, principalmente, sensação de peso no corpo e lassitude articular, opressão torácica, anorexia, náuseas e vómitos, tosse com abundantes fleumas, vertigens, psicoastenia, língua com saburra pegajosa e grossa e pulso fraco e escorregadio.

*Princípio terapêutico:* Eliminar as Fleumas, reforçar o *Qi* do Baço-Pâncreas.

**E) SÍNDROME DE FLEUMA-SECURA** *(Tan Zao)*

*Sinais Clínicos:* Escarros pegajosos filiformes ou em grumos, como grãos de arroz, de difícil expulsão, irritação e secura da faringe, nariz e boca, fezes secas, língua seca com pouca saliva. Pulso fino e rápido.

*Princípio terapêutico:* Humedecer a Secura, estimular os *Jin Ye* (líquidos orgânicos), eliminar as Fleumas.

**F) SÍNDROME DE FLEUMAS QUE OBSTRUEM O CENTRO** *(Tan Zhuo Zhong Zhu)*

*Sinais Clínicos:* Peso na cabeça, distensão no tórax e abdómen, náuseas, vómitos fleumosos. Pulso fraco e escorregadio e língua com saburra branca e gordurosa.

*Princípio terapêutico:* Eliminar as Mucosidades, tonificar o Baço-Pâncreas e o Estômago.

**G) SÍNDROME DE FLEUMA QUE OBSTRUEM O ÚTERO** *(Tan Zhu Bao Gong)*

*Sinais Clínicos:* Amenorreia, sensação de opressão no peito e palpitações, leucorreia espessa e pegajosa, distensão no abdómen com náuseas e vomitos, esterilidade. Pulso profundo e língua com saburra branca e gordurosa.

*Princípio terapêutico:* Eliminar a Fleuma, drenar o *Qi* do Fígado, tonificar o *Yin* do Rim.

**H) SÍNDROME DE FLEUMAS QUE OBSTRUEM OS MERIDIANOS** *(Tan Zhu Jing Luo)*

*Sinais Clínicos.* Aparição de nódulos subdérmicos, entumescimento, escrófula, rigidez dos membros. Pulso deslizante e tenso, saburra branca e gordurosa.

*Princípio terapêutico:* Estimular a circulação do *Qi* e do *Yang* no Meridiano, eliminar a estagnação.

**I) FLEUMAS NOS MÚSCULOS E PELE** *(Yi Yin)*

*Sinais Clínicos:* Peso e dor nas extremidades, aversão ao frio, sem transpiração, tosse dispneica com fleumas abundantes brancas e espumosas, sensação de desconforto no tórax, náuseas, ausência de sede, disúria, febre e agitação em alguns casos, edema das extremidades nos casos graves. Saburra lingual branca e pulso em corda e compacto.

*Princípio terapêutico:* Eliminar as Fleumas e dispersar o Frio à superfície *(Biao).*

**J) FLEUMAS NO TÓRAX E HIPOCÔNDRIOS** *(Xuan Yin)*

*Sinais Clínicos:* Sensação de distensão com dor no tórax e hipocôndrio, acentuada pelos movimentos do tronco ou inclusive respiratórios, tosse débil e dispneica, alternância de febre e arrepios, secura da garganta e gosto amargo, sensação de desconforto e distensão epigástrica, capa lingual fina, branca ou amarela, pulso rápido tenso e profundo. Se existir um déficit geral de *Yin*, a Fleuma transforma-se em Calor interno com sinais similares a uma tuberculose pulmonar, acesso frequente de tosse convulsiva com fleumas viscosas e escassas, secura da boca e garganta, febre periódica sobretudo vespertina, rubor malar, sensação de calor precordial, calor nos 5 centros (tórax, palmas e plantas), transpiração noturna, sensação de dor no tórax e hipocôndrio, emagrecimento, língua vermelha sem saburra ou escassa e pulso pequeno e rápido.

*Princípio terapêutico:* Harmonizar Triplo Aquecedor Superior e Médio, nutrir o *Yin* e refrescar o Calor.

**K) FLEUMAS NOS BRÔNQUIOS** *(Zhi Yin)*

*Sinais Clínicos:* Tosse crónica que se agrava com o frio e dispneia que se exacerba em decúbito, fleumas abundantes, brancas e espumosas, edema da cara e malar, crises asmáticas desencadeadas pelo frio (maior concentração) acompanhadas de friúra, febre e dor dorso-lombar, língua com saburra branca e lisa e pulso tenso e compacto

*Princípio terapêutico:* Eliminar as Fleumas e aquecer o Pulmão.

**L) FLEUMAS DIGESTIVAS**

**1) Fleuma por Vazio de *Yang* do Baço-Pâncreas** *(Tan Yang Pi Xu)*

*Sinais Clínicos:* Sensação de obstrução a nível epigástrico (hiato), desconforto a nível do tórax e hipocôndrio, borborigmos gástricos, melhoria com a aplicação de calor, sensação de frio no dorso, vómitos de saliva e expetoração de fleumas espumosas, sede sem vontade de beber, palpitações, polipneia, vertigens com ofuscação da vista, falta de apetite, fezes soltas, emagrecimento progressivo, capa lingual branca e lisa e pulso tenso, fino e escorregadio.

*Princípio terapêutico:* Tonificar o *Yang* do Baço-Pâncreas e eliminar as Fleumas.

**2) Fleuma por Vazio de *Yang* do Estômago e Intestinos** *(Tan Yang Wei Chang Xu)*

*Sinais Clínicos:* Distensão e plenitude no estômago e abdómen com dor, por vezes, como sinal prévio de defecação, borborigmos intestinais, obstipação, secura da boca e língua, saburra amarela, pulso profundo e tenso.

*Princípio terapêutico:* Dissolver as Mucosidades-Fleumas, estimular o Triplo Aquecedor Médio e Inferior.

# Síndromes de retenção e acumulação de Água
## ( Shui Fan Bian Zheng )

# Síndromes de retenção e acumulação de Água ( *Shui Fan Bian Zheng* )

## *Introdução*

Também denominados síndromes de *Yin*, manifestam-se por retenção de água, portanto, por acumulação de água ou edema em diversas áreas do organismo.

Tem uma grande semelhança com o síndrome de Fleumas-Humidade. Ainda que neste segundo caso, o edema seja mais consistente e compacto, sendo mais persistente o sinal de Godet à palpação.

O edema está em relação muito direta com os três órgãos de água: o Baço-Pâncreas como regulador da água recebida das bebida e dos alimentos (função metabolizante ou biotransformadora "da água e do grão"); o Pulmão por ser "a via superior da água" ou o sistema encarregado de estimular o *Yin* do Rim e nutrir o *Yang* do Rim; e o Rim por ser o formador de *Shen Shui* ou humor primário aquoso, de que partem todos os líquidos orgânicos.

A acumulação de água tem como origem as alterações do Triplo Aquecedor Médio (E e BP) por agressões dietéticas (comidas gordas, compostos químicos ou agentes estranhos) e por excessivo Frio-Humidade a nível do *Yang Ming*.

O esgotamento físico ou o distúrbio emocional, podem afetar o Baço-Pâncreas, prejudicando a função de transformar (raiz *Yin*) e transportar (raiz *Yang*) aparecendo retenção de água, sobretudo a nível abdominal (ascite).

A insuficiência do Rim, provoca alterações na formação e distribuição da água orgânica, sobretudo nas extremidades inferiores.

A alteração do Pulmão provoca distúrbios na ventilação e na drenagem da "via superior das águas", produzindo-se um edema alto: tórax, face e membros superiores.

## SÍNDROME DE EDEMA COSTAL *(Shui Fan Ji Fei)*

**Etiologia**.

Alteração do Triplo Aquecedor Médio com atingimento dos colaterais internos e grandes *Luos* do Estômago e Baço-Pâncreas que se expandem pelas costelas.

173

**Sinais Clínicos.**
- Dor costal com distensão no hipocôndrio.
- Tosse insistente com abundância de escarros e incremento da dor.
- Respiração curta e superficial.
- Pulso profundo e deslizante.

**Princípio Terapêutico.**
Regular o Aquecedor Médio e o *Yang Ming*, tonificar o Baço-Pâncreas, dispersar os *Luos* do Baço-Pâncreas e Estômago.

## SÍNDROME DE EDEMA NOS MEMBROS
*(Shui Fan Cou Li)*

**Etiologia.**
- Alteração conjunta do Baço-Pâncreas e do Pulmão.
- Agressão de Vento-Frio.

**Sinais Clínicos.**
- Dor e sensação de peso nos membros devido a falha na distribuição da água, fazendo com que não desça ao Rim e que se retenha e se extravie, provocando o edema.
- Febre sem sudação.
- Tosse persistente com crises dispneicas devidas ao bloqueio do Pulmão na sua função de descida (levar ao R).
- Expetoração abundante, branca e espumosa.
- Se houver insuficiência do Rim, o edema será mais intenso nos membros inferiores.

**Princípio Terapêutico.**
Estimular o *Qi* do Pulmão, para ativar a "Via das Águas". Tonificar o Rim.

## SÍNDROME DE EDEMA NO TÓRAX E CARA
*(Shui Fan Shang)*

**Etiologia.**
Vazio do *Yang* do Pulmão que falha na função de descida.

**Sinais Clínicos.**
- Plenitude torácica, com respiração curta.
- Asma e tosse com abundante expetoração branca e espumosa que não permite a posição de decúbito.
- Língua com saburra branca e pegajosa.
- Pulso tenso.

**Princípio Terapêutico**
Tonificar o *Yang* do Pulmão. Estimular o Rim.

# SÍNDROME DE ACUMULAÇÃO DE ÁGUA E FLEUMA
## *(Shui Tan Yu)*

**Etiologia.**
Formação de Fleumas (disfunção no Triplo Aquecedor Médio) com Vazio conjunto do Pulmão, na sua função de descida, e do Rim, na sua função de eliminação e subida.

**Sinais Clínicos.**
- Plenitude torácico-abdominal.
- Palpitações e respiração superficial.
- Vómitos aquosos, frios, claros e viscosos.
- Sensação de cabeça vazia com vertigens e tonturas.
- Sede sem desejo de beber, ou sem sede.
- Língua com saburra branca e escorregadia.
- Pulso tenso.

**Princípio Terapêutico.**
Harmonizar o Aquecedor Médio, tonificar o Pulmão e o Rim.

Marco A. M. Vieira

**Resumo:** Síndromes de retenção e acumulação de Água.
*( Shui Fan Bian Zheng )*

**A) SÍNDROME DE EDEMA COSTAL** *(Shui Fan Ji Fei)*

*Sinais Clínicos:* Hipocondralgia, tosse persistente com expetoração abundante, respiração curta e superficial, pulso profundo e deslizante.

*Princípio terapêutico:* Regular o Aquecedor Médio e o *Yang Ming*, tonificar o Baço-Pâncreas, dispersar os *Luos* do Baço-Pâncreas e Estômago.

**B) SÍNDROME DE EDEMA NOS MEMBROS** *(Shui Fan Cou Li)*

*Sinais Clínicos:* Edema dos membros, febre sem sudação, tosse dispneica e expetoração abundante.

*Princípio terapêutico:* Estimular o *Qi* do Pulmão, para ativar a "Via das Águas", tonificar o Rim.

**C) SÍNDROME DE EDEMA NO TÓRAX E NA CARA** *(Shui Fan Shang)*

*Sinais Clínicos:* Plenitude torácica, dispneia, asma, tosse com expetoração, língua com saburra branca e pulso tenso.

*Princípio terapêutico:* Tonificar o *Yang* do Pulmão, estimular o Rim.

**D) SÍNDROME DE ACUMULAÇÃO DE ÁGUA E FLEUMA** *(Shui Tan Yu)*

*Sinais Clínicos:* Plenitude torácico-abdominal, palpitações e dispneia, vómitos aquosos, frios, claros e viscosos, sensação de cabeça vazia com vertigens e tonturas, sede sem desejo de beber ou sem sede, língua com saburra branca e pulso tenso.

*Princípio terapêutico:* Harmonizar o Aquecedor Médio, tonificar o Pulmão e o Rim.

# Síndromes de Energia, Sangue e Líquidos Orgânicos

## ( Qi Xue Jin Ye Bian Zheng )

# Síndromes de Energia *(Qi)*, Sangue *(Xue)*, Mistos (Sangue-Energia) e dos Líquidos Orgânicos *(Jin Ye)* *(Qi Xue Jin Ye Bian Zheng)*

## *Introdução*

A Energia *(Qi)* e o Sangue *(Xue)* constituem o Tao Vital (Caminho Vital) e são os componentes fundamentais para a existência de vida, portanto, os mais diretamente associados ao equilíbrio e desequilíbrio orgânico.

O *Nei Jing* comenta: "As desarmonias do Sangue e do *Qi* produzem mudanças nas cem enfermidades".

O *Qi*, o *Xue* e os *Jin Ye* são a base material que sustem todo o sistema *Zang-Fu* e por sua vez, são produzidos por ele; deduz-se, que as alterações orgânico-viscerais *(Zang-Fu)* influenciam nas mudanças da Energia, do Sangue, dos diversos humores orgânicos e das suas manifestações.

Consequentemente, pela interrelação descrita, as alterações destes últimos influenciarão o sistema orgânico-visceral e o conjunto físico por eles regido.

Isto dá-nos uma base de diagnóstico importante que se enquadra dentro do contexto holístico, característico da Medicina Tradicional Chinesa.

Dividiremos os síndromes de *Qi*, *Xue* e *Jin Ye* em vários apartados ou padrões básicos, considerando que não existe um síndrome puro de *Qi*, *Xue* ou *Jin Ye*, pois a alteração de um repercute-se no conjunto e vice-versa, no entanto, ser-nos-á muito útil na hora de conhecer a origem da doença e a aplicação do tratamento etiológico (raiz) e não sintomático (ramo).

179

# SÍNDROMES DA ENERGIA *(Qi Bian Zheng)*

## SÍNDROME DE VAZIO DE ENERGIA *(Qi Xu)*

**Etiologia.**
Diminuição do nível energético causado pela incidência excessiva de fatores emocionais, alterações orgânicas, doenças crónicas, velhice, abusos sexuais, carências dietéticas, hemorragias, etc.

**Sinais Clínicos.**
- Tendência a reduzir o gasto energético: logofobia, adinamia, respiração curta, etc.
- Diminuição do Fogo Vital *(Ming Men)* do Rim com sinais auditivos: acufenos, vertigens, tonturas, etc.
- Em geral há sinais de diminuição nas atividades biológicas dos órgãos e vísceras com: astenia, lassitude, sudorese (escape de *Yin* por insuficiência de *Yang),* etc.
- Vazio do Fogo cardíaco: língua branca, frio nos membros, pulso débil, frieza sexual, psicoastenia, hérnias, etc.
- Língua pálida
- Pulso vazio, sem força e amplo.

**Princípio Terapêutico.**
Reconstruir e estimular a produção de *Qi* (energia).

## SÍNDROME DE AFUNDAMENTO DA ENERGIA
*(Qi Xia Xian)*
## OU SÍNDROME DE VAZIO DE *YANG (Yang Xu)*

**Etiologia.**
Decorre de um processo evolutivo de síndrome *Qi Xu,* o que faz com que a Energia só possa atuar a nível inferior, não suba, "afundando-se" no setor "Terra" (TA Inferior) sem atuar ao nível "Homem" (TA Médio) e a nível "Céu" (TA Superior). O Tao Vital *(Qi-Xue)* desequilibra-se a favor do *Xue* (matéria).

**Sinais Clínicos.**
- Aos sinais de *Qi Xu* unem-se sinais de "queda" como: prolapso, varizes, hemorroidas, poliúria, etc.
- Sinais de estagnação no Triplo Aquecedor Inferior com: dilatação abdominal, sensação de peso e distensão.
- Pouca atividade dos sentidos por falta de *Qi* cefálico com: vista turva, tonturas, hipoacusia, etc.
- A língua é branca e pálida.
- Pulso débil.

**Princípio Terapêutico.**
Reconstruir e suster o *Qi* (energia), aumentar o *Yang.*

## SÍNDROME DE ESTAGNAÇÃO DE ENERGIA *(Qi Yu)* OU ESTASE DE ENERGIA

**Etiologia.**
Podemos considerar um síndrome *Bi* do tipo misto, isto é, endógeno, que se pode manifestar em qualquer área tissular ou orgânica, em relação com um fator emocional ou transtorno dietético, e exógeno, que pode estar em relação com um fator climatológico ou traumático.

**Sinais Clínicos.**
- Os próprios do síndrome *Bi:* dor, distensão, opressão, parestesias, etc.
- Suspiros profundos e frequentes.
- Dismenorreia.
- A língua tem saburra branca e fina.
- Pulso tenso.

**Princípio Terapêutico.**
Fazer circular o *Qi.*

## SÍNDROME DE DESVIO DA ENERGIA *(Qi Ji Xie)* OU ENERGIA EM CONTRA-CORRENTE *(Qi Ni)*

**Etiologia.**
Desencadeia-se por fatores patogénicos associados: dietéticos (E e BP), emocionais (F) ou climatológicos (R), que podem produzir alte-

rações nas funções fisiológico-energéticas dos órgãos e vísceras, sobretudo, na sua função da direção da Energia (*Qi Ji*) provocando distúrbios no normal processo de assimilação de nutrientes e distribuição de energias.

**Sinais Clínicos.**
   As Unidades Energéticas (Meridiano/Órgão) mais afetadas nestes processos são o Estômago, o Baço-Pâncreas, o Fígado e o Pulmão.
- Estômago: o *Qi Ji* do Estômago é descer ao Intestino Delgado, se se produz uma inversão *(Wei Qi Ji Xie)* ou refluxo ascendente, produzir-se-ão regurgitações, náuseas, dispepsia, vómitos, arrotos, etc.
- Fígado: o *Qi Ji* do Figado é expandir-se em todas as direções, pode alterar-se por fatores emocionais excessivos, produzindo *Qi Ji* ascendente até ao crâneo, subindo o Fogo do Figado com tonturas, ver-tigens e possível desmaio, cefaleia e inclusive, epístaxe e hematemese.
- Pulmão: o *Qi Ji* do Pumão é descer ao Rim, se houver uma inversão *(Fei Qi Ji Xie)* por Fleumas do Baço-Pâncreas e presença de energia perversa produz-se um bloqueio ou plenitude com tosse, bronquite com expetoração viscosa e abundante, asma, etc.

**Princípio Terapêutico.**
Harmonizar a circulação do *Qi* (energia).

## SÍNDROMES DO SANGUE *(Xue Bian Zheng)*

## SÍNDROME DE VAZIO DE SANGUE *(Xue Xu)*

**Etiologia.**
   As causas mais importantes da deficiência qualitativa do Sangue são:
- Vazio do *Yin* do Rim (líquidos orgânicos *(Jin Ye),* medula).
- Transtornos na função de assimilação (Int.Delgado e Int. Grosso).
- Alterações do metabolismo do Aquecedor Médio (Estômago e Baço-Pâncreas).
- Distúrbios emocionais que consomem o *Jing* (essência).
- Hemorragias e multiparidade.
- Perturbações na função de conservação da qualidade do Sangue do Fígado.

**Sinais Clínicos.**
- Cara e lábios pálidos, visão turva e olhos secos.
- Palpitações e insónias (subida de *Qi).*
- Regras escassas ou amenorreia.
- Pés frios, cianóticos e entumescidos.
- Enxaqueca (vascular), acufenos, vertigens e tonturas.
- Tendência a anemia.
- Língua esbranquiçada.
- Pulso débil e fino.

**Princípio Terapêutico.**
Tonificar o *Xue* (sangue) e sustentar o *Qi* (energia).


# SÍNDROME DE ESTAGNAÇÃO OU ESTASE DE SANGUE *(Xue Yu)*

**Etiologia.**
   A Estase sanguínea ou, também chamado de *Bi* do Sangue, é um dos fatores patogénicos de maior interesse, por isso, desenvolveremos este conceito de uma forma mais ampla.
   A Estase de Sangue pode ser traumática, hemorrágica ou devida a uma dificuldade do livre fluir do sangue, o que pode conduzir à sua estagnação progressiva.
   As causas implicadas, segundo a Medicina Tradicional Chinesa, relacionam-se com:
- Stress, agitação, esgotamento, etc.
- Traumatismos.
- Déficit de *Qi* ou de *Xue.*
- Presença de Frio exógeno que ajuda a estagnação.
- Agentes patogénicos endógenos (Humidade, Mucosidades, Fleumas)


**Sinais Clínicos.**
 Os sinais clínicos gerais manifestam-se com:
- Dor-Inflamação-Hemorragia-Manchas ou máculas no lugar da Estagnação de Sangue.
- Face escura.
- Lábios violeta.
- Sede sem desejo de beber.

- Cianose.
- Língua com máculas e capilares avultados.
 Os sinais clínicos de Estase de Sangue diferenciam-se de acordo com o lugar onde se produzem, assim:
 Se se localiza ao nível do Mestre do Coração ou do Coração existirá:
- Opressão torácica.
- Dor precordial.
- Taquicardia.
- Distúrbios psíquicos como mania, claustrofobia, etc.
 Se for no Pulmão, produzirá:
- Dor torácica.
- Hemoptise.
 Se for no Fígado haverá:
- Hipocondralgia.
 Se for ao nível uterino ou genital produzir-se-ão:
- Hemorragias uterinas.
- Leucorreia.
- Hematúria.
- Dor pélvica.
 Se for numa articulação ou extremidade vai observar-se:
- Inflamação.
- Hematoma.
- Dor.
 Se for a nível cerebral podem-se produzir:
- Hemorragias.
- Cefaleias.
Independentemente do lugar, existem sinais comuns e prodrómicos que indicam, à partida, uma certa tendência a Estase, que estão relacionados com uma insuficiência conjunta de Energia e Sangue.

**Princípio Terapêutico.**
Ativar a circulação de *Xue* e eliminar a Estase
Segue a descrição dos síndromes específicos que podem originar Estase de Sangue
*(Xue Yu)*:

## ESTASE POR VAZIO DE ENERGIA *(Xue Yu Qi Xu)*

**Etiologia.**
A deficiência de *Qi* produz abrandamento na circulação do *Xue:* "o *Qi* é o comandante do *Xue,* se o *Qi* circula, o *Xue* circula".

Esta situação, com o tempo, produz Estase ou Estagnação, sobretudo a nível distal e periférico. O bloqueio de qualquer via energética produz Estase em relação com o trajeto do meridiano e posteriormente no próprio *Zang* ou *Fu,* assim, um bloqueio ou alteração no fluxo energético por traumatismo, ferida, cicatriz física ou energética numa extremidade, pode alterar e provocar Estase energético-sanguínea no órgão ou víscera a que corresponde o próprio meridiano, por exemplo, uma cicatriz a nível da cabeça do perónio (trajeto da VB) pode provocar litíase biliar ou alterações biliares, traumatismos no epicôndilo podem provocar alterações intestinais, etc. As doenças crónicas e a velhice conduzem também a um déficit de Energia.

**Sinais Clínicos.**
- Sinais gerais de um Vazio de Energia *(Qi Xu),* com dor na zona da estagnação, que não tolera a pressão.
- Língua de cor escura com equimose.

**Princípio Terapêutico.**
Fazer circular o *Qi* (energia) do Meridiano correspondente à área afetada.

## ESTASE POR VAZIO DE SANGUE *(Xue Yu Xu)*

**Etiologia.**
A Estase por Vazio de Sangue, devido a insuficiência orgânica, hemorragia, etc, faz com que este seja deficiente, surja um abrandamento da circulação, a diminuição do caudal, a sua densificação e o risco de obstrução.

**Sinais Clínicos.**
Existirá uma insuficiente irrigação cerebral (60% do oxigénio circulante é absorvido pelo cérebro, o que significa que, um déficit de sangue repercute-se na oxigenação cerebral e consequentemente na atividade sensitiva) apresentando sinais de:

- Tonturas e visão turva.
- Insónias.
- Palpitações.
- Língua pálida com equimose.
- Pulso débil e fino.

**Princípio Terapêutico.**
Eliminar a estagnação e ativar o *Xue* (sangue).

# ESTASE PRODUZIDA POR FRIO INTERNO
*(Xue Yu Han Xie)*

**Etiologia.**
 Síndrome de Frio no Sangue produzido por penetração de Frio exógeno, comidas e bebidas frias, deficiência de *Wei* e de *Yang*.

**Sinais Clínicos.**
- Dor que se alivia com a aplicação de calor.
- Hipotermia e aversão ao frio.
 Nas mulheres:
- Pés muito frios.
- Regras dolorosas e prolongadas com frio no ventre e sangue escuro, com coágulos.
- Língua pálida.
- Pulso profundo e lento.

**Princípio Terapêutico.**
Expulsar o Frio e aquecer o *Yang*.

# ESTASE PRODUZIDA POR CALOR INTERNO
*(Xue Yu Re Xie)*

**Etiologia.**
 Estado evolucionado de síndrome de Calor no Sangue *(Xue Re)* conjugado com um distúrbio emocional, uma dieta quente e excitante ou alcoolismo.

**Sinais Clínicos.**
- Dor (sinal comum de Estase), que se alivia com o frio.
- Febre por reação da luta do sangue perante um ataque de Calor.
- Hemorragia por dilatação e lesão de vasos sanguíneos.
- Inflamação consequente da Estase.
Se o Calor afetar o *Yang Ming* produzir-se-ão:
- Fezes escassas, secas e fétidas.
- Secura da pele.
- Tosse.
- Distensão abdominal com plenitude que não tolera a pressão.
Se o Calor afeta o Tripo Aquecedor Inferior, vão produzir-se sinais de:
- Abdómen agudo com dureza ventral e cólica intestinal.
Se afetar o sistema reprodutor feminino produz-se:
- Sensação de plenitude e dureza no ventre e na mama.
- No abdómen, alternâncias de calor e frio.
- Delírio onírico.
- Amenorreia.
- Corrimento amarelo e fétido.
Se o Calor se tornar crónico provocará sinais de:
- Agitação.
- Estados bipolares (maníaco-depressivos).
- Febre vespertina com rubor malar.
- Transtornos respiratórios.
- A língua será de cor vermelha escura.
- Pulso rápido.

**Princípio Terapêutico.**
Refrescar o *Xue* e dispersar o Calor.


# SÍNDROME DE CALOR NO SANGUE *(Xue Re)*

**Etiologia.**
- Agentes exógenos (Ver sinais de Calor-Secura-Fogo)
- Transgressões dietéticas (dieta excessivamente *Yang:* proteínas animais, gorduras, hidratos de carbono refinados, especiarias, produtos químicos, etc.)
- Calor de causa emocional (stress, ansiedade, etc.)
- Vazio de *Yin* do Rim, plenitude de *Yang* do Fígado e Coração, etc.

187

**Sinais Clínicos.**
- Aparecimento de sinais de agitação interna com perturbação da mente, mania e insónia.
- Sede sem desejo de beber.
- Sensação de calor interno.
- Taquicardia.
- Hemorragias, exantemas fugazes e regras adiantadas e abundantes.
- Opressão torácica.
- Língua com saburra amarela.
- Pulso rápido e filiforme.

**Princípio Terapêutico.**
Fazer circular o *Xue* e dispersar o Calor.


# SÍNDROME DE FRIO NO SANGUE *(Xue Han)*

**Etiologia.**
- Agentes exógenos (Ver sinais de Frio-Humidade)
- Dieta excessivamente *Yin* (fria, crua e vegetal).
- Vazio de *Yang* do Rim.

**Sinais Clínicos.**
- Aversão ao frio.
- Frio e dor nas extremidades que melhoram com a aplicação de calor.
- Pele de cor violácea.
- Dores no baixo ventre.
- Dismenorreia e regras atrasadas com sangue púrpura e coágulos.
- Língua pálida ou azulada com saburra branca.
- Pulso profundo e lento.

**Princípio Terapêutico.**
Estimular o *Yang* e Aquecer o *Xue*.


# SÍNDROME HEMORRÁGICO *(Xue Sui)*

**Etiologia.**
- Lesões traumáticas.
- Estase sanguínea *(Xue Yu)*.

- Calor no Sangue *(Xue Re)*.
- Vazio da Energia do Baço-Pâncreas *(Pi Qi Xu)*.

**Sinais Clínicos.**
Na Estase Sanguínea:
- O sangue que sai é de cor escura e denso.
- Há dor pungente.
- Língua violácea e mole com manchas, em certas ocasiões.
No caso de Calor no Sangue:
- Sangue de cor viva.
- Disforia com sensação de calor no tórax.
- Língua vermelha escarlate.
- Pulso fino e rápido.
No vazio do *Qi* do Baço-Pâncreas:
- O sangue é de cor pálida.
- Existem frequentes hemorragias.
- Língua é pálida
- Pulso é fino e débil.

**Princípio Terapêutico.**
Parar a hemorragia tonificando o *Yin*. Tonificar o *Qi* do Baço-Pâncreas para conter o Sangue. Eliminar a Estase.

## SÍNDROMES CONJUNTOS DE ENERGIA E SANGUE
### *(Qi Xue Bian Zheng)*

As relações entre *Qi* e *Xue* são íntimas e inseparáveis, formam o Tao Vital ou princípio fisiológico, de uma tal forma que a Energia mantém a temperatura adequada no Sangue, estimula os órgãos produtores das diversas substâncias que formam o Sangue, incluíndo a médula, impulsiona o Sangue através ou por mediação da bomba cardíaca que por sua vez recebe a Energia *Tong Qi* ou *Zong Qi* (energía vital ou torácica que lhe cede o Pulmão).

Da mesma forma o Sangue nutre todos os órgãos e sistemas que produzem Energia.

Por isso, a Medicina Tradicional Chinesa indica que "a Energia é o comandante do Sangue, e o Sangue é a mãe da Energia" de tal modo que um vazio de *Qi* acarreta uma diminuição da atividade circulatória de *Xue*, originando, estagnação, arrefecimento, estase, hemorragia, etc.

189

Uma diminuição de *Xue* implicará sinais de fuga de *Qi,* dispersão de *Yang* por falta de atividade, produção de Secura e Fogo interno, excitação, sufoco, insónia, etc.

## SÍNDROME DE ESTAGNAÇÃO DE *QI* E ESTASE DE *XUE* (Qi Zhi Xue Yu)

### Etiologia.
Um distúrbio emocional, uma depressão de ânimo, uma perturbação de espírito, podem provocar a estagnação da Energia do Fígado e, portanto, pelo facto de que o "Fígado controla a drenagem e expande o Sangue", logo produzir-se-á uma estagnação.

Um traumatismo ou um entorse podem produzir também um *Qi Zhi Xue Yu.*

### Sinais Clínicos.
- Hipocondralgia com sensação de distensão e plenitude torácica.
- Formação de massas dolorosas que não toleram a pressão.
- Estado de ânimo irritado e irascível.
- Na mulher, amenorreia, dismenorreia e dor mamária.
- Língua púrpura com pontos violáceos.
- Pulso tenso e rugoso.

### Princípio Terapêutico.
Fazer circular o *Qi* e o *Xue*, eliminar a Estagnação.

## SÍNDROME DE VAZIO DE *QI* E *XUE* (Qi Xue Liang Xu)

### Etiologia.
- Doenças crónicas que esgotam as Energias e o Sangue.
- Hemorragias crónicas ou congénitas.
- Déficit crónico de Energia que não pode produzir Sangue.
- Desnutrição, esgotamento ou stress.

### Sinais Clínicos.
- Sinais conjuntos de debilidade da Energia e do Sangue (Ver síndromes *Qi Xu* e *Xue Xu).*
- Falta de vitalidade, lassitude, logofobia, astenia.
- Face e língua pálida.
- Sensação de frio.

190

- Língua pálida e grossa.
- Pulso fino e débil.

**Princípio Terapêutico.**
Estimular a produção de *Qi* (energia) e *Xue* (sangue).

## SÍNDROME DE HEMORRAGIA POR VAZIO DE ENERGIA *(Xue Shui Qi Xu) (Qi Bu She Xue)*

**Etiologia.**
Síndrome de Vazio de Energia *(Qi Xu)* e afundamento da Energia *(Qi Xia Xian)*, em pessoas com predisposição congénita para padecer de doenças vasculares ou alterações emocionais que afetem o Mestre do Coração e o Coração.

**Sinais Clínicos.**
- A falta de Energia afeta no controle dos vasos *(Mai Xue)*, produzindo extravasamento e fragilidade capilar com frequentes hemorragias.
- Se existir afundamento da Energia, as hemorragias apareceram no sistema genito-urinário e intestinal.

**Princípio Terapêutico.**
Aquecer o *Qi* e o *Xue* para aumentar o *Yang*, tonificar o *Yang* do Baço-Pâncreas.

## SÍNDROME DE ESGOTAMENTO DE *QI* POR HEMORRAGIA *(Qi Xu Xue Sui) (Qi Sui Xue Tuo)*

**Etiologia.**
Hemorragia aguda e súbita.

**Sinais Clínicos.**
- Palidez.
- Sudação fria e profusa.
- Membros frios.
- Desmaios.
- Pulso muito débil.
- Língua pálida.

191

Marco A. M. Vieira

**Princípio Terapêutico.**
Consolidar o *Xue*, tonificar o *Yang*.

# SÍNDROME DE INSUFICIÊNCIA DOS LÍQUIDOS ORGÂNICOS *(Jin Ye Xu) (Jin Ye Bu Zu)*

**Etiologia.**

Os síndromes de insuficiência dos *Jin Ye* produzem-se como consequência da penetração do Calor e a sua transformação em Secura e posteriormente em Fogo; como consequência de excessivo Calor interno (hiperatividade nas funções do Triplo Aquecedor), relacionado com distúrbios emocionais que estimulam o Fogo (materialismo, competitividade, desejo desmedido, etc); em relação com uma dieta seca e hipercalórica ou muito escassa.

Por um déficit do sistema Baço-Pâncreas/Estômago (produção e transporte), por febre elevada, transpiração abundante, vómitos ou diarreias.

**Sinais Clínicos.**
- Sede.
- Secura da boca, garganta e lábios com fissuras.
- Ausência de saliva.
- Tosse seca.
- Afonia.
- Oligúria e obstipação.
- Pele seca.
- Pulso fino e rápido.
- Língua vermelha e seca.

**Princípio Terapêutico.**
Estimular os *Jin Ye* (líquidos orgânicos), eliminar a Secura.

192

# Resumo: Síndromes da Energia, Sangue e Líquidos Orgânicos ( *Qi Xue Jin Ye Bian Zheng* )

**SÍNDROMES DE *QI* *(QI BIAN ZHENG)***

**A) SÍNDROME DE VAZIO DE ENERGIA** *(Qi Xu)*

*Sinais Clínicos:* Sinais de aforro energético, acufenos, vertigens, tonturas, sudação, sensação de frio, psico-astenia, hérnia, língua pálida e pulso vazio e sem força.

*Princípio terapêutico:* Reconstruir e estimular a produção de *Qi* (energia).

**B) SÍNDROME DE AFUNDAMENTO DA ENERGIA OU VAZIO DE *YANG* *(Qi Xia Xian)***

*Sinais Clínicos: Qi Xu,* mais prolapso, hemorróidas, poliúria, hipoacusia, dilatação abdominal.

*Princípio terapêutico:* Reconstruir e suster o *Qi* (energia), Aumentar o *Yang*.

**C) SÍNDROME DE ESTAGNAÇÃO DE ENERGIA** *(Qi Zhi) ou (Qi Yu)*

*Sinais Clínicos:* Síndrome *Bi,* dor, distensão, parestesia.

*Princípio terapêutico:* Fazer circular o *Qi*.

**D) SÍNDROME DE DESVIO DA ENERGIA** *(Qi Ni)*

*Sinais Clínicos:* Refluxos do Estômago, Baço-Pâncreas, Fígado e Pulmão.

*Princípio terapêutico:* Harmonizar a circulação do *Qi* (energia).

**SÍNDROMES DE SANGUE** *(XUE BIAN ZHENG)*

**A) SÍNDROME DE VAZIO DE SANGUE** *(Xue Xu)*

*Sinais Clínicos:* Cara e lábios pálidos, visão turva e olhos secos, palpitações e insónias (subida de *Qi),* regras escassas, pés frios, cianóticos e entumescidos, enxaqueca (vascular), acufenos, vertigens e tonturas, tendência a anemia, língua branca, pulso débil e fino.

*Princípio terapêutico:* Tonificar o *Xue* (sangue) e sustentar o *Qi* (energia).

**B) SÍNDROME DE ESTASE DE SANGUE** *(Xue Yu)*

*Sinais Clínicos:* Dor, inflamação, hemorragia, manchas, sede sem desejo de beber, cianose, face escura, língua com máculas e capilares aumentados.

*Princípio terapêutico:* Ativar a circulação de *Xue* e eliminar a Estase.

**B.l) Estase por Vazio de *Qi* *(Xue Yu Qi Xu)***

*Sinais Clínicos:* Vazio de *Qi* com dor na zona estagnada, língua vermelha escura com equimoses.

*Princípio terapêutico:* Fazer circular o *Qi* (energia) do Meridiano correspondente à área afetada.

**B.2) Estase por Vazio de Sangue** *(Xue Yu Xu)*

*Sinais Clínicos:* Tontura, visão turva, hipoacusia, insónia, palpitações, língua pálida com equimoses, pulso débil e fino

*Princípio terapêutico:* Eliminar a estagnação e ativar o *Xue* (sangue).

**B.3) Estase produzida por Frio interno** *(Xue Yu Han Xie)*

*Sinais Clínicos:* Dor que melhora com calor, hipotermia, aversão ao frio, regras dolorosas com frio e coágulos, língua pálida, pulso profundo e lento

*Princípio terapêutico:* Expulsar o frio e aquecer o *Yang*.

---

**B.4) Estase produzida por Calor interno** *(Xue Yu Re Xie)*

*Sinais Clínicos:* Dor que se alivia com o frio, febre, hemorragia, secura da pele, obstipação.

- Se o Calor afetar o *Yang Ming* produzir-se-ão: fezes escassas, secas e fétidas, secura da pele e tosse, distensão abdominal com plenitude que não tolera a pressão.

- Se o Calor afeta o Tripo Aquecedor Inferior, vão produzir-se sinais de:
 abdómen agudo com dureza ventral e cólica intestinal.

- Se afetar o sistema reprodutor feminino produz-se:
 sensação de plenitude e dureza no ventre e na mama, assim como no abdómen, alternâncias de calor e frio, delírio onírico, amenorreia, corrimento amarelo e fétido.

- Se o Calor se tornar crónico provocará: sinais de agitação, estados maníaco-depressivos, febre vespertina com rubor malar, transtornos respiratórios, etc.

- A língua será de cor vermelha escura e o pulso rápido.

*Princípio terapêutico:* Refrescar o *Xue* e dispersar o Calor.

**C) SÍNDROME DE CALOR NO SANGUE** *(Xue Re)*

*Sinais Clínicos:* Agitação mental, sede sem desejo de beber, calor interno, taquicardia, opressão torácica, língua amarela e pulso rápido e filiforme, exantemas, hemorragias, regras abundantes e adiantadas.

*Princípio terapêutico:* Fazer circular o *Xue* e dispersar o Calor.

**D) SÍNDROME DE FRIO NO SANGUE** *(Xue Han)*

*Sinais Clínicos:* Aversão ao frio, dores que melhoram com calor, pele violácea, dores ventrais, dismenorreia, regras atrasadas com coágulos, língua pálida azulada com saburra branca, pulso profundo e lento.

*Princípio terapêutico:* Estimular o *Yang* e Aquecer o *Xue*.

**E) SÍNDROME HEMORRÁGICO** *(Xue Sui)*

*Sinais Clínicos:* Estase de sangue, calor no sangue, vazio de *Qi* do Baço-Pâncreas.

*Princípio terapêutico:* Parar a hemorragia tonificando o *Yin*, tonificar o *Qi* do Baço-Pâncreas para conter o sangue, eliminar a Estase.

**SÍNDROMES CONJUNTOS DE ENERGIA E SANGUE** *(QI XUE BIAN ZHENG)*

**A) SÍNDROME DE ESTAGNAÇÃO DE *QI* E ESTASE DE *XUE*** *(Qi Zhi Xue Yu)*

*Sinais Clínicos.* Hipocondralgia e distensão, massas dolorosas, irascibilidade, língua púrpura com equimose, amenorreia, dismenorreia e dor mamária.

*Princípio terapêutico:* Fazer circular o *Qi* e o *Xue*, eliminar a Estagnação.

**B) SÍNDROME DE VAZIO DE *QI* E DE *XUE*** *(Qi Xue Xu)*

*Sinais Clínicos:* Déficit de energia e sangue *[Qi Xu e Xue Xu]*, língua pálida e grossa, pulso fino e débil.

*Princípio terapêutico:* Estimular a produção de *Qi* (energia) e *Xue* (sangue).

**C) SÍNDROME DE HEMORRAGIA POR VAZIO DE ENERGIA** *(Xue Sui Qi Xu)*

*Sinais Clínicos:* Hemorragia, fragilidade capilar.

*Princípio terapêutico:* Aquecer o *Qi* e o *Xue* para aumentar o *Yang*, tonificar o *Yang* do Baço-Pâncreas.

---

**D) SÍNDROME DE ESGOTAMENTO DE *QI* POR HEMORRAGIA** *(Qi Xu Xue Sui) (Qi Sui Xue Tuo)*

*Sinais Clínicos:* Palidez, sudação fria, membros frios, desmaio, pulso muito débil, língua pálida.

*Princípio terapêutico:* Consolidar o *Xue*, tonificar o *Yang*.

**SÍNDROME DE INSUFICIÊNCIA DOS LÍQUIDOS ORGÂNICOS** *(Jin Ye Xu)*

*Sinais Clínicos:* Sede, secura da boca, garganta e lábios com fissuras, ausência de saliva, tosse seca, afonia, oligúria e obstipação, pele seca, pulso fino e rápido e língua vermelha e seca.

*Princípio terapêutico:* Estimular os *Jin Ye* (líquidos orgânicos), eliminar a secura.

# Síndromes das Seis Camadas Energéticas
## ( *Liu Jing Bian Zheng* )

# Síndromes dos Seis Planos ou Seis Camadas Energéticas *(Liu Jing)*

## *Introdução*

Os síndromes dos seis planos são estudados para se obter a diferenciação de sinais surgidos da evolução dos fatores patogénicos de tipo exógeno, ou seja, no que se refere ao *Liu Qi* ou fator climatológico Frio-Calor.

Existem dois grandes grupos, o grupo *Yang* com atingimento do *Tai Yang, Shao Yang* e *Yang Ming;* e o grupo *Yin* que atinge o *Tai Yin, Jue Yin* e *Shao Yin.*

Estes síndromes são reflexo das mudanças patológicas produzidas pelo *Xie Qi* ou energia patogénica que como "um corpo estranho" à fisiología energética, produz alterações das seis vísceras como planos cosmo-biológicos, e de seguida nos cinco órgãos, como planos bioquímicos, que é a sequência normal da evolução dos síndromes transmitidos *(Chuan Jing).*

Estes síndromes podem considerar-se como prodrómicos ou de evolução, em direção às alterações já consolidadas do sistema *Zang-Fu* (orgânico-visceral).

## SÍNDROMES DO *TAI YANG* (ID-B)
### *(Tai Yang Bian Zheng)*

### INVASÃO DE VENTO-FRIO NA SUPERFÍCIE DO CORPO
*(Feng Han Xie Pi Mao) (Tai Yang Shang Feng Han Zheng)*

**Etiologia.**

O Vento-Frio ataca o exterior, produzindo plenitude que gera um desequilíbrio entre a Energia *Yang (Wei)* e a Energia *Yin (Ying/Rong)* que se estagnam.

**Sinais Clínicos.**
- Aversão ao frio.
- Arrepios.
- Febre ou febrícula.
- Rinorreia aquosa e branca.

- Cefaleia, rigidez e dor na nuca.
- Dor articular generalizada, sobretudo lombar.
- Tosse ou dispneia.
- Ausência de suor e de sede.
- Língua com saburra fina e branca.
- Pulso superficial.
Em resumo, são os sinais gripais.

**Princípio Terapêutico.**
Dispersar o Vento e eliminar o Frio.


# INVASÃO DE VENTO-CALOR NO EXTERIOR DO CORPO
## *(Feng Re Xie Pi Mao) (Tai Yang Shang Feng Re Zheng)*

**Etiologia.**
   A invasão de Vento-Calor provoca uma hiperatividade de *Yang* por dilatação dos poros e uma ação de rápida progressão em direção aos planos *Shao Yang* e *Yang Ming,* acelerada pela ação dinâmica do Vento.

**Sinais Clínicos.**
   A Energia *Wei,* a humidade da pele e os líquidos *Yin* das camadas externas são controlados pela ação do *Tai Yang,* mas se o Calor for muito intenso, pode produzir-se um golpe de Calor ou síndrome de Calor sobre o *Tai Yang,* cujos sinais clínicos são:
- Hipertermia.
- Febre ou febrícula.
- Temor ao vento.
- Arrepios.
- Transpiração.
- Cefaleia.
- Secura de boca.
- Afonia.
- Em casos mais graves, obnubilação.
- Língua com bordos e ponta vermelha.
- Pulso rápido e superficial.

**Princípio Terapêutico.**
Dispersar o Vento e eliminar o Calor.

# ACUMULAÇÃO DE ÁGUA NO *TAI YANG*
*(Tai Yang Shui Shi)*

**Etiologia.**
O Vento-Frio ou Vento-Calor evoluem, transformando-se em Calor que afeta o Meridiano Principal *Tai Yang* e a Bexiga, comprometendo a sua atividade de transformação (formação de água) e de transporte (repartição da água), acumulando-se esta na Bexiga.

**Sinais Clínicos.**
- Distúrbios urinários.
- Tensão dolorosa na pélvis.
- Febre.
- Temor ao frio.
- Transpiração abundante.
- Sede.
- Náuseas.
- Língua com saburra branca.
- Pulso superficial e rápido.

**Princípio Terapêutico.**
Tonificar o *Qi* do Rim e da Bexiga *(Tai Yang)*, dissipar o Calor.

# ACUMULAÇÃO DE SANGUE NO *TAI YANG*
*(Tai Yang Xue Shi)*

**Etiologia.**
Síndrome evolutivo do anterior, que afeta o Sangue, por excessivo Calor (hemoconcentração) que afeta a Bexiga e o Intestino Delgado *(Tai Yang)*.

**Sinais Clínicos.**
- Pélvis dura e plena.
- Micção dolorosa e incontinência urinária ligeira.
- Hematúria.
- Alterações intestinais.
- Transtornos mentais.
- Língua de cor vermelha escura ou com pontos violáceos.
- Pulso profundo e rugoso.

**Princípio Terapêutico.**
Fazer circular o *Xue*, dispersar o Fogo.


## SÍNDROME DO *SHAO YANG* (TA-VB)
### *(Shao Yang Bian Zheng)*

**Etiologia.**
- Vazio de Energia e de Sangue.
- Os síndromes do *Tai Yang* não são eliminados e transmitem-se ao interior.
- A Energia Perversa invade o *Shao Yang.*

**Sinais Clínicos.**
- Alternância de frio e calor.
- Febre e arrepios.
- Plenitude e dor no hipocôndrio.
- Cefaleia temporal, hemicrânea, enxaqueca.
- Anorexia, náuseas, vómitos, ausência de fome e sede.
- Vertigens, agitação.
- Sabor amargo na boca.
- Tendência à obstipação.
- Secura na garganta.
- Pulso tenso.
- Língua coberta por saburra branca e espessa.

**Princípio Terapêutico.**
Harmonizar o *Shao Yang*, fortalecer a Energia Defensiva *(Wei Qi).*


## SÍNDROMES DO *YANG MING* (IG-E)
### *(Yang Ming Bian Zheng)*

**Etiologia.**
- Tratamento inadequado ou não atempado, de modo que tanto o Frio como o Calor que penetraram no interior se converteram em Secura ou Humidade, que consomem ou lesão os líquidos corporais, convertendo-os em Secura-Fleumas.
- Invasão direta de Calor-Secura ou Frio-Humidade sobre o *Yang Ming,* que irá dar origem a uma plenitude de Calor interno.

Os síndromes do *Yang Ming* são classificados como: *Síndrome do meridiano,* se se referem ao Calor perverso que se distribui pelo *Yang Ming* de todo o corpo, sem acumulação de fezes secas. Denomina-se também "síndrome de Calor no *Yang Ming".* Ou *Síndrome no órgão,* se se refere ao excesso de Secura-Calor no Estômago e Intestino Grosso com obstipação. Denominam-se também "síndrome de excesso de Calor interno".

## SÍNDROMES DE *YANG MING* NOS MERIDIANOS
### *(Re Xie Yang Ming Mai) (Yang Ming Jing Zheng)*

**Sinais Clínicos.**
- Febre alta.
- Aversão ao calor.
- Sudação.
- Muita sede com vontade de beber água fria.
- Tez vermelha.
- Agitação e irritabilidade.
- Língua vermelha com saburra amarela e seca.
- Pulso amplo e grande.

**Princípio Terapêutico.**
Dispersar o Calor, consolidar o *Yin.*

## SÍNDROME DO *YANG MING* NAS VÍSCERAS
### *(Re Xie Yang Ming Fu) (Yang Ming Fu Zheng)*

**Sinais Clínicos.**
- Calor no corpo.
- Sede com desejo de bebidas frias.
- Febre vespertina.
- Sudação contínua.
- Obstipação.
- Plenitude e dor no abdómen que não tolera pressão.
- Agitação e irritabilidade.
- Delírio.
- Língua com saburra amarela e seca ou saburra amarela escura com espinhas.

- Pulso profundo e forte.
- Nos casos mais graves pode surgir perda de consciência, movimentos inconscientes das mãos e inquietude.

**Princípio Terapêutico.**
Purificar o Calor, refrescar o *Yang Ming,* eliminar o Vento.

## SÍNDROMES DO *TAI YIN* (P-BP)
### *(Tai Yin Bian Zheng)*

**Etiologia.**
O Vento-Frio-Humidade afetará, em primeira instância, o *Tai Yin* inferior (BP) e a sua área tissular (tecido celular subcutâneo e tecido de sustentação ou conjuntivo).

No caso de atingimento do tecido celular subcutâneo, produz-se o síndrome de *Tai Yin* superior ou Calor-Secura-Fogo do Pulmão *(Re Zao Huo Fei),* no caso de atingir o tecido conjuntivo, produz Frio-Humidade-Fleumas no Baço-Pâncreas *(Han Shi Tan Pi).*

## SÍNDROME DE CALOR-SECURA-FOGO NO PULMÃO
### *(Re Zao Huo Fei)*

**Sinais Clínicos.**
- Secura e irritação nas vias respiratórias altas.
- Polidipsia.
- Tosse seca e persistente.
- Pele seca e escamosa.
- Sensação de calor no tórax.
- Incremento dos sintomas em ambiente seco.
- Alterações respiratórias.
 Com o Fogo:
- Hematemese.
- Escarros amarelos.
- Rubor malar.
- Febre, tuberculose, insuficiência respiratória, etc.

**Princípio Terapêutico.**
Refrescar o Pulmão, eliminar o Fogo.

## SÍNDROME DE FRIO-HUMIDADE-FLEUMAS NO BAÇO-PÂNCREAS *(Han Shi Tan Pi)*

**Etiologia.**
- Tratamento inadequado dos síndromes dos 3 *Yang*, que lesa o *Yang* do Baço-Pâncreas e Estômago.
- Invasão direta do Frio no Triplo Aquecedor Médio devido à debilidade do *Qi* do Baço-Pâncreas.
- Abuso de purgantes, medicamentos ou produtos químicos na dieta alimentar.

**Sinais Clínicos.**
- Plenitude abdominal.
- Náuseas, vómitos, arrotos e regurgitações ácidas.
- Anorexia.
- Hipotermia.
- Diarreia com dor abdominal intermitente que se alivia com o calor e a pressão.
- Tenesmo.
- Ausência de sede.
- Astenia psicofísica.
- Frio ao nível da cintura.
- Língua de cor pálida com saburra branca.
- Pulso escorregadio e lento.

**Princípio Terapêutico.**
Tonificar o *Yang* do Baço-Pâncreas, dispersar o Frio, dissolver a Humidade-Fleumas.

## SÍNDROME DE *JUE YIN* (F-MC) *(Jue Yin Bian Zheng)*

**Etiologia.**
- Excessivo *Xie Qi*, justaposição ou insuficiente *Zheng Qi*.
- Tratamento inadequado nos níveis energéticos anteriores.

**Sinais Clínicos.**
- Alternâncias de frio-calor.
- Sede intensa.

- Distúrbios circulatórios: lufadas de calor, pés frios com cabeça quente ou vice-versa, hipertensão, taquicárdia, etc.
- Fome sem vontade de comer.
- Vómitos e diarreias.
- Refluxo de lombrigas (vómitos com lombrigas).
- Flatulência.
- Opressão subdiafragmática (pseudoangor).
- Opressão torácica.
- Distúrbios emocionais.
- Língua amarela na ponta e branca na base.
- Pulso fino e em corda.

**Princípio Terapêutico:**
Refrescar o *Jue Yin*, tonificar o *Qi* correto *(Zheng Qi)*.

## SÍNDROMES DE *SHAO YIN* (C-R) *(Shao Yin Bian Zheng)*

### SÍNDROME DE FRIO NO *SHAO YIN (Han Xie ShaoYin)*

**Etiologia.**
- Invasão direta do *Shao Yin* por debilidade de *Yang* do Coração e Rim.
- Tratamento inadequado que provoca uma sudação excessiva, lesando o *Yang*.

**Sinais Clínicos.**
- Aversão ao frio e corpo encolhido para dormir.
- Psicoastenia e sonolência.
- Lombalgia.
- Membros frios.
- Depressão.
- Dor e debilidade dos membros inferiores.
- Impotência sexual.
- Diarreia com alimentos não digeridos.
- Náuseas.
- Ausência de sede ou desejos de tomar bebidas quentes.
- Urina clara e abundante.
- Língua pálida com saburra branca.
- Pulso profundo.

**Princípio Terapêutico.**
Restabelecer o *Yang* e equilibrar o *Shao Yin*.

# SÍNDROMES DE CALOR NO *SHAO YIN (Re Xie ShaoYin)*

**Etiologia.**
- Retenção de Calor perverso, que prejudica o *Yin.*
- Vazio de *Yin,* permitindo ao agente patogénico invadir o *Shao Yin* e converter-se em Fogo que lesa o *Yin.*

**Sinais Clínicos.**
- Agitação.
- Insónias.
- Febre agravada à noite.
- Tez rosada.
- Secura na boca e na garganta.
- Aversão ao calor.
- Faringite.
- Polidipsia.
- Transpiração escassa ou nula.
- Urina escura.
- Espermatorreia.
- Tosse e hemoptise.
- Plenitude torácica e palpitações.
- Acufenos *Yang.*
- Ponta da língua vermelha ou vermelha escuro com pouca saburra.
- Pulso filiforme e rápido.

**Princípio Terapêutico.** Hidratar o *Yin* e refrescar o Calor.

Marco A. M. Vieira

# Resumo: Síndromes das Seis Camadas Energéticas
## ( Liu Jing Bian Zheng )

**A) SÍNDROMES DE *TAI YANG* (ID-B)** *(TAI YANG BIAN ZHENG)*

**A.1) Invasão de Vento-Frio na superfície** *(Feng Han Xie Pi Mao)*
*Sinais Clínicos:* Aversão ao frio, arrepios, febre ou febrícula, rinorreia aquosa e branca, cefaleia, rigidez e dor na nuca, dor generalizada sobretudo lombar e articular, tosse ou dispneia, ausência de suor e de sede, língua com saburra fina e branca, pulso superficial. Em resumo são os sinais gripais.
*Princípio terapêutico:* Dispersar o Vento e eliminar o Frio.

**A.2) Invasão de Vento-Calor no exterior** *(Feng Re Xie Pi Mao)*
*Sinais Clínicos:* Hipertermia, febre ou febrícula, temor ao vento, arrepios, transpiração intensa, cefaleia, secura da boca, afonia, em casos graves, obnubilação, língua com bordos e ponta vermelha, pulso rápido e superficial.
*Princípio terapêutico:* Dispersar o Vento e eliminar o Calor.

**A.3) Acumulação de água no *Tai Yang*** *(Tai Yang Shui Shi)*
*Sinais Clínicos:* Distúrbios urinários, tensão pélvica dolorosa, febre, temor ao frio, transpiração abundante, sede, náuseas, língua com saburra branca, pulso superficial e rápido
*Princípio terapêutico:* Tonificar o *Qi* do Rim e da Bexiga *(Tai Yang), dissipar o Calor.*

**A.4) Acumulação de Sangue no *Tai Yang*** *(Tai Yang Xue Shi)*
*Sinais Clínicos:* Pelvis rígida, micção dolorosa e incontinência urinária, hematúria, alterações intestinais, perturbação mental. Língua vermelha escura com pontos violáceos, pulso profundo e rugoso.
*Princípio terapêutico:* Fazer circular o *Xue*, dispersar o Fogo.

**B) SÍNDROME DE *SHAO YANG* (TA-VB)** *(SHAO YANG BIAN ZHENG)*
*Sinais Clínicos:* Alternância de frio e calor, febre com arrepios, plenitude e dor no hipocôndrio, cefaleia temporal de tipo pulsátil, hemicrânea, enxaqueca, anorexia, náusea, vómito, ausência de fome e sede, tonturas e por vezes vertigens, agitação, sabor amargo na boca, tendência à obstipação, secura na garganta, pulso tenso, língua coberta de saburra branca.
*Princípio terapêutico:* Harmonizar o *Shao Yang*, fortalecer a energia defensiva *(Wei Qi).*

**C) SÍNDROMES DE *YANG MING* (IG-E)** *(YANG MING BIAN ZHENG)*

**C.l) Síndrome de Calor no meridiano *Yang Ming***
*(Re Xie Yang Ming Mai) (Yang Ming Jing Zheng)*
*Sinais Clínicos:* Febre alta, aversão ao calor, sudação, muita sede com vontade de beber água fria, tez vermelha, agitação e irritabilidade, língua vermelha com saburra amarela e espessa, pulso vasto e grande.
*Princípio terapêutico:* Dispersar o Calor, consolidar o *Yin.*

**C.2) Síndrome de Calor nas vísceras *Yang Ming*** *(Re Xie Yang Ming Fu) (Yang Ming Fu Zheng)*
*Sinais Clínicos:* Calor no corpo, sede com desejo de bebidas frias, febre vespertina, sudação contínua, obstipação, plenitude e dor no abdómen que não tolera a pressão, agitação e irritabilidade,

delírio, saburra amarela e seca ou saburra amarela escura com espinhas, pulso profundo e forte. Em casos graves: perda de consciência, movimentos inconscientes das mãos e inquietude.

*Princípio terapêutico:* Purificar o Calor, refrescar o *Yang Ming*, eliminar o Vento.

**D) SÍNDROMES DE *TAI YIN* (P-BP)** *(TAI YIN BIAN ZHENG)*

**D. 1) Síndrome de Calor-Secura-Fogo no Pulmão** *(Re Zao Huo Fei)*

*Sinais Clínicos:* Secura e irritação nas vias respiratórias altas, polidípsia, tosse seca e persistente, pele seca e escamosa, sensação de calor no tórax, aumento dos sintomas em ambiente seco, alterações respiratórias. Com fogo: hematemese, escarros amarelos, rubor malar, febre, tuberculose, insuficiência respiratória, etc.

*Princípio terapêutico:* Refrescar o Pulmão, eliminar o Fogo.

**D.2) Síndrome de Frio-Humidade-Fleumas no Baço-Pâncreas** *(Han Shi Tan Pi)*

*Sinais Clínicos:* Plenitude abdominal, náuseas, vómitos, arrotos e regurgitações ácidas, anorexia, hipotermia, diarreia com dor abdominal intermitente que alivia com o calor e a pressão, tenesmo, ausência de sede, frio na cintura, língua de cor pálida com saburra branca, pulso lento e escorregadio, astenia psicofísica.

*Princípio terapêutico:* Tonificar o Yang do Baço-Pâncreas, dispersar o Frio, dissolver a Humidade-Fleumas.

**E) SÍNDROME DE *JUE YIN* (F- MC)** *(JUE YIN BIAN ZHENG)*

*Sinais Clínicos:* Alternâncias de frio-calor, sede intensa, distúrbios circulatórios, lufadas de calor, pés frios e cabeça quente ou vice-versa, hipertensão, taquicárdia, fome sem vontade de comer, vómitos e diarreias, refluxo de lombrigas (vómitos com lombrigas), flatulência e opressão subdiafragmática (pseudoangor), opressão torácica e distúrbios emocionais, língua amarela na ponta e branca na base, pulso fino e em corda.

*Princípio terapêutico:* Refrescar o *Jue Yin*, tonificar o *Qi* correto *(Zheng Qi)*.

**F) SÍNDROME DE *SHAO YIN* (R-C)** *(SHAO YIN BIAN ZHENG)*

**F.l) Síndrome de Frio no *Shao Yin*** *(Han Xie Shao Yin)*

*Sinais Clínicos:* Aversão ao frio e corpo encolhido para dormir, psicoastenia e sonolência, lombalgia, membros frios, depressão, dor e debilidade dos membros inferiores, impotência sexual, diarreia com alimentos não digeridos, náuseas, ausência de sede ou desejo de tomar bebidas quentes, urina clara e abundante, língua pálida com saburra branca e pulso profundo.

*Princípio terapêutico:* Restabelecer o *Yang* e equilibrar o *Shao Yin*.

**F.2) Síndrome de Calor no *Shao Yin*** *(Re Xie Shao Yin)*

*Sinais Clínicos:* Agitação, insónia, febre agravada à noite, tez rosada, secura na boca e na garganta, aversão ao calor, faringite, polidipsia, transpiração escassa ou nula, urina escura, espermatorreia, tosse e hemoptise, plenitude torácica e palpitações, acufenos *Yang*, ponta da língua vermelha ou língua de cor vermelha escura com pouca saburra, pulso filiforme e rápido.

*Princípio terapêutico:* Hidratar o *Yin* e refrescar o Calor.

# Síndromes do Triplo Aquecedor
## *( San Jiao Bian Zheng )*

# Síndromes do *San Jiao* (Triplo-Aquecedor) *(San Jiao Bian Zheng)*

## Introdução

O *Ling Shu*, falando dos aquecedores ou metabolismos, indica que "o *Shang Jiao* (TA Superior) é como a neblina (vapor) no alto (alento ou energía *Ying/Rong* e capacidade vital ou energia *Zong/Tong* que impulsiona a ação cardiaca); o *Zhong Jiao* (TA Médio) é como a fermentação (a névoa densa que se forma no Estômago e que é transformada, condensada e transportada pelo Baço-Pâncreas); o *Xia Jiao* (TA Inferior) é como os esgotos (excretar ou expulsar), é a drenagem ao exterior, em forma sólida (fezes ou função intestinal), em forma líquida (urina ou função nefro-vesical) e em forma gasosa *(Wei* ou função hepato-biliar)".

O *San Jiao* é, na realidade, a soma das funções dos órgãos internos, isto é transformar, transportar e distribuir ao corpo físico (sangue) e ao corpo energético (meridianos) o adquirido através da dieta e da respiração, absorvendo o essencial, transportando os nutrientes e excretando os dejetos.

Considerada como uma das seis vísceras, o Triplo Aquecedor é responsável pela transformação dos alimentos, da formação e circulação da energia. Pode ser definido como uma entidade funcional que compreende e que dirige todas as reações energo-químicas capazes de transformar os aportes energéticos do meio (comida, bebida, influxos meio-ambientais e sociais) em energia e matéria própria. Este processo precisa de três etapas bem diferenciadas:

A) Primera etapa ou nível Homem, metabolismo médio, do qual partem os metabolismos superior e inferior e que compreende a função gastro-espleno-pancreática.

B) Segunda etapa ou plano Céu que corresponde ao metabolismo da energia *Rong/Ying* e *Tong/Zong* e que compreende a função cárdio-respiratória.

C) Terceira etapa ou plano Terra que ativa o metabolismo da energia *Wei* e compreende a função intestinal, nefro-vesical e hepato-biliar.

Assim sendo o Triplo Aquecedor é o responsável da formação da água orgânica, uma vez que o alimento e a água ingerida se transformam, no Baço-Pâncreas (TA Médio) em plasma sanguíneo; no Pulmão (TA Superior) no componente aquoso do sangue e no Rim (TA Inferior) em água mãe ou líquido intersticial.

213

Por isso as patologias do Triplo Aquecedor provocam alterações sobre a "Via das águas", provocando edemas, distensão abdominal e disúria.

Independentemente dos diversos síndromes de cada um dos níveis metabólicos, existem dois grandes síndromes do Triplo Aquecedor.

A) Síndrome de Vazio *(San Jiao Xu Zheng)*.

B) Síndrome de Plenitude *(San Jiao Shi Zheng)*.

## SÍNDROME DE VAZIO GERAL DO TRIPLO AQUECEDOR *(San Jiao Xu Zheng)*

**Sinais Clínicos.**
- Edema.
- Distensão e plenitude abdominal.
- Sensação de frio no abdómen.
- Enurese ou incontinência.
- Língua com saburra branca e lisa.
- Pulso profundo e lento.

**Princípio Terapêutico.**
Aquecer e desbloquear o *Qi* (energia) do Triplo-Aquecedor.

## SÍNDROME DE PLENITUDE GERAL DO TRIPLO AQUECEDOR *(San Jiao Shi Zheng)*

**Sinais Clínicos.**
- Febre.
- Edema.
- Disúria.
- Língua vermelha com saburra amarela.
- Pulso rápido e escorregadio.

**Princípio Terapêutico.**
Desobstruir e fazer circular o *Yin* (água) no Triplo Aquecedor.

# SÍNDROMES DO TRIPLO AQUECEDOR SUPERIOR
*(Shang Jiao Bian Zheng)*

## 1 ) CALOR NO TRIPLO AQUECEDOR SUPERIOR
*(Xie Re Shang Jiao)*

**Etiologia.**
O Calor perverso infiltra-se, de início, no meridiano do Pulmão e de seguida passa ao meridiano do Mestre do Coração.

### 1.1) SINAIS DE ATAQUE DO CALOR AO *SHOU TAI YIN* (Pulmão) *(Fei Re)*

**Sinais Clínicos.**
- Cefaleia.
- Ligeiro temor ao vento e ao calor.
- Febre vespertina.
- Dores no tórax.
- Perda de apetite e digestão difícil.
- Sede ou ausência de sede com tosse.
- Pulso agitado ou rápido.

**Princípio Terapêutico.**
Refrescar o Pulmão e dissipar o Calor.

### 1.2) SINAIS DE ATAQUE DO CALOR AO *SHOU JUE YIN* (Mestre do Coração) *(Xin Bao Re)*

**Sinais Clínicos.**
- Língua vermelha escura.
- Inquietude.
- Sede.
Em casos graves:
- Estado comatoso.
- Delírio onírico.
- Sono agitado.
- Retração lingual.
- Frio nos quatro membros.

215

**Princípio Terapêutico.**
Tonificar o *Yin* do Mestre do Coração, expulsar o Calor.

## HUMIDADE-CALOR NO TRIPLO AQUECEDOR SUPERIOR *(Shi Re Xie Shang Jiao)*

**Etiologia.**
É a primeira etapa da lesão por Humidade-Calor. Trata-se de um síndrome exterior, e o atingimento encontra-se no Pulmão, na pele e no pelo.

Como a Humidade está vinculada ao Baço-Pâncreas e ao Estômago, este síndrome produz sintomas no Baço-Pâncreas e Estômago e "Humidade" nos músculos.

No começo não é muito óbvio o Calor, a não ser quando os sintomas de Humidade se acentuam e aparece febre durante vários dias.

A Humidade estagna-se na superfície do corpo para bloquear a Energia do Baço-Pâncreas.

**Sinais Clínicos.**
- Muita aversão ao frio.
- Febrícula, fundamentalmente vespertina.
- Peso na cabeça e no corpo.
- Sensação de opressão torácica.
- Ausência de sudorese.
- Sensação pegajosa na boca.
- Ausência de sede.
- Anorexia.
- Borborigmos.
- Fezes moles.
Se a afeção é recente e a Humidade ainda não se converteu em Calor:
- Saburra branca e pegajosa.
- Pulso fraco e lento.

**Princípio Terapêutico.**
Tonificar o *Yang* do Baço-Pâncreas, metabolizar a Humidade, dissipar o Calor.

# SÍNDROMES DO TRIPLO AQUECEDOR MÉDIO
*(Zhong Jiao Bian Zheng)*

Os sinais essenciais são os do *Zu Yang Ming* (Estômago), que correspondem à energia Humidade exógena e os do *Zu Tai Yin* (Baço-Pâncreas) que correspondem à energia Humidade endógena.

## 1) SINAIS DE ATAQUE DO *ZU YANG MING* (Estômago) *(Yang Ming Wen Bing)*

**Sinais Clinicos**.
- Febre.
- Sudação e sede.
- Incremento vespertino dos sintomas.
- Tez e olhos vermelhos.
- Hiperpneia.
- Obstipação.
- Disúria.
- Secura na boca.
- Língua com saburra amarela escura.
- Pulso grande.

**Princípio Terapêutico.**
Tonificar o *Yang Ming*, dispersar o Calor.

## 2) SINAIS DE ATAQUE DO *ZU TAI YIN* (Baço-Pâncreas) *(Shi Ru Zhong Jiao)*

**Sinais Clínicos.**
- Febre e ausência de sede.
- Hipertermia.
- Agravamento vespertino dos sintomas,
- Sensação de "cabeça inchada" e de corpo pesado.
- Tez amarela.
- Opressão torácica.
- Anorexia.
- Náuseas e vómitos.
- Oligúria.
- Obstipação ou diarreia.

217

- Língua com saburra amarela e gordurosa.
- Pulso fraco e rápido.

**Princípio Terapêutico.**
Tonificar o *Qi* do Baço-Pâncreas, metabolizar a Humidade-Calor.

# 3) HUMIDADE-CALOR NO TRIPLO AQUECEDOR MÉDIO *(Shi Re Xie Zhong Jiao)*

Este síndrome acarreta alterações patológicas no Baço-Pâncreas e Estômago, lesados pela Humidade.

O Baço-Pâncreas não tolera a Humidade, mas esta estagna mais facilmente nele.

Quando o Baço-Pâncreas e o Estômago se alteram, falham as funções de transporte e transformação do Baço-Pâncreas e a função do Estômago de aceitar o alimento.

Como as condições do tecido conjuntivo e dos membros dependem do Baço-Pâncreas, quando a Humidade-Calor se estagna no Triplo Aquecedor Médio, apresentam-se patologias digestivas e dor e peso nos membros.

A Humidade é pegajosa e de difícil circulação, por isso, no síndrome de Humidade-Calor no Triplo Aquecedor Médio, apesar de se encontrarem afetados o Baço-Pâncreas e o Estômago, observam-se alguns sintomas de Humidade-Calor no Triplo Aquecedor Superior.

**Etiologia.**
- Evolução de um síndrome de Humidade-Calor do Triplo Aquecedor Superior.
- Calor de Verão em conjunto com Humidade.
- Abusos na alimentação
.

**Sinais Clínicos.**
- Calor no corpo, que se acentua pela tarde.
- Sudação que alivia a febre.
- Peso no corpo.
- Plenitude e sensação de obstrução epigástrica.
- Náuseas e vómitos.
- Sede, sem muito desejo de beber água, ou ausência de sede.
- Tez amarela ou tez e olhos de cor amarelo pálido.

- Indiferença.
- Logofobia ou, nos casos mais graves, perda de consciência.
- Urina escassa e vermelha.
- Diarreia.
- Ampolas brancas no pescoço, na nuca, no tórax e no abdómen.
- Língua com saburra branca ou amarela.
- Pulso fraco e rápido.

**Princípio Terapêutico.**
Regular o *Yang Ming* , purificar o Calor, metabolizar as Mucosidades.


## SÍNDROMES DO TRIPLO AQUECEDOR INFERIOR
*(Xia Jiao Bian Zheng)*

Os sinais dominantes são os de *Zu Shao Yin* (Rim) e de *Zu Jue Yin* (Fígado). A doença é caracterizada por uma diminuição do líquido orgânico (desidratação).

### 1) SINAIS DE ATAQUE DO *ZU SHAO YIN* (Rim)
*(Shen Yin Xu)*

**Sinais Clínicos.**
- Calma diurna, agitação noturna.
- Secura na boca.
- Surdez.
- Ausência de sede ou sede escassa.
- Anorexia.
- Dor na faringe.
- Afonia.
- Inquietude.
- Diarreia.
- Urina escassa e vermelha.
- Tez vermelha.
- Calor nas palmas das mãos e nas plantas dos pés.
- Língua sem saburra e vermelha escura.
- Pulso grande e vazio.

**Princípio Terapêutico.**
Dissipar o Calor, tonificar o *Yin* do Rim.

219

## 2) SINAIS DE ATAQUE DO *ZU JUE YIN* (Fígado) *(Gan Yin Xu)*

**Sinais Clínicos.**
- Febre e arrepios intermitentes.
- Sensação de calor e dor torácica.
- Náuseas.
- Cefaleias.
- Nervosismo.
- Ptialismo.
- Sensação de fome, mas sem vontade de comer.
- Secura na boca e nos lábios.
- Diarreia com tenesmo.
- Tremores e contratura dos membros.
- Retração escrotal.

**Princípio Terapêutico.**
Dissipar o Calor, tonificar o *Yin* do Rim e o *Yin* do Fígado.

## 3) HUMIDADE-CALOR NO TRIPLO AQUECEDOR INFERIOR *(Shi Re Xie Xia Jiao)*

A afeção encontra-se no Intestino Grosso e na Bexiga: na prática clínica observam-se sinais e sintomas de alterações na urina e na defecação.

**Etiologia.**
Desenvolvimento de um síndrome de Humidade-Calor no Triplo Aquecedor Médio.

**Sinais Clínicos.**
- Retenção de fezes e de urinas.
- Sede, mas sem muita vontade de beber água.
- Obstipação.
- Plenitude e rigidez no abdómen.
- Tonturas e distensão na cabeça.
- Disúria.
- Febre persistente.
- Língua com saburra amarela e pegajosa.
- Pulso escorregadio e rápido.

**Princípio Terapêutico.**
Fazer o *Qi* (energia) descender, desobstruir os Intestinos.

# Resumo: Síndromes do Triplo Aquecedor
## ( San Jiao Bian Zheng )

**A) SÍNDROME GERAL DE VAZIO DO TRIPLO AQUECEDOR** *(SAN JIAO XU ZHENG)*

*Sinais Clínicos.* Edema, distensão e plenitude abdominal, sensação de frio no abdómen, enurese ou incontinência, língua com saburra branca e lisa e pulso profundo e lento.

*Princípio terapêutico:* Aquecer e desbloquear o *Qi* (energia) do Triplo Aquecedor.

**B) SÍNDROME GERAL DE PLENITUDE DO TRIPLO AQUECEDOR**
*(SAN JIAO SHI ZHENG)*

*Sinais Clínicos:* Febre, edema, disúria, língua vermelha com saburra amarela, pulso rápido e escorregadio.

*Princípio terapêutico:* Desobstruir e fazer circular o *Yin* (água) no Triplo Aquecedor.

**A) SÍNDROMES DO TRIPLO AQUECEDOR SUPERIOR** *(SHANG JIAO BIAN ZHENG)*

**A.1) CALOR NO TRIPLO AQUECEDOR SUPERIOR** *(Xie Re Shang Pao)*

**A. 1.1) Calor no Pulmão** *(Fei Re)*

*Sinais Clínicos:* Cefaleia, ligeiro temor ao vento e ao frio, febre vespertina, dores no tórax, perdas de apetite e digestão difícil, sudação espontânea, sede ou ausência de sede com tosse, pulso agitado ou rápido.

*Princípio terapêutico:* Refrescar o Pulmão e dissipar o Calor.

**A.1.2) Calor no Mestre do Coração** *(Xin Bao Re)*

*Sinais Clínicos:* Língua vermelha escura, inquietude, sede. Em casos graves: estado comatoso, delírio onírico, sono agitado, retração lingual, frio nos quatro membros.

*Princípio terapêutico:* Tonificar o *Yin* do Mestre do Coração, expulsar o Calor.

**A.2) HUMIDADE-CALOR NO TRIPLO AQUECEDOR SUPERIOR** *(Shi Re Xie Shang Jiao)*

*Sinais Clínicos:* Muita aversão ao frio, febrícula, pouca ou nenhuma febre, ou febre vespertina, peso na cabeça e no corpo, sensação de opressão torácica, ausência de sudação, sensação pegajosa na boca, ausência de sede, anorexia, borborigmos, fezes moles, se a afeção é recente e a Humidade não se converteu em Calor: saburra branca e pegajosa, pulso escorregadio e rápido.

*Princípio terapêutico:* Tonificar o *Yang* do Baço-Pâncreas, metabolizar a Humidade, dissipar o Calor.

**B) SÍNDROMES DO TRIPLO AQUECEDOR MÉDIO** *(ZHONG JIAO BIAN ZHENG)*

**B.1) ATAQUE AO ESTÔMAGO** *(Xie Wei)*

*Sinais Clínicos:* Febre, sudação e sede, incremento vespertino dos síntomas, tez e olhos vermelhos, hiperpneia, obstipação, disúria, secura na boca, saburra amarela escura e pulso amplo.

*Princípio terapêutico:* Tonificar o *Yang Ming,* dispersar o Calor.

**B.2) ATAQUE AO BAÇO-PÂNCREAS** *(Xie Pi)*

*Sinais Clínicos:* Febre e ausência de sede, hipertermia, agravação vespertina dos síntomas, saburra amarela e gordurosa, sensação de "cabeça inchada" e de corpo pesado, opressão torácica, anorexia, náuseas e vómitos, oligúria, obstipação ou diarreia, pulso fraco e rápido, tez amarela.

*Princípio terapêutico:* Tonificar o *Qi* do Baço-Pâncreas, metabolizar a Humidade-Calor.

221

**B.3) HUMIDADE-CALOR NO TRIPLO AQUECEDOR MÉDIO** *(Shi Re Xie Zhong Jiao)*

*Sinais Clínicos:* Calor no corpo, que se acentua de tarde, sudação que alivia a febre, peso no corpo, plenitude e sensação de obstrução no epigástrio, náuseas e vómitos, sede, mas sem muita vontade de beber água, ou ausência de sede, tez amarela ou tez e olhos de cor amarelo pálido, indiferença, logofobia ou, em casos graves, perda de consciência, urina escassa e vermelha, diarreia, ampolas brancas no pescoço, na nuca, no tórax e no abdómen, saburra branca ou amarela, pulso escorregadio e rápido.

*Princípio terapêutico:* Regular o *Yang Ming* , purificar o Calor, metabolizar as Mucosidades.

**C) SÍNDROMES DO TRIPLO AQUECEDOR INFERIOR** *(XIA JIAO BIAN ZHENG)*

**C.1) ATAQUE AO RIM** *(Shen Yin Xu)*

*Sinais Clínicos:* Calma diurna, agitação noturna, secura na boca, surdez, ausência de sede ou sede escassa, anorexia, dor na faringe, afonia, inquietude, diarreia, urina escassa e vermelha, tez vermelha, calor nas palmas das mãos e nas plantas dos pés, língua sem saburra e vermelha escura, pulso grande e vazio.

*Princípio terapêutico:* Dissipar o Calor, tonificar o *Yin* do Rim.

**C.2) ATAQUE AO FÍGADO** *(Gan Yin Xu)*

*Sinais Clínicos:* Febre e arrepios intermitentes, sensação de calor e dor torácica, náuseas, cefaleia, nervosismo, ptialismo, sensação de fome, mas sem desejos de comer, secura na boca e nos lábios, diarreia com tenesmo, tremores e contratura dos membros e retração escrotal.

*Princípio terapêutico:* Dissipar o Calor, tonificar o *Yin* do Rim e o *Yin* do Fígado.

**C.3) HUMIDADE-CALOR NO TRIPLO AQUECEDOR INFERIOR** *(Shi Re Xie Xia Jiao)*

*SInais Clínicos:* Retenção de fezes e de urinas, sede, mas sem muita vontade de beber água, obstipação, plenitude e dureza no abdómen, tonturas e distensão na cabeça, disúria, febre persistente, saburra branca, amarela e pegajosa, pulso escorregadio e rápido.

*Princípio terapêutico:* Fazer o *Qi* (energia) descender, desobstruir os Intestinos.

# Síndromes originados por Energias Climatológicas, incluindo Síndromes Febris e Síndromes *Bi*
## ( *Liu Qi Bian Zheng* )

## Introdução

Nesta secção abordaremos os conceitos dos síndromes produzidos por causas climatológicas, com o objetivo de ir vendo, dentro do possível, as múltiplas variantes que se podem produzir dentro do contexto das "8 Regras de Diagnóstico *(Ba Gang)"*.

## O VENTO (FENG)

Começaremos este capítulo com a energia Vento, pois a Medicina Tradicional Chinesa considera esta energia como a mais agressiva ao ser o suporte do Calor e do Frio e o seu veículo de transporte.

O Vento é "o chefe dos seis excessos atmosféricos e o iniciador das enfermidades". Agride através da boca, nariz e poros da pele, sobretudo quando este se apresenta nas estações de verão, fim de verão, outono e inverno; já que na primavera o organismo tem maior defesa ao estar patente a Vesícula Biliar (o sistema homeostático em relação com o Vento).

De natureza ligeira, ascendente, móvel e mutável, pode atravessar a capa dérmica e afetar os meridianos e as vísceras. Seu peculiar dinamismo tem tropismo pelo Fígado, o qual ataca se não estiver protegido adequadamente pela Vesícula Biliar, por isso quando a Vesícula Biliar é eliminada, deixa desprotegido o Fígado da ação perversa do Vento produzindo, síndromes *Bi*-Vento.

Em geral as patologias causadas pelo Vento apresentam sintomatología errática e evoluem rapidamente, manifestando-se fundamentalmente sobre o Movimento Madeira (olhos, sistema neuromuscular, tendões, unhas, sistema hepato-biliar, digestivo, etc.).

Desenvolveremos, de seguida, uma série de síndromes relacionados com o Vento, com especial atenção ao síndrome *Bi* ou Síndrome de Vento-Frio-Humidade, tão frequente nos quadros reumáticos.

O Vento pode ser exógeno *(Wai Feng)* ou endógeno *(Nei Feng),* segundo o que vimos nas 3 causas patogénicas.

O Vento exógeno é o que estudaremos neste capítulo já que os síndromes de Vento interno:
- Transformação de *Yang* do Fígado em Vento,
- Aparição de Vento por Vazio de Sangue e dos humores.
- Transformação do Calor externo em Vento,

Foram estudados aquando dos síndromes do Fígado e de Calor interno.

## O FENG (VENTO) E O SÍNDROME BI

O *Feng* é o fator patogénico mais incidente no campo da patologia bioenergética, pois é o meio que utilizam o Frio e o Calor para se transformarem em Humidade ou Secura.

Quando se relaciona com um *Fu Qi,* pode originar Fogo (destruição) ou *Tan* (neoformação).

O Vento está sempre associado aos síndromes nocivos, e assim as patologias consideram-se exteriores por atingimento de Vento-Frio e Vento-Calor, em circunstâncias normais; e interiores por atingimento do Vento-Secura e do Vento-Humidade.

Há que salientar que nunca haveria uma enfermidade interior sem a participação do Vento, pois sabe-se que o desequilíbrio gera dinamismo, que, por sua vez, produz mudança ou transformação.

O *Ling Shu* determina que o "Vento é o primeiro dos seis fatores patogénicos-exógenos"*(Feng Wei Bai Hing Zhi Zheng).*

O *Feng* é neutro, uma vez que se combina com *Yin* ou com *Yang,* no entanto, geralmente, é classificado como *Yang* pela sua particularidade dinâmica. As patologias por ele induzidas caracterizam-se por serem transitórias ou temporais, assim como migratórias e de manifestação brusca e intermitente.

As doenças Vento típicas só ocorrem quando não há transformação em Humidade e Secura, circunstância que se produz em indivíduos com suficiente *Zheng Qi* (*Qi* correto).

Este tipo de enfermidades são conhecidas como síndromes intermédios, como por exemplo, o síndrome de *Shao Yang* ou síndromes de luta: febre ou arrepios intermitentes, vertigens e tonturas, convulsões, tremores, entumescimento muscular, desvios da boca e dos olhos", etc.

É conveniente diferenciar o *Wai Feng* ou Vento exógeno do *Nei Feng* ou Vento endógeno. O primeiro é aquele de que nos ocuparemos agora.

O segundo é um hiperdinamismo em relação com a polaridade *Yang* do Fígado e implica, geralmente, um desequilíbrio de *Qi* e de *Xue,* originado fundamentalmente por uma causa *Shen* (psíquica ou emocional).

O *Feng* pode ser leve *(Wei Feng),* e seguir com sinais menos agudos como tensão muscular, conjuntivite, pirose, hipertensão moderada, etc.

Pode ser mais profundo *(Shang Feng)* causando síndromes mais intensos que afetam os meridianos e os órgãos: síndrome de *Shao Yang* (hipertensão, úlceras, taquicárdia, asma, etc.).

De seguida, explicaremos as diversas patologias que pode ocasionar o Vento, com o objetivo de formar uma ideia semiológica e proporcionar princípios para o tratamento.

## SÍNDROME DE VENTO-FRIO *(Feng Han)*

**Sinais Clínicos.**
Neste caso, os sinais serão predominantemente *Yin*, fator epidémico *Yin (Yin Xue)* induzido, que surgirá com:
- Aversão ao Frio e ao Vento.
- Cefaleia.
- Obstrução nasal com descarga aquosa e rinorreia líquida.
- Mal-estar e dor generalizada.
- Ausência de febre ou febrícula.
- Pulso tenso, superficial e lento.
- Língua pálida com saburra branca.

**Princípio Terapêutico.**
Expulsar o Vento e dispersar o Frio.

## SÍNDROME DE VENTO-CALOR *(Feng Re)*

Os sinais são de tipo *Yang* com:
- Febre.
- Polidipsia.
- Secura de boca e de garganta.
- Irritação da garganta.
- Tosse com expetoração purulenta ou inclusive hemoptise.
- Olhos vermelhos.
- Língua com bordos e ponta vermelha.
- Pulso superficial e rápido.

**Princípio Terapêutico.**
Expulsar o Vento e refrescar o Calor.

## SÍNDROME DE VENTO-HUMIDADE *(Feng Shi)*

Nestes casos, a alteração é mais profunda, afetando o equilíbrio hídrico *Yin* (Baço-Pâncreas) com a aparição de Humidade que se deposita ao nível dos pontos barreira, (fundamentalmente os pontos *He*) produzindo:
- Artralgias.
- Sensação de peso articular.
- Alterações digestivas.
- Transtornos metabólicos e acumulação de Fleumas nas suas diversas manifestações.

**Princípio Terapêutico.**
Expulsar o Vento e eliminar a Humidade.

## SÍNDROME DE VENTO-SECURA *(Feng Zao)*

Nesta situação produzem-se sinais de desequilíbrio hídrico em favor do *Yang,* com:
- Febre.
- Cefaleia.
- Obstrução nasal.
- Secura da garganta.
- Tosse seca.
- Hipocondralgia.
- Pele pouco hidratada.
- Anidrose.
- Febre vespertina.
- Língua esbranquiçada e saburra pegajosa.
- Pulso profundo, tenso e acelerado.
Nesta fase existe também o risco de Fogo *(Feng Huo)* o que conduz, em primeira instância, à aparição de:
- Desidratação.
- Hemoptise.
- Epistaxe.
- Gengivite, etc.
Fazendo com que o tratamento e a profilaxia sejam de suma importância.

**Princípio Terapêutico.**
Expulsar o Vento e hidratar a Secura.

## SÍNDROME DE VENTO-ÁGUA *(Feng Shui Fan) (edema)*

Se o Vento externo penetrar rapidamente no *Tai Yin* perturba os movimentos descendentes do Pulmão e a sua função de regularização da "Via das Águas", consequentemente, produz-se estagnação de Água-Humidade. É um síndrome que evolui rapidamente, apresentando:
- Edema palpebral.
- Disúria.
- Tosse.
- Febre.
- Aversão ao frio.
- Dores articulares.
- Irritação, inflamação e dores na garganta.
- Dispneia em casos graves.
- Língua pálida com saburra branca e fina. Pulso superficial e retardado.

**Princípio Terapêutico.**
Expulsar o Vento, tonificar o Rim, regularizar os *Jin Ye* (líquidos orgânicos).

## SÍNDROME DE ERUPÇÕES CUTÂNEAS POR VENTO *(Feng Zhen)*

O Vento, em caso de debilidade da camada externa *(Wei)*, penetra, podendo associar-se a um fator de Calor latente *(Fu Qi Re)* para provocar uma brusca reação que se manifestará numa exteriorização rápida do Calor latente, originando erupções quentes e erráticas.
Trata-se de prurido espontâneo, agudo, que se manifesta com pápulas ou ampolas erráticas e extensivas. O prurido é intenso e ao coçar aumenta a extensão do calor e destruição de micro-vasos, células e nervos, o que provoca lesão cutânea "o Calor excitado converte-se em Fogo (destruição)".

**Princípio Terapêutico.**
Expulsar o Vento, dispersar o Calor e acalmar o prurido.

Marco A. M. Vieira

## SÍNDROME DE VENTO - FRIO - HUMIDADE
### (Feng Han Shi ou Bi)

A união destes três fatores cósmicos *Yin* origina o denominado síndrome *Bi*, coincidente com o conceito ocidental de reumatismo.

Segundo o *Su Wen*, o síndrome *Bi* é originado pela ação conjunta das três energias, ainda que exista sempre uma predominante.

O síndrome *Bi*, de origem *Liu Qi Yin* (energia cósmica Vento - Frio -Humidade), pode desencadear vários quadros combinados, definidos como uma estagnação energética *(Bi)* e sanguínea *(Yu)* capaz de produzir dor, entumescimento e peso articular ou muscular.

Estes quadros podem classificar-se como:
 1) Síndrome *Bi* EXÓGENO
 2) Síndrome *Bi* EXÓGENO-ENDÓGENO
 3) Síndrome *Bi* LATENTE
 4) Síndrome *Bi* CALOR ENDÓGENO
 5) Síndrome *Bi* VISCERAL

Segundo vimos no processo de penetração da Energia Perversa (*Xie Qi)*, estas comportam-se como energias estranhas, produzindo plenitudes reativo-defensivas (combates imunitários) nas vias secundárias, originando sintomatología dolorosa ou sensação de algoparestesias; todas as vias colaterais ou sistemas *Luo Mai* podem ver-se afetadas, progredindo do exterior ao interior, até atingir a própria via principal (sistema *Jing Mai)*, onde o processo se pode cronificar.

A plenitude produz estagnação e lentidão circulatória, portanto, de acordo com o princípio de que o Sangue circula pela ação da Energia, com o tempo, produzir-se-ão alterações nos tecidos próximos da zona afetada. Trata-se da denominada cicatriz energética, lugar onde repercutirá prioritariamente outra penetração de Energia Perversa.

## 1) SÍNDROME *BI* DE PREDOMÍNIO EXÓGENO *(WAI BI)*

Este *Bi* origina-se a partir da associação das três energias cósmicas *Yin* (Frio, Vento e Humidade), capazes de vencer a barreira neutralizante convertendo-se em *Xie Qi*. Para que se desencadei um *Bi*, é necessária sempre a união destas três energias atuando sobre o organismo, se bem que, uma delas predomina sobre as outras em cada caso concreto.

Isto dá origem aos três subtipos de *Bi* de predomínio exógeno.

230

O **Princípio Terapêutico** de todos os *Bis* exógenos compreende:
Fortalecer a defesa externa *(Wei)* e dispersar o Vento.

**1.1)** *Bi* **com predomínio de FRIO** *(Wai Bi Han)*

Caracteriza-se por:
- Algias violentas de localização fixa, que se fazem notar mais durante o dia que pela noite.
- Acompanham-se de parestesias.
- Insensibilidade e contratura à volta da zona afetada, que não apresenta inflamação nem calor.
- Fobia ao frio, a sintomatologia melhora com aplicação local de calor.
- Ausência de sede.
- Língua esbranquiçada.
- Pulso profundo e lento.

**Princípio Terapêutico.**
Aquecer o *Yang*, eliminar o Frio, o Vento e a Humidade.

**1 .2)** *Bi* **com predomínio de VENTO** *(Wai Bi Feng)*

A característica fundamental é a dor errática, que muda frequentemente de localização. A afeção pode apresentar:
- Caráter inflamatório ou edematoso.
- Fobia ao vento.
- Aparecem, frequentemente síndromes de *Shao Yang* (febre e arrepios alternados).
- Língua com saburra branca.
- Pulso superficial e tenso.
Num estádio mais avançado observam-se:
- Náuseas.
- Cefaleias.
- Respiração curta.
- Fases de tristeza.

**Princípio Terapêutico.**
Tonificar a *Wei Qi* (energia defensiva), eliminar o Vento, o Frio e a Humidade.

### l.3) *Bi* com predomínio de HUMIDADE *(Wai Bi Shi)*

A Medicina Tradicional Chinesa considera a Humidade como uma energia pesada que se deposita, fundamentalmente, nas articulações. Considerando este critério, o *Bi* com predomínio de Humidade caracteriza-se por:
- Localização num lugar fixo e capacidade de desencadear perturbações ósseas e musculares (conceito ocidental de artrose).
- Aparição frequente de estados febris que em casos mais graves, tendem a produzir hipertermia.
- Estado de inquietude e alterações psíquicas relevantes.
- Algoparestesias e parestesias cutâneas.
- Inflamação que não se apresenta quente, (inflamação por depósito; por exemplo, certas gonalgias climatéricas na face interna do joelho).
- Língua branca e viscosa.
- Pulso profundo, ecorregadio e lento.

**Princípio Terapêutico.**
Regularizar o sistema Baço-Pâncreas/Estômago, eliminar a Humidade, o Vento e o Frio.

## 2) *BI* EXÓGENO-ENDÓGENO *(Wai Nei Bi)*

As três energias cósmicas *Yin* (Frio-Vento-Humidade), podem afetar os diversos meridianos principais ou secundários (colaterais), mas também manifestar sintomatologia preferentemente numa área tissular determinada, originada por um vazio prévio do órgão que comanda a respetiva zona, e desta forma, de acordo com uma predisposição, podem originar-se os *Bis* Exógeno-Endógenos.

Este síndrome *Bi* pode ser indolor ou produzir uma sensação de peso, contraturas, parestesias, hipotermia e alterações circulatórias, quando existir uma insuficiência geral dos cinco órgãos, sem que exista desequilíbrio entre os ciclos de produção e de controle *(Wu Xing)*.

O *Xie Qi* ainda não se converteu em *Liu Yin,* mas já será um fator *Fu Qi* de desequilibrio em qualquer orgão e seu território de projeção.

De acordo com a Lei dos Cinco Movimentos *(Wu Xing)* existirão os seguintes cinco tipos de síndrome *Bi* Exógeno-Endógenos:

232

## 2.1) *Bi* dérmico ou cutâneo *(Bi Pi Mao)*

É a consequência do Vazio Energético prévio do Pulmão. Num primeiro estádio, o paciente apresenta:
- Sensação de formigueiro.
- Parestesias e hipersensibilidade cutânea.
- Aversão ao frio e ao vento.
Se a alteração progride, aparece uma sintomatologia mais profunda e deteta-se:
- Sensação de plenitude torácica.
- Tosse.
- Vómitos.
- Inquietude e melancolia.
Num terceiro estádio, aparece um sinal típico de Vazio da Energia pulmonar, o "movimento involuntário das aletas do nariz".

## 2.2) *Bi* da carne *(Bi Ji)* (tecido conjuntivo e celular subcutâneo)

Surge por uma diminuição da Energia do Baço-Pâncreas. Estes pacientes apresentam, num primeiro estádio:
- Sensação de formigueiro e parestesias, de tipo descargas elétricas debaixo da pele.
- Sensação de insetos inexistentes que percorrem a pele.
- Transpiração anormal.
- Formação de quistos subdérmicos.
- Em certos casos podem aparecer síntomas de delírio.
Numa segunda fase:
- Vómitos.
- Dificuldade respiratória.
- Fadiga nas extremidades.
- "Bola" subdiafragmática (síndrome de opressão subdiafragmática, originado por fleumas, que podem confundir-se com um transtorno cardíaco).
Se esta situação evoluir, aparecem sinais de:
- Icterícia.
- Abaixamento psíquico.
- Sensação anormal de sabor doce na boca.

233

## 2.3) *Bi* tendinomuscular *(Bi Ji Cou)*

Origina-se por uma diminuição da Energia do Fígado. Os síntomas apresentam-se de forma típica sobre o tecido muscular. Numa primeira fase observamos:
- Contraturas.
- Edemas.
- Mialgias.
  Se o processo continua, aparecem:
- Estagnação energética no hipocôndrio direito.
- Melancolia.
- Estados irascíveis.
- Sono agitado.
- Polidipsia e poliúria.
  Num terceiro estádio constatam-se:
- Vómitos ácidos.
- Dor na pélvis.
Nos homens, devido ao Meridiano Principal do Fígado rodear a zona genital, ao nível da barreira pubiana, surgem síntomas patognomónicos de Vazio da Energia do Fígado como pode ser a retração escrotal,

## 2.4) *Bi* dos vasos ou energético-sanguíneo *(Bi Mai Xue)*

Também denominado reumatismo dos Meridianos ou reumatismo do Coração, supõe uma alteração da energia cardíaca.
  Num primeiro estádio surgem:
- Alterações de cor da pele.
- Hipersensibilidade do tecido subcutâneo e muscular.
  Com o evoluir desta alteração, vai desenvolver-se o indesejável *Bi* cardíaco, com alterações mais profundas e que cursa com:
- Anorexia.
- Vómitos secos.
- Temor e melancolia.
  Num terceiro estádio produzem-se já alterações na estrutura cardíaca (cardiopatias).

## 2.5) *Bi* ósseo *(Bi Gu)*

Implica um distúrbio prévio da Energia Renal. É o reumatismo exógeno-endógeno mais evoluído e o mais típico nas nossas consultas e começa com:
- Dor na zona afetada e diminuição da capacidade de movimento.

No seu processo evolutivo aparece:
- Tensão abdominal.
- Sinais de estagnação energética no baixo ventre.
- Costas curvadas.
- Desânimo.
- Medo.
Pode chegar a produzir paralisia por alteração do *Dai Mai.*

**Princípio Terapêutico.**
O tratamento de todos os *Bis* exógenos-endógenos baseia-se em:
1º) Tratar da Energia Perversa Externa, caso exista uma resposta negativa perante um fator climatológico, suportado por evidência clínica.
2º) Tratar o órgão afetado.

## 3) SÍNDROME *BI* LATENTE *(Bi Fu Qi)*

Existe um síndrome de latência que se manifesta, numa fase inicial, com alterações locais de pouca relevância, devido à existência de uma importante função defensiva *(Wei)* que neutraliza o fator exógeno ainda que exista uma insuficiência da energia nutritiva *(Ying/Rong).* Isto origina certo grau de atingimento tissular, mas não permite a progressão do fator exógeno a zonas mais profundas.

São alterações a nível das extremidades, e implicam um estado latente ou larval que se manifestará por uma diminuição dos fatores essenciais *(Zheng Qi)* e/ou uma excessiva ação dos fatores patogénicos *(Xie Qi)* de tipo ambiental.

O Frio latente potencia-se com o atingimento de novas agressões, produzindo uma compressão e excitação, chegando a uma forma máxima que, no Oriente, se chama o "gelo que queima", isto constitui o síndrome de Falso-Calor.

A intensidade por justaposição, vence rapidamente todos os sistemas colaterais e principais, provocando uma brusca reação do Mestre do Coração *(Xin Bao)* (parassimpático-energético) que não pode regular nem equilibrar o gasto. Origina um efeito de reversão do interior ao exterior com manifestação de inflamação, rubor, dor e calor (Falso-Calor) sobre as grandes articulações, tornando-se distal de acordo com a intensidade da ação e o tempo de evolução.

Estes pacientes melhoram com a aplicação de calor (verdadeiro frio).

**Princípio Terapêutico.**
Estimular a Energia Nutritiva *(Ying/Rong)*. Aquecer o *Yang* e os Meridianos.

## 4) SÍNDROME *BI* POR CALOR ENDÓGENO
### *(Bi Re Nei Shen)*

A Medicina Chinesa explica esta situação da seguinte forma: a ira, os desgostos, os transtornos anímicos ou qualquer parâmetro psicoafetivo ou emocional muito incidente, provocam uma reação energética profunda, no Mestre do Coração que trata de neutralizar a agressão psíquica.

O Mestre do Coração tem uma função *Yin* relacionada com a energia *Shen,* e uma função *Yang* relacionada com a circulação energética, sanguínea e linfática. Se houver um fator *Yin* predominante (causa psicoafectiva), diminui a quantidade de energia que existe no organismo para se defender contra as energias cósmicas (uma plenitude dos fatores psíquicos, provoca uma diminuição da resposta imunológica do organismo).

Observamos, portanto, como um fator psíquico incidente, provoca uma hiperatividade do *Xin Bao* que tende a neutralizá-lo e, consequentemente, se origina uma hipoatividade na função defensiva.

Esta circunstância propicia ou facilita o acesso da Energia Perversa e, portanto, uma maior plenitude do Mestre do Coração que, em última instância, é encarregado de resolver a situação homeostática.

Cria-se assim um círculo vicioso que, no final, vai provocar o que se denomina "síndrome de explosão do *Xin Bao"*, traduzido por uma manifestação brusca das concentrações energéticas para o exterior, com dor sobre as grandes articulações e que irradia para zonas distais acompanhada de:
- Inflamação com rubor e calor.
- Febre.
- Melhoria da dor com o frio.
- Língua amarela.

**Princípio Terapêutico.**
Dispersar o Calor e fazer circular o *Yang* do *Xin Bao.*

## 5) SÍNDROME *BI* VISCERAL *(Bi Fu)*

É um síndrome descrito pela Medicina Tradicional Chinesa, cuja etiologia se justifica pela alteração física de uma víscera de uma maneira brusca, por exemplo, a ablação ou resseção parcial ou total de uma delas.

Assim, consideram-se como exemplos típicos os síndromes *Bi* motivados por alterações da Vesícula Biliar e Intestino Delgado, pela sua relação direta com o Movimento Fogo (acoplados do Fígado-Fogo Ministerial e Coração-Fogo Imperial).

Também estão descritos *Bis* relacionados com o Intestino Grosso, Bexiga e Estômago, ainda que menos frequentes.

De todas as formas, ao estudar um reumatismo é preciso, a fim de realizar um bom diagnóstico, questionar sobre a possível intervenção cirúrgica que afetara o sistema visceral.

Estes síndromes são descritos com o nome de "Catástrofe Energética", em referência à alteração da base física que sustenta o sistema energético, produzindo-se distúrbios no equilíbrio interior-exterior (planos homeostáticos dependentes da ação visceral) e, portanto, uma maior possibilidade de penetração das energias climatológicas.

É frequente, e assim o demonstra a estatística, que algum tempo depois de uma intervenção deste tipo, produzem-se síndromes reumáticos, que a medicina convencional não relaciona.

Como diagnóstico diferencial, consideramos a sintomatologia típica na alteração de cada um deles, e devemos considerar como muito úteis os seguintes princípios:

a) O aumento da sintomatologia em relação à energia cósmica, como por exemplo, o Vento nas alterações da Vesícula Biliar, o Frio nas da Bexiga, o Calor nas do Intestino Delgado, etc.

b) A relação geral da dor de acordo com o trajeto do Meridiano, por exemplo:
- Dor costal na Vesícula Biliar.
- Dor do ráquis lombar na Bexiga.
- Dor do trajeto cubital ou látero-interno dos membros superiores no Intestino Delgado.
- Etc.

**Princípio Terapêutico.**
Potenciar a relação *Biao-Li* (Exterior-Interior) dos *Zang Fu* afetados.

# Resumo: Síndromes diferenciais do Vento
## ( Feng Bian Zheng )

**A) SÍNDROME DE VENTO-FRIO** *(Feng Han)*
*Sinais Clínicos:* Sinais típicos de estado gripal
*Princípio terapêutico:* Expulsar o Vento e dispersar o Frio.

**B) SÍNDROME DE VENTO-CALOR** *(Feng Re)*
*Sinais Clínicos:* Febre, polidipsia, sede e secura da boca e da garganta, irritação da garganta, tosse com expetoração purulenta ou inclusive hemoptise, língua com bordos e ponta vermelha, olhos avermelhados e pulso superficial e rápido
*Princípio terapêutico:* Expulsar o Vento e refrescar o Calor.

**C) SÍNDROME DE VENTO-HUMIDADE** *(Feng Shi)*
*Sinais Clínicos:* Artralgias, peso articular, alterações digestivas, distúrbios metabólicos e acumulação de fleuma em suas diversas manifestações.
*Princípio terapêutico:* Expulsar o Vento e eliminar a Humidade.

**D) SÍNDROME DE VENTO-SECURA** *(Feng Zao)*
*Sinais Clínicos:* Febre, cefaleia, obstrução nasal, secura da garganta, tosse seca, hipocondralgia, pele pouco hidratada, anidrose, língua esbranquiçada e saburra pega|osa, febre vespertina, etc.
Nesta fase existe o risco de Fogo *(Feng Huo)* o que conduz, em primeira instância a desidratação, hemoptise, epistaxe, gengivite, etc , isto faz com que o tratamento e a profilaxia sejam de suma importância
*Princípio terapêutico:* Expulsar o Vento e hidratar a Secura.

**E) SÍNDROME DE VENTO-ÁGUA EDEMA** *(Feng Shui Fan)*
*Sinais Clínicos:* Edema palpebral inicialmente e logo se alastra, disúria, tosse, febre, aversão ao frio, dores articulares irritação, inflamação e dores na garganta. Dispneia nos casos graves, língua vermelha com saburra branca e fina, pulso superficial e rápido
*Princípio terapêutico:* Expulsar o Vento, tonificar o Rim, regularizar os *Jin Ye* (líquidos orgânicos).

**F) SÍNDROME DE ERUPÇÕES CUTÂNEAS POR VENTO** *(Feng Zhen)*
*Sinais Clínicos:* Prurido errático com calor
*Princípio terapêutico:* Expulsar o Vento, dispersar o Calor e acalmar o prurido.

**G) SÍNDROMES DIFERENCIAIS DO SÍNDROME *BI* (*BI BIAN ZHENG*), VENTO - FRIO - HUMIDADE** *(Feng Han Shi)* **OU SÍNDROME *BI***
**G.l) SÍNDROME *BI* DE PREDOMÍNIO EXÓGENO** *(Wai Bi)*
**G.l.1) FRIO:**
*Sinais Clínicos:* Algias agudas localizadas, ausência de sede, língua pálida com saburra branca, pulso tenso, fobia ao frio, melhora com o calor
*Princípio terapêutico:* Aquecer o *Yang*, eliminar o Frio, o Vento e a Humidade.

**G.l.2) VENTO:**

*Sinais Clínicos:* Dores erráticas, afeções que podem surgir com caráter inflamatório ou edematoso, fobia ao vento, pulso superficial e tenso, síndrome de *Shao Yang*, língua com capa branca. Estádio avançado: náuseas, cefaleia, respiração curta e fases de tristeza.

*Princípio terapêutico:* Tonificar a *Wei Qi* (energia defensiva), eliminar o Vento, o Frio e a Humidade.

**G.l.3) HUMIDADE:**

*Sinais Clínicos:* Localização em lugar fixo, desencadeando perturbações osseas e musculares, estados febris, inquietude e alterações psíquicas, algoparestesias e parestesias cutâneas, pulso superficial e retardado, inflamação não quente, língua branca e viscosa

*Princípio terapêutico:* Regularizar o sistema Baço-Pâncreas/Estômago, eliminar a Humidade, o Vento e o Frio.

**G.2) SÍNDROME *Bl* EXÓGENO-ENDÓGENO** *(Wai Nei Bi)*

**G.2.1) DÉRMICO:**

*Sinais Clínicos:* Sensação de formigueiro, parestesia, hipersensibilidade cutânea, aversão ao frio e vento. *2º* estádio: sensação de plenitude torácica, tosse, vómitos, inquietude e melancolia. 3° estádio: movimento involuntário das aletas do nariz.

*Princípio terapêutico:* 1°) Tratar da energia perversa externa, caso exista uma resposta negativa perante um fator climatológico, suportado por evidência clínica. 2°) Tratar o órgão afetado.

**G.2.2) SUBCUTÂNEO:**

*Sinais Clínicos:* Sensação de formigueiro, parestesias e insetos inexistentes, transpiração anormal, formação de quistos subdérmicos, por vezes, delírio.

2° est : vómitos, dificuldade respiratória, fadiga nas extremidades, bola subdiafragmática

3° est: icterícia, astenia psíquica, sensação anormal de sabor doce na boca.

*Princípio terapêutico:* 1°) Tratar da energia perversa externa, caso exista uma resposta negativa perante um fator climatológico, suportado por evidência clínica. 2°) Tratar o órgão afetado.

**G.2.3) TENDINO-MUSCULAR**

*Sinais Clínicos:* Contraturas, inchaços e processos álgicos musculares.

2° est: estagnação energética no hipocôndrio direito, melancolia, estados irascíveis, sono agitado, polidipsia e poliúria.

3° est: vómitos ácidos, dor da pelvis e nos homens, retração escrotal.

*Princípio terapêutico:* 1°) Tratar da energia perversa externa, caso exista uma resposta negativa perante um fator climatológico, suportado por evidência clínica. 2°) Tratar o órgão afetado.

**G.2.4) CIRCULATÓRIO**

*Sinais Clínicos:* Alterações cromáticas dos tecidos, principalmente na pele, hipersensibilidade do tecido subcutâneo.

2° est: anorexia, vómitos secos, temor e melancolia.

3° est: alterações da estrutura cardíaca.

*Princípio terapêutico:* 1°) Tratar da energia perversa externa, caso exista uma resposta negativa perante um fator climatológico, suportado por evidência clínica. 2°) Tratar o órgão afetado.

239

**G.2.5) ÓSSEO**

*Sinais Clínicos*: Algias no tecido ósseo, diminuição do movimento. Posteriormente tensão abdominal, estagnação energética no baixo ventre, costas curvadas, desânimo, medo e paralisia por alteração do *Dai Mai*.

*Princípio terapêutico:* 1º) Tratar da energia perversa externa, caso exista uma resposta negativa perante um fator climatológico, suportado por evidência clínica. 2º) Tratar o órgão afetado.

**G.3) LATENTE**

*Sinais Clínicos:* Desencadeia-se em relação com a diminuição de defesa ou agressão cósmica, melhora com a aplicação de calor local, extende-se a partir das grandes articulações.

*Princípio terapêutico:* Estimular a Energia Nutritiva *(Ying/Rong)*, aquecer o *Yang* e os Meridianos.

**G.4) CALOR ENDÓGENO**

*Sinais Clínicos:* Desencadeia-se em relação com agressão *Shen*, melhoram com a aplicação de frio local, extendem-se a partir das grandes articulações.

*Princípio terapêutico:* Dispersar o Calor e fazer circular o *Yang* do *Xin Bao*.

**G.5) VISCERAL**

*Sinais Clínicos:* Em relação com antecedentes cirúrgicos, degenerativos ou traumáticos

*Princípio terapêutico:* Potenciar a relação *Biao-Li* (Exterior-Interior) dos *Zang Fu* afetados.

# O FRIO (Han)

O Frio é uma energia cósmica de natureza *Yin,* que tem como missão fundamental controlar o *Yang.* Isto determina a existência de um Calor moderado *(Ming Men)* que armoniza a função dinâmica do organismo. Assume o papel de parassimpático ou sistema neutralizador.

O Frio, segundo o ponto de vista bioenergético, é uma energia que se define como ausência relativa de Calor e estado de latência do Princípio Único ou o UM de Lao Tsé.

A ação constritora do Frio delimita a ação do *Yang* (víscera) e ativa as funções *Yin* (órgão). Vemos, portanto, que o Frio é necessário para o estímulo dos cinco órgãos físicos.

Devemos recordar que o Frio contrai os níveis energéticos *Yang,* o que conduz a uma aceleração dos níveis *Yin* que tratam, com isso, de manter a homeostasia.

Os planos *Yin* geram os tecidos, os *Yang* protegem-nos.

O Frio, portanto, e segundo a terminologia tradicional, debilita o *Yang,* constringe-o e lentifica-o. Se o *Yang* decresce, o *Yin* cresce.

Este sistema de equilibrio é imprescindível na relação *Zang-Fu* (órgãos e vísceras). No entanto, o Frio excessivo ou a insuficiência de *Yang* produz, de maneira imediata, lentidão do Sangue (*Xue*) apresentando sinais de aversão ao frio, febre, cefaleias, dor generalizada (estagnação), diarreia, dor abdominal, etc.

Da mesma forma que o Vento (*Feng*)*,* o Frio (*Han*) pode ser externo *(Wai Han)* ou pode manifestar-se internamente *(Nei Han)* produzindo determinados síndromes.

O Frio interno (*Nei Han*)*,* qualquer que seja o seu grau de penetração, produz diminuição da função vital e provoca transtornos na transformação e distribuição da água orgânica.

O *Su Wen* em *Yiao Lun* específica: "o excesso de *Yin* converte-se em Frio interno, afetando fundamentalmente o Baço-Pâncreas e o Rim".

Baço-Pâncreas e Rim são os mais *Yin* dentro dos órgãos (Terra e Água), o excesso de *Yang* converte-se em Calor interno afetando, fundamentalmente, o Fígado e o Coração, que são os mais *Yang* entre os órgãos (Madeira e Fogo). Por isso, também, a mulher *(Yin)* é predominantemente Terra e Água e mais propensa a essas patologias; o homem *(Yang)* é predominantemente Madeira e Fogo e por isso mais propenso às alterações desses movimentos.

O Baço-Pâncreas tem a função de transformação e transporte da "água alimentar" (energia *ying/rong*) e o Rim recicla essa água. O *Yang* do Rim é a fonte de Calor do corpo, por isso o Frio interno produz-se por vazio de *Yang* do Rim e distúrbios do Baço-Pâncreas na transformação do alimento, aparecendo:

241

- Vómitos, diarreia, cólicas abdominal, frio nas mãos e pés, sudação fria, pulso profundo, etc.

Se o Frio avança, vencendo a resistência do *Yang,* produz-se o síndrome *Han Hua* que se manifesta como etapa avançada de um síndrome febril e produz:

- Lassitude, frio nos membros, fobia ao frio, poliúria com urina clara, diarreia, pulso débil e língua pálida com saburra branca.

A persistência de Frio, bem como por excesso deste, ou por defeito do *Yang* do Rim, podem levar-nos a sinais mais profundos entre os quais se destacam:

## A) EDEMAS DE TIPO FRIO *(Han Sheng Ze Fu)*

O Frio prolongado nos níveis *Yin* estagna a Energia e o Sangue, originando Humidade e formando edema.

Como exemplo clássico é observado na nefrite crónica que implica uma insuficiência do *Yang* do Baço-Pâncreas e Rim.

**Princípio Terapêutico.**
Tonificar o *Yang* do Baço-Pâncreas e Rim, eliminar a Humidade e a Estagnação.

## B) FRIO PERSISTENTE NO INTERIOR DO CORPO *(Nei Ti Jiu Han)*

Origina síndromes de difícil tratamento como por exemplo: artrite crónica, dispepsia, anorexia, diarreia crónica, dismenorreia, incontinência, etc.

**Princípio Terapêutico.**
Aquecer o *Yang* Geral, tonificar o *Yang* do Rim.

## C) SÍNDROME DE FALSO CALOR - VERDADEIRO FRIO *(Yi Han Ge Re) (A predominância do Yin tapando o Yang).*

De uma maneira geral encontramos este síndrome no capítulo dos *Bi.* No entanto, pode-se dar esta circunstância nos "Aquecedores", por exemplo: Frio no interior com sinais de diarreia, cólica, poliúria, disenteria com sinais de calor na parte superior (tórax e cabeça) polidipsia, etc.

**Princípio Terapêutico.**
Fazer circular o *Qi* (energia), aquecer o *Yang*.

Marco A. M. Vieira

---

## Resumo: Síndromes diferenciais de Frio
## ( Han Bian Zheng )

**A) SÍNDROME DE EDEMAS DE TIPO FRIO** *(Han Sheng Ze Fu)*

*Sinais Clínico:* Edemas com estagnação de Sangue, inflamação, presença de Humidade e formação de edemas.

*Princípio terapêutico:* Tonificar o *Yang* do Baço-Pâncreas e Rim, eliminar a Humidade e a Estagnação.

**B) SÍNDROME DE FRIO PERSISTENTE NO INTERIOR DO CORPO** *(Nei Ti Jiu Han)*

*Sinais Clínicos:* A das doenças crónicas, que se ativam com o frio.

*Princípio terapêutico:* Aquecer o *Yang* Geral, tonificar o *Yang* do Rim.

**C) SÍNDROME DE FALSO CALOR – VERDADEIRO FRIO** *(Yi Han Ge Re)*

*Sinais Clínicos:* Manifestações externas de Calor com sinais internos de Frio

*Princípio terapêutico:* Fazer circular o *Qi* (energia), aquecer o *Yang*.

---

## A HUMIDADE (Shi)

A Humidade, como o resto dos fatores estudados até agora, pode ser exógena *(Wai Shi)* ou endógena *(Nei Shi)*.

A Humidade é uma energia perversa *Yin,* de natureza pesada, viscosa e que se estagna facilmente. Por isso as doenças causadas pela Humidade são crónicas e de evolução lenta. Tendem a bloquear os mecanismos energéticos travando a Energia *(Qi)* e o *Yang.*

O Baço-Pâncreas (Terra-Humidade) e o Estômago (Mar dos alimentos) são os órgãos mais sensiveis à Humidade.

A Humidade externa provém das nuvens, do nevoeiro, da chuva, charcos, de habitações com humidade ou solos húmidos. O facto de se caminhar a apanhar chuva ou estar em contacto com água, de viver em regiões montanhosas húmidas e frias, etc. facilita a penetração da Humidade no corpo através da via cutânea (poros) e através dos membros inferiores afetando, em princípio, a parte baixa do corpo.

A Humidade interna provém de um Vazio do Baço-Pâncreas e do Estômago devido, aos seguintes fatores: excessiva ingestão de água, alcoolismo e consumo excessivo de alimentos gordos, crus, frios ou alimentos refrigerados ou demasiada fruta.

A Humidade tem natureza *Yin* e a propriedade de ser pesada, turva e capaz de estagnar-se, sobretudo a nível articular.

A Humidade do exterior provocará transtornos na transformação dos alimentos, por atingimento do metabolismo do Baço-Pâncreas e no transporte dos líquidos orgânicos ao produzir estagnação.

Isso origina sintomatologia de Estase, tanto das substâncias não-metabolizadas (Fleumas), como da água (edema).

Quando um indivíduo é atacado pela Humidade, apresentam-se manifestações de sensação de peso no corpo, lumbago, lassitude, dor muscular e articular, distúrbios da função gastrointestinal, com anorexia, diarreia, dificuldade urinária e opressão torácica.

Um sinal típico de ataque da Humidade é a sensação de peso da cabeça "como se tivesse uma venda a comprimir".

Para que a Humidade ataque o organismo precisa-se que exista uma alteração no equilíbrio hídrico endógeno, isto é, que estejam alteradas as unidades energéticas responsáveis pela função de transformação.

Estas unidades de transformação são o Pulmão e o Baço-Pâncreas: o Pulmão "seca" e o Baço-Pâncreas "humedece".

Para que estas unidades realizem a sua função de equilíbrio é necessário que, tanto o Estômago como o Intestino Grosso realizem a sua função homeostática.

Por isso, nos sinais de Humidade estão implicados, fundamentalmente, o Estômago e o Baço-Pâncreas (sinais gastrometabólicos), e nos de Secura, o Intestino Grosso e o Pulmão (sinais intestinais e respiratórios).

O ataque por Humidade ou o desequilíbrio hídrico produz uma série de síndromes que tentaremos desenvolver em três partes, donde, dado o seu interesse semiológico, ampliaremos o estudado em Humidade-Frio, Humidade-Calor, Humidade perversa endógena e Fleumas.

## 1) HUMIDADE EXÓGENA *(Wai Shi)*

### 1.a) Humidade-Frio *(Wai Shi Han)*

**Sinais Clínicos.**
- Peso e dor generalizada, sobretudo a nível articular.
- Sensação de frio.
- Distensão e dor abdominal.
- Sensação de desconforto e plenitude no tórax e estômago.
- Transpiração contínua.
- Fezes soltas ou diarreia.
- Disúria.
- Tosse com abundantes fleumas, fáceis de expetorar.
- Língua com saburra grossa e branca.
- Pulso fraco, escorregadio e lento.

**Princípio Terapêutico.**
Expulsar a Humidade e desobstruir os Meridianos.


### 1.b) Humidade-Calor *(Wai Shi Re)*

**Sinais Clínicos.**
A Humidade e o Calor podem entrar no corpo, através da via bucal, nasal e pela pele, podendo afetar todas as partes.

A Humidade estagnada um longo tempo pode converter-se em Calor produzindo Humidade-Calor. Se predominar a Humidade o *Yang* orgânico estará débil, se predominar o Calor é o *Yin* orgânico que estará débil.
- Febre persistente que aumenta ao fim da tarde.

- Sensação de dor e distensão na cabeça.
- Disforia com sensação de calor no tórax.
- Sede sem desejo de beber.
- Transpiração espontânea que baixa a febre.
- Dor, inflamação e peso nas extremidades.
- Vómitos e fezes soltas.
- Inflamação da garganta.
- Icterícia em certos casos.
- Urinas escuras ou amarelas.
- Língua com saburra amarela e gordurosa.
- Pulso fraco, rápido e escorregadio.

**Princípio Terapêutico.**
Dissipar o Calor e eliminar a Humidade.

## 2) HUMIDADE ENDÓGENA *(Nei Shi)*

Surge por dieta desregrada com excessivo consumo de crus, frios e álcool. Isso comporta uma alteração no metabolismo do Baço-Pâncreas no qual a água e a essência dos alimentos não são assimiladas nem transportadas (BP-P), provocando a formação de Humidade interna, que quando se acumula provoca como sinais específicos:
- Diarreia.
- Edema.
- Sensação de plenitude e peso.
- Fleumas.

A Humidade interna bloqueia o Baço-Pâncreas e com o tempo, converte-se em Humidade-Calor originando dois síndromes evolutivos:
  I) Bloqueio do Baço-Pâncreas por Humidade.
  II) Transformação da Humidade em Calor.

### 2.a) Bloqueio do Baço-Pâncreas por Humidade.
**(Predomínio de *Yin* interno sobre o *Yang*).**

**Sinais Clínicos.**
- Debilidade e peso nas extremidades.
- Psicoastenia.
- Sensação de incómodos epigástricos.
- Pouco apetite, com digestão difícil e dilatação abdominal.
- Fezes soltas ou diarreia.
- Vómitos ou náuseas.
- Borborigmos.

- Disúria.
- Edema, em algumas ocasiões.
- Face apagada e amarelada.
- Saburra branca e gordurosa.
- Pulso fraco e escorregadio.

**Princípio Terapêutico.**
Regular o *Qi* do Baço-Pâncreas e eliminar a Humidade.

### 2.b) Transformação da Humidade em Calor (Predomínio do *Yang* interno sobre o *Yin*)

**Sinais Clínicos.**
- Disenteria.
- Afeções urinárias (disúria, polaquiúria, hematúria, calculose, etc.).
- Em casos mais graves, edema e anúria ou retenção de fezes.
  Se a Humidade-Calor se exterioriza produz-se:
- Icterícia.
- Dermatopatias (erisipela, sarna, psoríase, etc.).
- Língua com saburra amarelada e gordurosa.
- Pulso escorregadio e acelerado.

**Princípio Terapêutico.**
Refrescar e eliminar a Humidade-Calor.

## 3) SÍNDROMES PARTICULARES DA HUMIDADE

### 3.a) A Humidade nociva *(Shi Du)*

**Sinais Clínicos.**
  É provocada por estagnação de Humidade no Estômago e no Intestino Grosso, originando:
- Estados nauseosos.
- Anorexia.
- Dispepsia rebelde.
- Aparecimento de melenas.
- Diverticulose.
- Transtornos da absorção intestinal.
- Etc.
  Esta sintomatologia geral engloba-se na designação de Humidade Turva *(Shi Zhuo)* e obstaculiza a circulação fluída dos "puros" ou líquidos fisiológicos, produzindo depósitos e/ou obstruções.

**Princípio Terapêutico.**
Metabolizar a Humidade, Eliminar a Estagnação.

### 3.b) A Humidade turva ascende à cabeça, obstruindo o *Qi* e o *Yang*, que ascendem pesados *(Zhuo Xie Hai Qing)*

**Sinais Clínicos.**
  Provoca sinais de:
- Peso na cabeça.
- Olhos inchados.
- Excesso de humidade nos ouvidos, com hipoacusia.
- Obstrução nasal.
- Por vezes, perda de consciência.

**Princípio Terapêutico.**
Ativar o *Qi* e o *Yang*, dispersar a Humidade.

### 3.c) A Humidade espalha-se com a ajuda do Vento *(Feng Shi Xie)*

**Sinais Clínicos.**
  Provoca um *Bi* Humidade-Vento, típico da poliartrite com depósitos articulares, impedindo a extensão, a flexão e a rotação da coluna, também designado *Feng Shi Xiang Bi.*

**Princípio Terapêutico.**
Tonificar o *Xue* (sangue) e eliminar o Vento.

### 3.d) A Humidade aumenta com o Frio latente *(Han Shi Xie)*

**Sinais Clínicos.**
  O Frio interno sobre o *Yang Ming* (E-IG) incrementa a ação patogénica da Humidade, originando:
- Retenção de líquidos.
- Edema generalizado.
- Frio nas extremidades.
- Fezes moles.
- Diarreia.
- Convulsões.
- Gastralgia.

**Princípio Terapêutico.**
Fazer circular os *Jin Ye* (líq. orgânicos). Tonificar o *Yang* do Baço-Pâncreas e do Rim.

### 3.e) A Humidade obstrui o sistema colateral *(Shi Zu Qi Fen)*

**Sinais Clínicos.**
- Peso e dor generalizados, sobretudo, na cabeça.
- Opressão torácica.
- Anorexia.
- Diarreia.
- Saliva pegajosa.

**Princípio Terapêutico.**
Eliminar a Humidade, tonificar o Pulmão, ativar a circulação de *Qi* nos Grandes *Luo*.

### 3.f) A Humidade estagnada impede a saída do Calor *(Feng Shi Yu Re Fu)*

**Sinais Clínicos.**
- Febre e sudação persistente.
- Distensão abdominal.
- Anorexia.
- Cabeça pesada.

**Princípio Terapêutico.**
Metabolizar a Humidade, eliminar a Estagnação, regular as funções do Baço-Pâncreas.

### 3.g) A Humidade-Calor ataca o Aquecedor Inferior *(Xia Jiao Shi Re)*

**Sinais Clínicos.**
- Perturbação intestinal aguda e genito-urinária.
- Diarreias fétidas.
- Retenção urinária.
- Leucorreia.
- Prurido vulvar.
- Sensação de plenitude pélvica.

**Princípio Terapêutico.**
Metabolizar a Humidade, eliminar a Estagnação, refrescar o Aquecedor Inferior.

### 3.h) Diarreias crónicas por Humidade cronificada
*(Shi Sheng Ze Nu Xie)*

**Sinais Clínicos.**
A disfunção do Baço-Pâncreas em transformar e distribuir a água, produz *Nu Xie* (diarreia) com borborigmos que com o tempo originam, em combinação com o Frio, edema crónico e ascite.

A ascite ou retenção hídrica produz-se pela alteração da Humidade.

Nela estão implicados todos os órgãos, fundamentalmente, o Rim (daí a ação do Frio-Humidade na génese dos edemas); a insuficiência do *Yang* do Rim não faz subir "o puro" ao Fígado *(Qi Ji* ascendente), e não baixa "o impuro" à bexiga *(Qi Ji* descendente), tornando assim, a Água Matriz (*Shen Shui)* impura, depositando-se e extravasando ao nível mesentérico (ascite), a nível distal (edemas dos pés) ou a nível dos Pulmões, com encharcamento por falta de secura do Pulmão, e portanto, causando edema generalizado.

**Princípio Terapêutico.**
Metabolizar a Humidade, eliminar a Estagnação, fazer circular os *Jin Ye* (líq. orgânicos), tonificar o *Yang* do Baço-Pâncreas e do Rim.

Marco A. M. Vieira

## Resumo: Síndromes diferenciais da Humidade
*( Shi Bian Zheng )*

**A) HUMIDADE EXÓGENA** *(Wai Shi)*

**1.a) Humidade-Frio** *(Wai Shi Han)*

*Sinais Clínicos:* Peso e dor generalizados, sobretudo a nível articular, sensação de frio, distensão e dor abdominal, sensação de desconforto e plenitude no tórax e estômago, transpiração contínua, fezes soltas ou diarreia, disúria, tosse com abundantes fleumas fáceis de expetorar, língua com saburra grossa e branca e pulso fraco e lento

*Princípio terapêutico:* Expulsar a Humidade e desobstruir os Meridianos.

**1.b) Humidade-Calor** *(Wai Shi Re)*

*Sinais Clínicos:* Febre persistente que aumenta à tarde, sensação de dor e distensão na cabeça, disforia com sensação de calor no tórax, sede sem desejo de beber, transpiração espontânea que baixa a febre, dor, inflamação e peso nas extremidades, vómitos e fezes soltas, inflamação da garganta, icterícia em certos casos, urina escura ou amarelada, língua com saburra amarela e gordurosa e pulso fraco, rápido e escorregadio.

*Princípio terapêutico:* Dissipar o Calor e eliminar a Humidade.

**2) HUMIDADE ENDÓGENA** *(Nei Shi)*

**2.a) Bloqueio do Baço-Pâncreas pela Humidade** (Predomínio do *Yin* interno sobre o *Yang).*

*Sinais Clínicos:* Sinais de Humidade interna (diarreia, peso, fleumas e edemas) e vómitos ou náuseas, borborigmos, disúria, em algumas ocasiões, face apagada e amarelada, saburra branca e grossa e pulso fraco e escorregadio.

*Princípio terapêutico:* Regular o *Qi* do Baço-Pâncreas e eliminar a Humidade.

**2.b) Transformação da Humidade em Calor** (Predomínio do *Yang* interno sobre o *Yin).*

*Sinais Clínicos:* Sinais de Humidade interna, ao princípio, seguidos de disenteria, afeções urinárias, icterícia, dermatopatias exudativas, etc.

*Princípio terapêutico:* Refrescar e eliminar a Humidade-Calor.

**3) SÍNDROMES PARTICULARES DA HUMIDADE**

**3.a) A Humidade nociva** *(Shi Du)*

*Sinais Clínicos:* Náuseas, anorexia, dispepsia rebelde, melenas, divertículos, transtornos da absorção intestinal.

*Princípio terapêutico:* Metabolizar a Humidade, eliminar a Estagnação.

**3.b) A Humidade turva ascende à cabeça, obstruindo o *Qi* e o *Yang*, que ascendem pesados** *(Zhuo Xie Hai Qing)*

*Sinais Clínicos:* Sinais de peso na cabeça, olhos inchados, excesso de humidade nos ouvidos, com hipoacusia, obstrução nasal, e por vezes perda de consciência.

*Princípio terapêutico:* Ativar o *Qi* e o *Yang*, dispersar a Humidade.

**3.c) A Humidade espalha-se com a ajuda do Vento** *(Feng Shi Xie)*

*Sinais Clínicos:* Provoca um *Bi* Humidade-Vento, típico da poliartrite com depósitos articulares, impedindo a extensão, a flexão e a rotação da coluna.

*Princípio terapêutico:* Tonificar o *Xue* (sangue) e eliminar o Vento.

**3.d) A Humidade aumenta com o Frio latente** *(Han Shi Xie)*

*Sinais Clínicos:* Retenção de líquidos, edema generalizado, frio nas extremidades, fezes moles, diarreia, convulsões e gastralgia.

*Princípio terapêutico:* Fazer circular os *Jin Ye* (líq. orgânicos), tonificar o *Yang* do Baço-Pâncreas e do Rim.

**3.e) A Humidade obstrui o sistema colateral** *(Shi Zu Qi Fen)*

*Sinais Clínicos:* Peso e dor generalizados, sobretudo, na cabeça, opressão torácica, anorexia, diarreia, saliva pegajosa, etc.

*Princípio terapêutico:* Eliminar a Humidade, tonificar o Pulmão, ativar a circulação de *Qi* nos Grandes *Luo*.

**3.f) A Humidade estagnada impede a saida do Calor** *(Feng Shi Yu Re Fu)*

*Sinais Clínicos:* Febre e sudação persistente, distensão abdominal, anorexia, cabeça pesada, etc.

*Princípio terapêutico:* Metabolizar a Humidade, eliminar a Estagnação, regular as funções do Baço-Pâncreas.

**3.g) A Humidade-Calor ataca o Aquecedor Inferior** *(Xia Jiao Shi Re)*

*Sinais Clínicos:* Perturbação intestinal aguda e genito-urinária, com diarreias fétidas, retenção urinária, leucorreia, prurido vulvar, sensação de plenitude pélvica.

*Princípio terapêutico:* Metabolizar a Humidade, eliminar a Estagnação, refrescar o Aquecedor Inferior.

**3.h) Diarreias crónicas por Humidade cronificada** *(Shi Sheng Ze Nu Xie)*

*Sinais Clínicos:* Diarreia, edema ascítico ou maleolar ou generalizado.

*Princípio terapêutico:* Metabolizar a Humidade, eliminar a Estagnação, fazer circular os *Jin Ye* (líq. orgânicos), tonificar o *Yang* do Baço-Pâncreas e do Rim.

253

Marco A. M. Vieira

# O CALOR (Re) E OS SÍNDROMES FEBRIS
## (Re Bian Zheng e Wei Qi Ying Xue Bian Zheng)

O Calor é a energia vital e a manifestação de vida. Ativa o *Yang* e portanto o *Xue* (Sangue), por isso, a Medicina Tradicional Chinesa utiliza métodos de estímulo térmicos como a moxibustão e indica-nos que o Calor fisiológico, ainda que seja em excesso, é útil se o purificarmos, isto é, evitarmos que se converta em Secura ou em Fogo.

Logicamente, refiro-me ao Calor climatológico e aos Calores fisiológicos cuja radiação tem a propriedade de tonificar o *Qi* sem provocar síndrome de Secura *(Zao)*.

As patologias Calor, portanto, são de origem externa e dão-nos uma série de sinais e sintomas que vamos desenvolver. Temos dito que o Calor pode transformar-se em Secura *(Shu Hua Zao)* e também em Fogo *(Shu Hua Huo)* dando manifestações mais profundas e que manifestarão outros síndromes que desenvolveremos nas partes que fazem referência aos mesmos.

Considera-se que o Calor progride para o interior do organismo, seguindo umas etapas de evolução que se denominam síndromes Calor na camada *Wei,* na *Qi,* na *Ying* e por fim na *Xue* (também chamados Defesa, Energia, Nutrição e Sangue).

*Wei, Qi, Ying e Xue* são resumos dos quatro tipos de síndromes febris e também indicam as quatro etapas de gravidade da patologia, desde *Wei* a *Qi,* a *Ying* e, por último, a *Xue,* o que indica que o fator patogénico penetra mais profundamente e a doença agrava-se cada vez mais.

No que respeita à localização da afeção, o síndrome em *Wei* indica o exterior, e encontra-se no Pulmão, na pele e no cabelo; o síndrome em *Qi* indica interior, e a afeção encontra-se abaixo do diafragma: na Bexiga, Estômago, Intestino e Vesícula biliar; o síndrome em *Ying* indica que o Calor perverso penetra no sistema humoral, e que a afeção se encontra ao nível do Mestre do Coração (pericárdio); o síndrome em *Xue* indica que o Calor penetra no Fígado e no Rim e que está a consumir o sangue ao fazer com que se mova de forma anómala.

Os síndromes febris causados por energias perversas começam com frequência em *Wei,* e pouco a pouco, transmitem-se a *Qi, Ying* e *Xue,* ainda que existam exceções dependendo da intensidade do agente patogénico, do estado de saúde do indivíduo e da justaposição de agentes *Yang.*

## A) SÍNDROMES FEBRIS OU DAS QUATRO CAPAS OU SÍNDROMES DE EVOLUÇÃO DO FATOR PATOGÉNICO DO EXTERIOR AO INTERIOR OU SÍNDROMES EM *WEI*, *QI*, *YING* E *XUE*.

Este método de diferenciação diagnóstica é complemento do que desenvolvemos no capítulo dos síndromes dos seis planos energéticos *(Liu Jing Bian Zheng)* e enriquece o conhecimento do terapeuta, no sentido de poder combinar diversas fórmulas de tratamento ante um quadro que nem sempre se ajusta a critérios unicistas e que, na maioria das vezes, depende de várias causas, formando uma mescla de síndromes e tornando-se mais complexo.

O médico *Ye Tianshi* da dinastia *Qing*, desenvolveu este princípio de evolução patogénica seguindo os critérios tradicionais. Da nossa parte tentaremos dar-lhe um sentido mais próximo do conceito fisiopatológico energético que permita uma melhor compreensão.

*Ye Tianshi* disse "Em geral depois de *Wei* fala-se de *Qi* e depois de *Ying* fala-se de *Xue"*. Isto mostra-nos que a doença provocada pelo fator climatológico, a não ser que este seja muito intenso ou o organismo esteja muito débil, sempre evoluirá seguindo este processo.

Devemos lembrar-nos de que tanto o fator patogénico dietético como o emocional e também o genético são "internos", isto é, se não se justapõem ou estão muito desequilibrados, o organismo pode permanecer num estado de equilíbrio mais ou menos precário, com sintomas gerais de insuficiência energética ou de escassa vitalidade, sem manifestar sinais clínicos que possam considerar-se como enfermidade.

É o fator *Liu Qi* ou energia do meio cósmico o agente que penetra do exterior ao interior, provocando uma série de transtornos que seguem umas fases evolutivas em ordem de gravidade e em relação ao nível de precariedade orgânica. O fator patogénico cósmico vem a ser como a gota de água que transborda do copo ou o agente desencadeante da maior parte da patologia existente.

É preciso recordar que o *Liu Qi* ou agente climatológico pode romper a barreira neutralizante convertendo-se em *Xie Qi* ou "energia perversa".

A "energia perversa" *(Xie Qi)* ou "corpo estranho" na rede circulatória energética, provocará diversos sinais reativos, podendo dar-se três circunstâncias neste processo:

I - O fator patogénico é neutralizado (o *Zheng* vence o *Xie),* o paciente evolui de *Yin* (interior) para *Yang* (exterior), o prognóstico é favorável.

II - O fator patogénico não é neutralizado, mas também não evolui (o *Zheng* e o *Xie* estão em equilíbrio), o paciente apresentará sinais crónicos com periodos de relativo equilíbrio. É nesta fase que se produz a "cicatriz energética" que se pode explicar nos seguintes termos:

O equilíbrio entre o fator patogénico exógeno e o fator antipatogénico endógeno provoca uma circunstância de equilíbrio pernicioso com sinais de plenitude local na área afetada e consequentemente um bloqueio ou alteração circulatória. Isso origina micronecroses vasculares e nervosas e uma espécie de encapsulamento ou permanência do fator pernicioso de uma maneira latente. Essa latência é a que provoca dores seletivas tanto no exterior (reumatismos ou síndromes *Bi)*, como no interior (cólicas ou alterações viscerais diversas), relacionadas com um agente climatológico determinado que se justapõem com o latente.

A "cicatriz energética" ou a recordação traumática é um facto físico (destruição de tecidos por insuficiente vascularização), cuja causa foi uma alteração energética cronificada ou estancada numa área determinada. Normalmente ocorre nas zonas articulares correspondentes aos puntos *Jing, He,* P.P.M.D (ponto de partida do Meridiano Distinto) ou pontos barreiras do meridiano. Mais internamente afetaria os movimentos e funções das vísceras, sendo a alteração dos órgãos um processo mais evoluído que precisa, normalmente, de outros fatores patogénicos concorrentes.

A "cicatriz energética" não é diagnosticável radiologicamente porque afeta microsistemas das partes moles. No entanto, é frequente a aparição de dor reumática e distúrbios que seguem este critério e que se conhecem vulgarmente pelos nomes de Frio no Intestino, no Estômago, nos ossos, Humidade nos joelhos, etc.

São os típicos prognósticos de variação climatológica que manifestam certos pacientes com cicatriz tanto "energética" como física (traumática) e que se manifestam com crises álgicas nas zonas afetadas.

III - O fator patogénico evolui (o *Xie* vence o *Zheng),* e afetará as estruturas do exterior ao interior, seguindo, em termos gerais, a seguinte ordem:

I- *Sun Luo* ramificações dos M.T.M. (Meridianos Tendinomusculares).
II- Meridiano Tendinomuscular.
III- Ponto barreira ou *Jing-rio (King)* (pulsos e tornozelos).
IV- Meridiano *Luo* longitudinal.
V- Ponto barreira *He* (cotovelos e joelhos).
VI- Ponto barreira P.P.M.D. (ombros e ancas).

VII- Meridianos Distintos.
VIII- Vísceras (agudo).
IX- Mestre do Coração (agudo).
X- Plano energético (agudo).
XI- Vísceras (crónico).
XII- Sistema visceral (Triplo Aquecedor).
XIII- Mestre do Coração (agudo).
XIV- Órgãos e Humores.
XV- Sistema orgânico (P e BP).
XVI- Sistema orgânico (F).
XVII- Mestre do Coração (crónico).
XVIII- Sistema orgânico (R).
IXX- Atingimento do Sangue e Coração.
Tradicionalmente são descritos os seguintes síndromes:


## 1.1) SÍNDROME NO *WEI (Re Wei Xie)* (MERIDIANOS TENDINOMUSCULARES E SUAS RAMIFICAÇÕES)

Refere-se a uma invasão de Calor perverso na superfície do corpo, que causa disfunção da Energia Defensiva *(Wei Qi)*.

Como o Pulmão comunica com a pele e com os pelos, a Energia Deensiva conecta- se com o Pulmão, portanto, o síndrome de *Wei* apresenta muitas vezes sintomas de patologia no meridiano do Pulmão.

**Etiologia.**
Calor perverso.

**Sinais Clínicos.**
- Febre.
- Pouca aversão ao vento e ao frio.
- Cefaleia.
- Lombalgia.
- Secura na boca.
- Sudação escassa ou nula.
- Obstrução nasal.
- Afonia, tosse e expetoração.
- Inchaço e dor de garganta.
- Língua com bordos e ponta vermelha.

257

- Pulso superficial e rápido.

**Princípio Terapêutico.**
Purificar o Calor, abrir o *Yang Wei Mai,* refrescar o Pulmão.
O Calor quando associado ao Vento produz Vento-Calor caracterizado por sinais de Calor anteriormente mencionados, com o aparecimento de:
- Desconforto e dores erráticas de tipo muscular.
- Agulhadas e sensação de mal-estar geral.
- Língua com ponta e bordos vermelhos, com saburra delgada e amarelada.
- Pulso é superficial e rápido.
O tratamento deve contemplar a eliminação do Vento e a tonificação do *Yin* do Fígado.
O Vento-Calor pode transformar-se em Secura, aparecendo:
- Secura da pele, da boca e garganta, com tosse seca.
- Língua vermelha e seca com saburra fina e branca.
- Pulso é superficial e rápido.
O tratamento deverá contemplar a tonificação do *Yin* do Rim.
O Calor combinado com a Humidade endógena pode produzir um síndrome de Humidade-Calor, sendo os sinais clínicos opostos aos de Vento-Calor-Secura. Aparece:
- Sensação de peso na cabeça.
- Febre vespertina.
- Fobia ao frio.
- Boca pastosa.
- Ausência de sede.
- Língua com saburra pegajosa e branca.
- Pulso superficial, débil e escorregadio.
Neste caso o tratamento deverá dissipar o Calor, regular o Centro e o *Yang Ming,* metabolizar as Mucosidades-Fleumas.


## 1.2) SÍNDROME NO *QI (Re Qi Xie)* (MERIDIANOS *YANG* E SUAS VÍSCERAS 1º, 2º E 3º PLANOS)

Quando o Calor perverso penetra nas vísceras, e são fortes tanto o sistema defensivo, como o agente causal, produz-se uma árdua luta entre ambos. O agente patogénico pode afetar diversos sistemas produzindo: acumulação de Calor no Pulmão; hiperatividade de Calor no Estômago e diminuição da capacidade de esvaziamento intestinal, da vesícula biliar e da bexiga.

**Etiologia.**
- Evolução de um síndrome no *Wei.*
- Invasão direta do Calor perverso.

**Sinais Clínicos.**
- Febre.
- Aversão ao calor.
- Sede.
- Sudação.
- Agitação.
- Inquietude.
- Urina vermelha.
- Tosse asmatiforme.
- Dor torácica.
- Expetoração abundante, amarela e pegajosa.
- Língua vermelha com saburra amarela.
- Pulso superficial e rápido.
  Se o Calor se acumular no *Yang Ming,* aparece:
- Febre alta com sudação abundante e calor no tórax.
- Sede com desejos de tomar bebidas frias.
- Pulso cheio e grande.
  Se o calor se retiver no intestino e se obstruir a circulação energética, aparece:
- Plenitude, dureza e dor no abdómen.
- Obstipação ou diarreia aquosa.
- Sensação de calor no reto.
- Disúria.
- Urina vermelha ou amarela.
- Febre vespertina.
- Língua com saburra amarela e seca ou negra com espinhas.
- Pulso profundo e forte.

**Princípio Terapêutico.**
Purificar o Calor, dispersar o Vento, regular e refrescar o Pulmão.

**Podem aparecer síndromes específicos de atingimento das vísceras dando lugar aos seguintes subsíndromes:**

### 1.2.1) Calor no Estômago.
Dando lugar aos quatro grandes sinais de Calor: grande febre, grande sede, grande transpiração e grande pulso. Existirá também:
- Aversão ao calor.
- Calor no tórax.
- Língua vermelha com saburra amarela e seca e papilas dilatadas.

**Princípio terapêutico.**
Refrescar o *Yang Ming* e o Aquecedor Médio.

### 1.2.2) Calor-Secura no Intestino.
Aparecendo:
- Febre elevada vespertina.
- Obstipação com despejos diarreicos.
- Por vezes, ardor anal.
- Distensão abdominal e dor à palpação.
- Disúria com urina vermelha ou amarela.
- Irritabilidade.
- Sensação de perda de consciência.
- Língua vermelha com saburra amarela e seca ou negra com espinhas.
- Pulso profundo, pleno e rápido.

**Princípio terapêutico.**
Dispersar o Calor e hidratar o Intestino.

### 1.2.3) Calor na Vesícula Biliar.
Com:
- Sensação de frio e calor alternados, com predomínio do calor.
- Sede.
- Garganta seca.
- Boca amarga.
- Dor hipocondrial que se agrava com a palpação.
- Plenitude epigástrica.
- Náuseas.
- Língua vermelha com saburra amarela e pegajosa de um só lado.~

**Princípio terapêutico.**
Regularizar o *Shao Yang* e dissipar o Calor.

### 1.2.4) Calor no Pulmão.
Apesar do Pulmão ser uma área *Yin*, está em contacto com o exterior (pele e vias respiratórias altas) por isso pode ser incluído no *Qi*.
Os sinais de Calor no Pulmão também chamados sinais de Calor no peito e diafragma apresentam-se com:
- Febre alta.
- Fobia ao calor.
- Dispneia.
- Tosse com expetoração fluída, amarela e purulenta.
- Língua vermelha com saburra amarela.
- Pulso forte e rápido.

**Princípio terapêutico.**
Dispersar o Calor, tonificar o *Yin* do Pulmão.

### 1.2.5) Calor-Humidade no Estômago e no Baço-Pâncreas.
Quando o Calor afeta o Estômago e já exista Humidade endógena por desequilíbrio do Baço-Pâncreas (Fleumas), produz-se o síndrome de Calor-Humidade no Triplo Aquecedor Médio, com:
- Febre persistente, acompanhada de sudação intermitente (a sudação faz baixar a febre para de seguida voltar a subir, de seguida voltar a suar e assim sucessivamente).
- Sensação de dor pesada na cabeça e no corpo.
- Estado nauseoso.
- Opressão subdiafragmática.
- Fezes moles.
- Língua amarela com saburra pegajosa.
- Pulso débil, superficial e rápido.

**Princípio terapêutico.**
Purificar o Calor, dispersar o Vento, regular e refrescar o Pulmão. Metabolizar as Fleumas, regular o Aquecedor Médio.

## 1.3) SÍNDROMES NO *YING/RONG (Re Ying Xie)* (MERIDIANOS *YIN* E SEUS ÓRGÃOS 4º E 5º PLANOS)

O sistema *Ying/Rong* encontra-se entre os sistemas *Qi* (a segunda defesa) e *Xue* (sangue). Se a agressão passa de *Ying/Rong* a *Qi,* indica melhoria, mas se passar de *Ying/Rong* a *Xue,* indica agravamento.
  *Ying/Rong* constitui a energia do Sangue e é o percursor dele.
  Estabelece comunicação com o Mestre do Coração no interior (daí que apareça perturbação da mente no síndrome de *Ying/Rong).*

**Etiologia.**
- Evolução de um síndrome no *Qi.*
- Invasão direta.
  O agente causal penetra no *Ying/Rong* quando o paciente tem débil o seu sistema defensivo e escassez de líquidos orgânicos, de modo que o Calor perverso pode afundar-se no *Ying/Rong.*

**Sinais Clínicos.**
- Calor no corpo, que se acentua à noite.
- Sede, mas sem desejo de beber água.
- Agitação e insónias.
- Secura da boca e lábios.
- Micção dolorosa e difícil.
- Oligúria.
- Erupções cutâneas.
- Língua de cor vermelho escuro.
- Pulso filiforme e rápido.
  Se se afetar o Mestre do Coração:
- Confusão mental com delírio ou afasia.
- Corpo quente com pés frios.
- Febre elevada.
- Língua escura sem saburra.
- Pulso fino e rápido.

**Princípio Terapêutico.**
Dispersar o Calor, tonificar o *Qi* do Pulmão, estimular o *Yin* do Rim.

## 1.4) SÍNDROME NO *XUE (Re Xue Xie)* (MERIDIANOS *YIN* E SEUS ÓRGÃOS, 5º E 6º PLANOS)

É a etapa mais grave da doença febril.

O Coração controla o Sangue e este armazena-se no Fígado. Por isso, se o Calor perverso penetrar no sistema *Xue,* afeta estes dois orgãos; se se mantiver por muito tempo pode consumir o *Yin,* e causar o esgotamento de *Jing* e a perda de água. O síndrome no *Xue* apresenta alterações patológicas no Coração, Fígado e Rim. As manifestações clínicas caracterizam-se por consumo de Sangue, mobilidade de Sangue, consumo de *Yin* e movimento de Vento interno. Em justaposição podem produzir-se síndromes de Secura-Fogo, ou seja, desidratação-destruição e se houver fraqueza nas funções biológicas, podem produzir-se doenças profundas do tipo orgânico como a hepatite, tuberculose, nefropatias e hematopatias diversas, etc.

A última consequência seria o atingimento do sistema imunitário como o mais *Yin* dentro do *Yin.*

**Etiologia.**
- Evolução do síndrome no *Ying/Rong.*
- Transmissão direta a partir da camada *Qi.*

**Sinais Clínicos.**
Calor no Sangue que perturba o Coração e produz o síndrome de "Calor vitorioso que agita o Sangue" com:
- Irritabilidade e perda de consciência.

O Calor faz com que o Sangue se desvie, com:
- Erupção cutânea.
- Hematemese.
- Melena.
- Epistaxe.
- Hematúria.
- Menorreia.
- Febre alta.
- Língua de cor púrpura escura.

Se o Calor do Sangue hiperativar o meridiano do Fígado, aparece o síndrome de "Calor vitorioso que agita o Vento" com:
- Espasmos nas extremidades.
- Rigidez do pescoço e nuca.
- Opistótonos.

263

- Olhar desviado para cima.
- Trismo.

Se o Calor for excessivo e persistente, produz-se o síndrome de "colapso do *Yin*" cujos sinais clínicos são:
- Febrícula.
- Calor nos cinco centros (tórax, palmas das mãos e plantas dos pés).
- Secura da boca e desejo de beber em pequenos goles.
- Transpiração noturna.
- Irritabilidade.
- Insónia.
- Vermelhidão nas maçãs do rosto.
- Língua escura sem saburra e seca.
- Pulso profundo, fino e rápido.

O colapso do *Yin* conduz, com o tempo ao "colapso do *Yang*", manifestando:
- Frio.
- Temor ao frio.
- Ausência de sede.
- Astenia.
- Face pálida.
- Letargia.
- Olhos fundos com visão turva.
- Lombalgia.
- Frio no dorso.
- Hipoacusia.
- Câimbras nos membros.
- Extrassístoles.
- Língua pálida ou inchada.
- Pulso fraco.

**Princípio Terapêutico.**
Refrescar o *Xue*, tonificar o *Yin*, dissipar o Calor.


# B) SÍNDROMES PARTICULARES DE CALOR

### II.1) *Jion Ze Qi Xue* ou o Calor dispersa.

O Calor exógeno abre os poros e o Calor endógeno dispersa-se produzindo um escape do *Yin* (líquidos), provocando sudação.

**Princípio Terapêutico.**
Tonificar o *Yin* do Rim.

**II.2)** *Zhuang Huo Shi Qi,* **traduz-se como que o** *Yang* **podendo consumir a energia vital.**
Os estímulos, em geral, ativam a nutrição dos órgãos internos. É o denominado Calor fisiológico *Shao Shu.* O excesso provoca Fogo, hiperatividade e portanto, patologia de plenitude.

Esta hiperatividade da função *Yang* dos órgãos, leva a uma diminuição da raiz *Yin* e, portanto, à insuficiência na formação da essência *(Jing),* líquidos orgânicos e sangue. É o que se denomina Fogo orgânico ou *Zhuang Huo Shi Qi.*

Isto manifesta-se por astenia, sudação, polidipsia, febre, cefaleia, angústia, pulso rápido e cheio, secura da boca, etc.

Este síndrome pode ser moderado (*Wen Xie)* e de caráter estacional.

O *Su Wen* em *Wu Yun Xing Da Lun* denomina-o de "Calor do Céu".

**Princípio Terapêutico.**
Tonificar o *Yin* do Rim e do Fígado.

No entanto, o Calor cósmico (não nos referimos ao Calor endógeno dietético e emocional) pode produzir sinais mais severos, antes de se transformar em Secura ou Fogo e assim teremos:

**II.3) Se o organismo tem pouco** *Qi* **origina-se o Calor patogénico brusco, provocando febre epidémica de tipo malária**
**(*Zheng Xu Wen*).**
Se este Calor se combinar com o Vento origina-se o *Feng Wen* ou "febre do Vento" com distúrbios psíquicos, se se combinar com a Humidade origina-se febre *Shu Shi* ou *Shi Wen* (febre epidémica do estio), etc.

**Princípio Terapêutico.**
Tonificar o *Yin*, dispersar o Calor e eliminar o Vento.

## II.4) O Calor combinado com a Humidade produz o síndrome *Shu Shi.*

Desenrola-se com plenitude e opressão torácica, hipertermia, saburra amarela, tosse, rubor, diarreia fétida, urina escassa, e inclusive, hemoptise.

**Princípio Terapêutico.**
Regular o Aquecedor Médio e o *Yang Ming*. Metabolizar as Fleumas.

## II.5) Se o síndrome persistir pode produzir-se o *Shi Re Nei Yun* (a Humidade e o Calor acumulam-se)

Afetando principalmente os sistemas Baço-Estômago e Fígado-Vesícula Biliar, a Medicina Tradicional Chinesa explica-o dizendo que a Humidade é pegajosa, turva, pesada e que em conjunto com o Calor é difícil purificá-la, produzindo febre persistente e vespertina, lassitude, logofobia, peso articular, anorexia, diarreia, distensão abdominal, dificuldade urinária e urina vermelha, saburra amarela e pegajosa.

Este quadro em combinação com outros fatores origina hepatite, icterícia, febre tifoide, etc.

**Princípio Terapêutico.**
Regular o Aquecedor Médio e o *Yang Ming,* tonificar o *Yin* do Fígado, metabolizar as Mucosidades-Fleumas.

## II.6) Outro síndrome de Calor é o denominado *Re Sheng Qi* que se traduz por excessivo Calor da camada *Qi.*

Apresenta face vermelha, febre alta, sudação abundante, polidipsia, calor no tórax, saburra amarela em conjunto com outros fatores, pode chegar a produzir febre alta, inclusive com perda de consciência e delírio, irritabilidade, obstipação, anúria, etc.

**Princípio Terapêutico.**
Tonificar o *Yin*, refrescar o Pulmão.

## II.7) Se este Calor se estagnar numa área determinada, produz-se *Re Sheng Ze Hong.*

Este síndrome, está relacionado com uma causa dietética.

O excessivo consumo de alimentos *Yang* que origina furunculose, dermatite, prurido errático, exantemas, ampolas extensivas e recidivantes.

E quando se coça e arranha produz lesões (Fogo).

**Princípio Terapêutico.**
Fazer circular o *Yang*, tonificar o *Yin* do Pulmão, regularizar a dieta.


**II.8) O Calor patogénico exógeno pode produzir o síndrome**
***Re Ru Xue Shi***

Em relação, geralmente, com um fator emocional, provoca uma agressão ao útero, produzindo patología de estagnação (quistos e neoformações) com plenitude ventral, dor violenta premenstrual ou menstrual, febre alternada com sensação de frio, delírio noturno, irritabilidade, regras escuras e mal-cheirosas, etc.

**Princípio Terapêutico.**
Dissipar o Calor, abrir o *Chong Mai* e o *Ren Mai,* equilibrar o *Shen,* metabolizar as Fleumas.


**II.9) A persistência deste síndrome produzirá o síndrome**
***Re Fu Chong Ren***

Que conduz a uma diminuição do *Jing* ou essência renal, aparecendo metrorragia, lombalgia, abdominalgia, astenia, palidez, infertilidade, etc.

**Princípio Terapêutico.**
Juntar ao anterior a Tonificação do *Yin* do Rim.


**II.10) O Calor pode chegar a afetar o Sangue sem produzir um síndrome de Secura ou Fogo, sendo geralmente uma etapa prodrómica que dá origem ao síndrome *Xue Fen Re Du*.**

Evolui com febre alta *(Xue Fen Yu Re)*, vómitos hemáticos, epistaxe, erupções cutâneas, língua vermelha escura, pulso forte e rápido; que se persistir origina o *Xue Fen Re Du,* podendo produzir convulsões, delírio e hemorragia gastrointestinal.

**Princípio Terapêutico.**
Regularizar a circulação e refrescar o *Xue* (sangue).

**II.11) O Calor estagnado *(Yu Re)* acumula-se no Estômago e Intestinos em conjunto com uma transgressão dietética e origina o síndrome *Fu Re Zai Li.***
Apresenta sinais de elevação de Calor, como cefaleia, gengivite, odontalgia, polidipsia, halitose, regurgitação ácida, língua seca e amarela, sabor amargo, obstipação, urina escassa e hematúria.

**Princípio Terapêutico.**
Dispersar o Calor, refrescar o *Yang Ming,* tonificar o *Yin,* regular a dieta.

# Resumo: Síndromes diferenciais de Calor e Síndromes Febris (*Re Bian Zheng*) (*Wei Qi Ying Xue Bian Zheng*)

## 1) SÍNDROMES FEBRIS OU DAS QUATRO CAPAS *(WEI QI JING XUE)*

### 1.1) SÍNDROMES EM *WEI* *(Re Wei Xie)*

*Sinais Clínicos:* Febre, pouca aversão ao vento e ao frio, bordos e ponta da língua de cor vermelha, cefaleia, lombalgia, secura na boca, sudação escassa ou nula, obstrução nasal, afonia, tosse e expetoração, inchaço e dor de garganta, pulso superficial e rápido.

*Princípio terapêutico:* Purificar o Calor, abrir o *Yang Wei Mai*, refrescar o Pulmão.

### 1.2) SÍNDROMES EM *QI* *(Re Qi Xie)*

*Sinais Clínicos:* Febre, aversão ao calor, sede, sudação, agitação, inquietude, língua vermelha com saburra amarela, pulso rápido, urina vermelha, tosse asmatiforme, dor torácica, expetoração abundante, amarela e pegajosa

*Princípio terapêutico:* Purificar o Calor, dispersar o Vento, regular e refrescar o Pulmão

#### 1.2.1) Calor no Estômago

*Sinais Clínicos:* Dá lugar aos quatro grandes do calor: grande febre, grande sede, grande transpiração e pulso grande. Existirá aversão ao calor, calor no tórax e língua vermelha com saburra amarela, seca e papilas inchadas.

*Princípio terapêutico:* Refrescar o *Yang Ming* e o Aquecedor Médio.

#### 1.2.2) Calor-Secura no Intestino

*Sinais Clínicos:* Febre elevada vespertina, obstipação com despejos diarreicos, por vezes, ardor anal, distensão abdominal e dor à palpação, disúria com urina vermelha ou amarela, irritabilidade, sensação de perda de consciência, língua vermelha, com saburra amarela e seca ou negra com espinhas e pulso profundo, pleno e rápido

*Princípio terapêutico:* Dispersar o Calor e hidratar o Intestino.

#### 1.2.3) Calor na Vesícula Biliar

*Sinais Clínicos:* Com sensação de frio e calor alternados com predomínio de calor, sede, garganta seca, boca amarga, dor hipocondrial que se agrava com a palpação, plenitude epigástrica, náuseas, língua vermelha com saburra amarela e pegajosa de um só lado.

*Princípio terapêutico:* Regularizar o *Shao Yang* e dissipar o Calor.

#### 1.2.4) Calor no Pulmão

*Sinais Clínicos:* Febre alta, fobia ao calor, dispneia, tosse com expetoração fluída amarela e purulenta, língua vermelha com saburra amarela e pulso fraco, superficial e rápido.

*Princípio terapêutico:* Dispersar o Calor, tonificar o *Yin* do Pulmão.

#### 1.2.5) Calor-Humidade no Estômago e Baço-Pâncreas.

*Sinais Clínicos:* Febre e sudação intermitente que baixa a febre, sensação de dor pesada na cabeça e no corpo, estado nauseado, opressão subdiafragmática, fezes moles, língua amarela e pegajosa, pulso escorregadio e rápido.

*Princípio terapêutico:* Purificar o Calor, dispersar o Vento, regular e refrescar o Pulmão, metabolizar as Fleumas, regular o Aquecedor Médio.

**1.3) SÍNDROMES EM *YING***

*Sinais Clínicos:* Calor no corpo, que se acentua à noite, sede, mas sem vontade de beber água, agitação e insónia, língua de cor vermelho escuro, secura da boca e lábios, pulso filiforme e rápido, micção dolorosa e dificil, oligúria, erupções cutâneas.

*Princípio terapêutico:* Dispersar o Calor, tonificar o *Qi* do Pulmão, estimular o *Yin* do Rim.

**1.4) SÍNDROME EM *XUE***

*Sinais Clínicos:* O Calor no Sangue que perturba o Coração produz o síndrome de "Calor vitorioso que agita o Sangue", com irritabilidade e perda de consciência. O Calor faz com que o Sangue se desvie, originando erupção cutânea, hematemese, melena, epistaxe, hematúria, menorreia, língua de cor púrpura escura e febre alta. Se o Calor do Sangue hiperativa o meridiano do Fígado, aparece o síndrome de "Calor vitorioso que agita o Vento", com convulsões nas extremidades, rigidez do pescoço e da nuca, opistótonos, olhar desviado para cima, trismo. Se o Calor é excessivo e persistente produz-se o síndrome de "Colapso de *Yin*" cujos sinais clínicos são febrícula, calor nos cinco centros (tórax, palmas e plantas), secura de boca e desejo de bebidas em pequenos golos, transpiração noturna, irratibilidade, insónia, vermelhidão da face, língua escura sem saburra e seca, pulso fino e rápido. O Colapso de *Yin* conduz, com o tempo, ao "Colapso de *Yang"*, manifestando frio, temor ao frio, ausência de sede, astenia, face esbranquiçada, letargia, olhos fundos com visão turva, lombalgia, frio no dorso, hipoacusia, câimbras nos membros, latidos cardíacos, língua pálida ou inchada e pulso fraco.

*Princípio terapêutico:* Refrescar o *Xue*, tonificar o *Yin*, dissipar o Calor.

**II) SÍNDROMES PARTICULARES DE CALOR** *(Re Bian Zheng)*

**11.1) O Calor dispersa** *(Jion Ze Qi Xue)*

*Sinais Clínicos:* O Calor exógeno abre as texturas e dispersa o Calor endógeno, produzindo o escape de *Yin* (líquidos), provocando sudação.

*Princípio terapêutico:* Tonificar o *Yin* do Rim

**11.2) O Calor hiperativo de *Yang* (Zhuang Huo Shi Qi)**

*Sinais Clínicos:* Astenia, sudação, polidipsia, febre, cefaleia, angústia, pulso rápido e cheio, secura da boca, etc e que pode ser moderado (*Wen Xie)* e de caráter estacional.

*Princípio terapêutico:* Tonificar o *Yin* do Rim e do Fígado.

**11.3) O Calor origina malária** *(Zheng Xu Wen).*

*Sinais Clínicos:* Se este Calor se combinar com o Vento origina-se o *"Feng Wen"* ou febre do Vento com transtornos psíquicos, se se combina com a Humidade, origina-se febre, *Shu Shi* (febre epidémica do estio), etc.

*Princípio terapêutico:* Tonificar o *Yin*, dispersar o Calor e eliminar o Vento.

**11.4) O Calor-Humidade produz o síndrome *Shu Shi***

*Sinais Clínicos.* Apresenta-se com plenitude e opressão torácica, hipertermia, saburra amarela, tosse, rubor, diarreias fétidas, urinas escassas e inclusive hemoptise.

*Princípio terapêutico:* Regular o Aquecedor Médio e o *Yang Ming*, metabolizar as Fleumas.

**11.5) Humidade e Calor acumulam-se** *(Shi Re Nei Yun)*
*Sinais Clínicos:* Afetando principalmente o Baço-Pâncreas/Estômago e Fígado/ Vesícula Biliar, a MTC explica dizendo que a Humidade é pegajosa, turva, pesada e em combinação com o Calor é difícil de purificar, produzindo-se febre persistente e vespertina, lassitude, logofobia, peso articular, anorexia, diarreia, distensão abdominal, dificuldade urinária e urinas avermelhadas, saburra amarela e pegajosa,pulso rápido e escorregadio.
*Princípio terapêutico:* Regular o Aquecedor Médio e o *Yang Ming*, tonificar o *Yin* do Fígado, metabolizar as Mucosidades-Fleumas.

**11.6) Excessivo Calor da camada *Qi*** *(Re Sheng Qi)*
*Sinais Clínicos:* Com face vermelha, febre alta, sudação abundante, polidipsia, calor no tórax, saburra amarela, pode chegar, em combinação com outros fatores, a produzir febre alta, inclusive com perda de consciência e delírio, irritabilidade, obstipação, anúria, etc.
*Princípio terapêutico:* Tonificar o *Yin*, refrescar o Pulmão.

**11.7) Calor estagnado** *(Re Sheng Ze Hong)*
*Sinais Clínicos:* Este síndrome está relacionado com uma causa dietética, por excessivo consumo de alimentos *Yang* e origina furunculose, dermatite, pruridos erráticos, exantemas, ampolas extensivas e recidivantes. O coçar produz lesões (Fogo).
*Princípio terapêutico:* Fazer circular o *Yang*, tonificar o *Yin* do Pulmão, regularizar a dieta.

**11.8) Calor patogénico** *(Re Ru Xue Shi)*
*Sinais Clínicos:* Em relação, geralmente, com um fator emocional, origina-se ataque ao útero, produzindo patologia de estagnação (quistos e neoformações) com plenitude ventral, dor violenta premestrual ou menstrual, febre alternante com frio, delírio noturno, irritabilidade, regras escuras e mal-cheirosas, etc
*Princípio terapêutico:* Dissipar o Calor, abrir o *Chong Mai* e o *Ren Mai*, equilibrar o *Shen*, metabolizar as Fleumas.

**11.9) Calor que consome o *Jing*** *(Re Fu Chong Ren)*
*Sinais Clínicos:* O Calor conduz a uma diminuição de *Jing* ou essência renal, aparecendo metrorragia, lombalgia, abdominalgia, astenia, palidez, infertilidade, etc.
*Princípio terapêutico:* Juntar ao anterior a Tonificação do *Yin* do Rim.

**11.10) Calor no Sangue** *(Xue Fen Re Du)*
*Sinais Clínicos:* Apresenta-se com febre alta *(Xue Fen Yu Re)*, vómitos hemáticos, epistaxe, erupções cutâneas, língua vermelha escura, que se persistir origina *Xue Fen Re Du* que pode produzir convulsões, delírio e hemorragias gastrointestinais.
*Princípio terapêutico:* Regularizar a circulação e refrescar o *Xue* (sangue).

**II. 11) Calor estagnado acumula no Estômago e Intestinos** *(Fu Re Zai Li)*
*Sinais Clínicos:* Com sinais de subida de calor, como cefaleia, gengivite, odontalgia, polidipsia, halitose, regurgitação ácida, língua seca e amarela, sabor amargo, obstipação, urina escassa e inclusive hematúria.
*Princípio terapêutico:* Dispersar o Calor, refrescar o *Yang Ming*, tonificar o *Yin*, regular a dieta

## *A SECURA (Zao)*

A Secura implica sinais evoluídos de Calor de uma maneira gradual, vencendo progressivamente as camadas defensivas; se a ação do Calor for muito intensa e houver pouco *Qi* orgânico ou um *Fu Qi,* originam-se síndromes de Fogo, de características mais severas e de evolução brusca.

A Secura implica consumo de líquidos corporais que afetam o Pulmão ("via superior das águas"), causando, em princípio, sinais relacionados com o Movimento Metal, tais como secura da boca, garganta e nariz, tosse, pele ressequida e escamosa, opressão torácica, dor nos hipocôndrios, obstipação, urinas escassas, etc.

Existe também uma Secura endógena denominada *Nei Zao,* caracterizada, geralmente, por vómitos, sudação abundante, perdas hemáticas, diarreias abundantes, etc, por excessivo Calor emocional que consome os *Jin Ye* e os *Jing,* ou dietas que originam Calor-Secura e que manifestam sinais similares com febre vespertina, ausência de saliva, unhas quebradiças e angústia.

### A) Tradicionalmente a transformação de Calor em Secura denomina-se *Hua Zao*

Refere-se à mudança patológica por consumo de líquidos corporais relacionada a um excesso de Calor exógeno, por vazio de *Xue,* por excessivo Calor interno ou por insuficiência de elementos nutritivos.

### Princípio Terapêutico.

Purificar o Calor e dispersar o Vento, tonificar o *Yin* do Rim, fazer circular o *Xue*.

### B) Esta Secura pode produzir efeitos crónicos de estagnação *(Zao Xie)*

Origina distúrbios ao nível de *Yang Ming* como, pirose, dispepsia crónica, náuseas, obstipação, urina vermelha e escassa, e inclusive, sintomas de *Tai Yin* com tosse seca, irritação da garganta, chegando a aparecer dispneia ou insuficiência respiratória.

**Princípio Terapêutico.**
Eliminar o Vento, dissipar o Calor, tonificar o *Yin* do Rim, regular o Elemento Metal.

### C) Como consequência da Secura e da perda de fluido corporal e sangue, produz-se o síndrome *Xu Feng Nei Dong*

O Vento excessivo do Fígado, por vazio do *Yin* do Rim, produz alterações nos tendões, convulsões, tremor, tonturas e vertigens.

Este sindrome, também denominado *Ye Zao Sheng Feng* ou movimento do Vento-Secura, pode originar-se por hemorragias e sudação abundante.

Para diferenciá-lo, denomina-se *Xue Xu Feng Dong* ou insuficiência de Sangue que origina Vento.

**Princípio Terapêutico.**
Dispersar o Vento do Fígado, tonificar o *Yin* do Rim e do Fígado, tonificar o *Xue* e fazer circular os *Jin Ye*.

Marco A. M. Vieira

## Resumo: Síndromes diferenciais de Secura
### ( Zao Bian Zheng )

**A) CALOR-SECURA** *(Hua Zao)*
*Sinais Clínicos:* Refere-se à mudança patológica por consumo de líquidos corporais relacionada a um excesso de Calor exógeno, um vazio de Sangue (*Xue*), um excessivo Calor interno ou por insuficiência de elementos nutritivos.
*Princípio terapêutico:* Purificar o Calor e dispersar o Vento, tonificar o *Yin* do Rim, fazer circular o *Xue*.

**B) SECURA PRODUZ EFEITOS CRÓNICOS DE ESTAGNAÇÃO** *(Zao Xie)*
*Sinais Clínicos:* Pirose, dispepsia crónica, náuseas, obstipação, urina vermelha e escassa, e sintomas de *Tai Yin* com, tosse seca, irritação da garganta, aparecendo dispneia ou insuficiência respiratória.
*Princípio terapêutico:* Eliminar o Vento, dissipar o Calor, tonificar o *Yin* do Rim, regular o Elemento Metal.

**C) SECURA E PERDA DE FLUIDO CORPORAL E SANGUE PRODUZ VENTO INTERNO** *(Xu Feng Nei Dong)*
*Sinais Clínicos:* Alterações dos tendões, convulsões, tremor, tonturas e vertigens. Este sindrome, também denominado *Ye Zao Sheng Feng* ou movimento do Vento-Secura, pode originar-se por hemorragias e sudação abundante. Para diferenciá-lo, denomina-se *Xue Xu Feng Dong* ou insuficiência de Sangue que origina Vento.
*Princípio terapêutico:* Dispersar o Vento do Fígado, tonificar o *Yin* do Rim e do Fígado, tonificar o *Xue* e fazer circular os *Jin Ye*.

274

## O FOGO (Huo)

Precisamos de fazer um estudo mais profundo do significado de Fogo segundo a Medicina Tradicional Chinesa, para evitar erros muito frequentes na maioria dos autores que o continuam a incluir entre as energias cósmicas.

Quando a Medicina Tradicional Chinesa se refere ao Fogo pode fazê-lo de múltiplas maneiras mas, em síntese, são duas as maneiras mais comuns: Fogo fisiológico e Fogo patológico.

O primeiro é o *Shao Huo,* o Fogo fundamental para as atividades humanas que toma muitas denominações, por exemplo, *Xin Huo* (Fogo do Coração ou Fogo Soberano), *Xiang Huo* (Fogo Ministerial), fazendo referência à atividade *Yang* do Fígado e do Mestre do Coração, *Zheng Huo* (Fogo genético), *Huo Tian Shi Huo* (Fogo da porta celeste), *Ming Men Huo* (Fogo do Rim *Yang* ou porta vital)*,* etc.

O segundo é o *Xie Huo,* Fogo patogénico, determinado por uma evolução do Calor cósmico (com ou sem Secura, dependendo da intensidade da penetração), uma excessiva atividade do *Yang* orgânico (originado por fatores emocionais ou uma alimentação muito *Yang*) ou reação intensa ante qualquer outro fator exógeno ou endógeno.

Segundo este ponto de vista é facilmente compreensível que a patologia de Fogo possa ser por Vazio, no caso do Fogo fisiológico *(Shao Huo Xu),* ou por Plenitude, no caso do Fogo patológico *(Xie Huo Shi).*

O síndrome *Shao Huo Xu* é originado por perda de líquidos orgânicos, excessiva atividade sexual, toxicidade, hemorragias, doenças crónicas e multiparidade. Determinando a aparição de insónias, rubor vespertino nas faces, irritabilidade, calor no tórax, palmas das mãos e pés (cinco centros), sudação noturna, espermatorreia noturna, tosse, língua vermelha escura, pulso débil e rápido, etc.

Os síndromes *Xie Huo Shi* podem ser múltiplos. Daremos uma ideia geral dos mais representativos.

Em todo o caso, o Fogo patogénico produz síndromes de fácil diferenciação, visto afetarem, fundamentalmente, a função do Triplo Aquecedor Superior (função cardíaca e respiratória) e produz uma exuberância de *Yang (Yang Sheng)* com hiperatividade funcional.

O Fogo patogénico é uma evolução da Secura ou transformação da mesma e, por isso, muitos autores o denominam *Huo Zao Hua.* A diferença centra-se na severidade dos sintomas, sendo mais agudos os do Fogo, com a presença de destruição tissular que supõe uma Secura persistente, por isso consideram-se como síndromes Fogo: o herpes, o enfarte e as lesões de órgãos internos *(Nei Shang)* como úlceras, tuberculose, etc.

O Fogo patogénico pode, se a sua ação for muita intensa, se existirem fatores concomitantes da sua mesma tendência e em conjunção com um *Fu Qi* (fator latente por desequilíbrio, toxicidade ou alteração definitiva, do líquido intersticial), produzir um síndrome de atingimento profundo do Sangue ou um *Huo Kang Xue,* sendo o S.I.D.A. o mais evoluído de todos eles.

A Tibiez, o Calor e o Fogo representam um excesso de *Yang* por ordem crescente. A Tibiez e o Calor são comumente exógenos. O Fogo pode ser externo (excessivo ou inesperado Calor) ou interno, que implica desordens funcionais dos Órgãos e Vísceras, dos Líquidos Orgânicos *(Jin Ye)* e de Sangue *(Xue).*

A exacerbação de *Yang* provoca danos ao *Yin (Yang Shen Yin Shang)* e portanto, produz consumo dos líquidos corporais, do Sangue *(Xue),* da Essência *(Jing)* e dos Líquidos Orgânicos *(Jin Ye).* Em circunstâncias normais, existe um equilíbrio relativo entre *Yin* e *Yang.* O excesso de *Yang (Yang Shi)* ou exuberância de *Yang (Yang Kang)* provoca, impreterivelmente, Vazio de *Yin (Yin Xu)* ou insuficiência de Sangue e dos humores *(Jin Ye Xue Xu)* com aparição de Fogo patológico *(Huo Xie Shi):*

## A) FOGO EXTERNO *(Wai Huo)*

**Sinais Clínicos.**
- Reações supurativas (que seguem o trajeto de um meridiano).
- Cabeça e pálpebras inchadas.
- Abcesso bucal ou lingual.
- Inflamação, dor e vermelhidão ocular.
- Febre alta e sede.
- Oligúria e urina escura.
- Fezes secas ou obstipação.
- Língua vermelha com saburra amarela.
- Pulso superficial e rápido.
  Em casos mais graves:
- Hematemese, epistaxe e rectorragia.

**Princípio Terapêutico.**
Eliminar o Calor tóxico, tonificar o *Yin* do Rim.


## B) FOGO INTERNO *(Nei Huo)*

Apresenta patologias complexas, que podem intervir nos diferentes órgãos e níveis do organismo.

**Sinais Clínicos.**
- Tez vermelha.
- Olhos avermelhados.
- Calor nos cinco centros e nervosismo.
- Sono ligeiro, curto, com muitos sonhos.
- Secura da boca e lábios gretados.
- Dor lingual.
- Coma e delírio verbal nos casos mais graves.

**Princípio Terapêutico.**
Refrescar e dispersar o Fogo do Coração, abrir o *Du Mai*.


## B.1) FOGO INTERNO POR VAZIO *(Nei Huo Yang Xu)*

**Sinais Clínicos.**
- Excessiva tensão emocional, stress, ansiedade pela possessão, desejo desmedido, excitação, frustração, etc.
- Excessos sexuais.
- Doenças crónicas ou deficiência congénita.
Divide-se, então, nos dois principais síndromes:
  B.l.l) Vazio de *Yin* do Rim *(Nei Huo Shen Yin Xu)*.
  B.1.2) Vazio de *Yin* do Baço-Pâncreas e Estômago
      *(Nei Huo Pi Wei Yin Xu)*

**B.l.l)** O primeiro caracteriza-se por, febre com a sensação de que o calor vem do fundo dos ossos. Mais os sinais próprios de Vazio de *Yin* dos Rins *(Shen Yin Xu)*.

**Princípio Terapêutico.**
Aumentar o *Yin* e diminuir o Fogo, abrir o *Yin Qiao Mai*, acalmar o *Shen*.

**B.1.2)** O segundo caracteriza-se por sede com desejo de bebidas quentes, logofobia e voz sem força, impotência e astenia. Mais os sinais próprios de Vazio do *Yin* do Baço-Pâncreas e Estômago *(Pi Wei Yin Xu)*.

**Princípio Terapêutico.**
Consolidar o Elemento Terra e eliminar o Calor.


## C) FOGO NO SISTEMA VISCERAL *(Nei Huo Fu)*

O Fogo pode provocar síndromes específicos relacionados com o sistema visceral, dando lugar aos seguintes síndromes:


### C.1) Excesso de Fogo na Bexiga *(Huo Kan Pang Guang)*

**Sinais Clínicos.**
- Retenção urinária.
- Alterações urinárias [disúria, poliúria, cálculos, hematúria].
- Urinas turvas.

**Princípio Terapêutico.**
Refrescar e eliminar a Humidade-Calor da Bexiga.


### C.2) Excesso de Fogo na Vesícula Biliar e no Fígado *(Kan Huo Gan Dan)*

**Sinais Clínicos.**
- Surdez.
- Dor costal.
- Cefaleia.
- Vermelhidão ocular.
- Agitação psíquica e física com aumento da suscetibilidade.
- Gosto amargo na boca.

**Princípio Terapêutico.**
Refrescar e dispersar o Fogo do Fígado e da Vesícula Biliar.

### C.3) Excesso de Fogo no Estômago *(Huo Kan Wei)*

**Sinais Clínicos.**
- Disforia, com polidipsia e polifagia.
- Abcesso nas gengivas, com dor ou sangramento.
- Vómitos.
- Mal-estar gástrico.

**Princípio Terapêutico.**
Refrescar e dispersar o Fogo do Estômago.

### C.4) Excesso de Fogo no Intestino Grosso *(Huo Kan Da Chang)*

**Sinais Clínicos.**
- Obstipação ou diarreia, com fezes amarelas e ensanguentadas.
- Sensação de calor no ânus.

**Princípio Terapêutico.**
Dispersar e fazer descer o Calor acumulado, refrescar o *Yang Ming.*

### C.5) Excesso de Fogo no Intestino Delgado *(Huo Kan Xiao Chang)*

**Sinais Clínicos.**
- Dor e peso no baixo-ventre.
- Disúria, com urina vermelha, turva ou hematúria.
- Disforia, com sensação de calor precordial e insónias.
- Ponta da língua vermelha.

**Princípio Terapêutico.**
Refrescar o Intestino Delgado e o Coração, eliminar o Fogo.

## D) SÍNDROMES PARTICULARES DO FOGO

**D.1)** O Vazio de *Yin* provoca a subida do *Yang (Yin Xu Yang Fu)*
Origina vertigens, tonturas, rubor facial, olhos vermelhos, secura da garganta, cefaleia, gengivite, odontalgias, etc.

**D.2)** O Vazio de *Yin* produz aumento do Fogo Imperial *(Yin Xu Huo Wang)* com excitação da líbido, irascibilidade, rubor facial, polidipsia, etc.

**D.3)** O Vazio de *Yin* lesa o *Yin* do Rim e faz com que este não limite o Fogo, de modo que este último se torna demasiado ativo *(Xu Huo Shang Yang)* com sensação de calor e opressão torácica, hipertensão, insónia, tinnitus, vertigens e tonturas, etc.

**D.4)** O Vazio de *Yin* ativa o *Yang* do Fígado produzindo Vento *(Yin Xu Hua Feng)* com a circulação do mesmo, dando lugar a quatro possíveis síndromes:

**D.4.1) -** *Gan Mu Yu Hua Huo.*
Síndrome de Fogo do Fígado, devido à perda de *Yin* deste e acumulação de Calor interno, com cefaleia, vertigem, face vermelha, tonturas, hematemese, hemoptise e transtornos maníacos.

**D.4.2) -** *Gan Mu Huo Xing Jing Fei.*
O Fogo do Fígado faz sofrer o Pulmão, com sinais de tosse improdutiva ou seca, dor nos hipocôndrios, olhos vermelhos, hemoptise, asma e epistaxe.

**D.4.3) -** *Mu Yu Hua Feng.*
O *Yin* do Fígado deprimido dá origem a um Vento excessivo, o que origina tremores e espasmos musculares, língua inchada e entumescida, dores erráticas generalizadas, etc.

**D.4.4) -** *Gan Mu Yu Huo Tu.*
O Fogo do Fígado afeta a Terra, invadindo o Baço-Pâncreas e o Estômago. Se atingir o Baço-Pâncreas origina o síndrome de Fogo-Humidade *(Huo Shi)*; se atingir o Estômago origina os sinais típicos de gastralgia, pirose e úlcera, dilatação abdominal, meteorismo, etc.

**D.5)** O Fogo pode acumular-se em zonas específicas do exterior do corpo, dando origem a Estagnação de Fogo *(Huo Yu),* como são os furúnculos, úlceras locais, etc.

Também se chama *Huo Yu* às queimaduras e escaldões.

**D.6)** O Fogo pode provocar síndromes muito agudos, que requerem atuação de urgência.

Estes síndromes são descritos tradicionalmente como:

**D.6.1)** O Fogo ataca o *Qi* (energia) e o *Xue* (sangue), simultaneamente *(Qi Xue Liang Fan)* com febre alta, delírio, polidipsia, perda de consciência, hemoptise, epistaxe e convulsões.

**D.6.2)** Sintomas de Vento intenso por Fogo ou ardor no Meridiano do Fígado *(Re Sheng Feng Dong)* com sinais agudos e de urgência, como espasmo infantil, encefalite, disenteria, septicemia, etc.

**D.6.3)** O Fogo pode ser excessivo e alojar-se no Sangue provocando *Huo Kang Xue* (excessivo Fogo no Sangue) com atingimento do sistema imunitário.

**Princípio Terapêutico para todos os síndromes Fogo.**

Dispersar o Calor, eliminar o Vento, sedar o *Yang* do Fígado, tonificar o *Yin* do Fígado, regularizar o Mestre do Coração, tonificar os *Jin Ye* (líquidos orgânicos) e o *Xue* (sangue).

Marco A. M. Vieira

---

**Resumo:** Síndromes diferenciais de Fogo
*( Huo Bian Zheng )*

**A) FOGO EXTERNO** *(Wai Huo)*
*Sinais Clínicos:* Reações supurativas (que seguem o trajeto de um meridiano), cabeça e pálpebras inchadas, abcesso bucal ou lingual, inflamação, dor e vermelhidão ocular, febre alta e sede, oligúria e urina escura, fezes secas ou obstipação, língua vermelha com saburra amarela, pulso superficial e rápido. Em casos mais graves: hematemese, epistaxe e rectorragia.
*Princípio terapêutico:* Eliminar o Calor tóxico, tonificar o *Yin* do Rim.

**B) FOGO INTERNO** *(Nei Huo)*
Apresenta patologias complexas, que podem intervir nos diferentes órgãos e níveis do organismo.
*Sinais Clínicos:* Tez vermelha, olhos avermelhados, calor nos cinco centros e nervosismo, sono ligeiro, curto, com muitos sonhos, secura da boca e lábios gretados, dor lingual, coma e delírio verbal nos casos mais graves.
*Princípio terapêutico:* Refrescar e dispersar o Fogo do Coração, abrir o *Du Mai*.

**B.1) FOGO INTERNO POR VAZIO** *(Nei Huo Yang Xu)*
*Sinais Clínicos:* Excessiva tensão emocional, stress, ansiedade pela possessão, desejo desmedido, excitação, frustração, etc, excessos sexuais, doenças crónicas ou deficiência congénita.
Divide-se, então, nos dois principais síndromes:
B.1.1) Vazio de *Yin* do Rim *(Nei Huo Shen Yin Xu)*.
B.1.2) Vazio de *Yin* do Baço-Pâncreas e Estômago *(Nei Huo Pi Wei Yin Xu)*.

**B.1.1) Vazio de *Yin* do Rim** *(Nei Huo Shen Yin Xu)*.
*Sinais Clinicos:* Caracteriza-se por, febre com a sensação de que o calor vem do fundo dos ossos. Mais os sinais próprios de vazio de *Yin* dos Rins *(Shen Yin Xu)*.
*Princípio terapêutico:* Aumentar o *Yin* e diminuir o Fogo, abrir o *Yin Qiao Mai*, acalmar o *Shen*.

**B.1.2) Vazio de *Yin* do Baço-Pâncreas e Estômago** *(Nei Huo Pi Wei Yin Xu)*
*Sinais Clinicos:* Caracteriza-se por sede com desejo de bebidas quentes, logofobia e voz sem força, impotência e astenia. Mais os sinais próprios de vazio do *Yin* do Baço-Pâncreas e Estômago *(Pi Wei Yin Xu)*.
*Princípio terapêutico:* Consolidar o Elemento Terra e eliminar o Calor.

**C) FOGO NO SISTEMA VISCERAL** *(Nei Huo Fu)*
O Fogo pode provocar síndromes específicos relacionados com o sistema visceral, dando lugar aos seguintes síndromes:

**C.l) Excesso de Fogo na Bexiga** *(Huo Kan Pang Guang)*
*Sinais Clínicos:* Retenção urinária, alterações urinárias (disúria, poliúria, cálculos, hematúria), urinas turvas.
*Princípio terapêutico:* Refrescar e eliminar a Humidade-Calor da Bexiga.

**C.2) Excesso de Fogo na Vesícula Biliar e no Fígado** *(Kan Huo Gan Dan)*
*Sinais Clínicos:* Surdez, dor costal, cefaleia, vermelhidão ocular, agitação psíquica e física com aumento da susceptibilidade, gosto amargo na boca.

282

*Princípio terapêutico:* Refrescar e dispersar o Fogo do Fígado e da Vesícula Biliar.

**C.3) Excesso de Fogo no Estômago** *(Huo Kan Wei)*

*Sinais Clínicos:* Disforia, com polidipsia e polifagia, abcesso nas gengivas, com dor ou sangramento, vómitos, mal-estar gástrico.

*Princípio terapêutico:* Refrescar e dispersar o Fogo do Estômago.

**C.4) Excesso de Fogo no Intestino Grosso** *(Huo Kan Da Chang)*

*Sinais Clínicos:* Obstipação ou diarreia, com fezes amarelas e ensanguentadas, sensação de calor no ânus.

*Princípio terapêutico:* Dispersar e fazer descer o Calor acumulado, refrescar o *Yang Ming*.

**C.5) Excesso de Fogo no Intestino Delgado** *(Huo Kan Xiao Chang)*

*Sinais Clínicos:* Dor e peso no baixo-ventre, disúria, com urina vermelha, turva ou hematúria, disforia, com sensação de calor precordial e insónias, ponta da língua vermelha.

*Princípio terapêutico:* Refrescar o Intestino Delgado e o Coração, eliminar o Fogo.

**D) SÍNDROMES PARTICULARES DO FOGO**

**D.1) O vazio de *Yin* provoca a subida do *Yang* (Yin Xu Yang Fu)**

Origina vertigens, tonturas, rubor facial, olhos vermelhos, secura da garganta, cefaleia, gengivite, odontalgias, etc.

**D.2) O vazio de *Yin* produz aumento do Fogo Imperial** *(Yin Xu Huo Wang)*

Com excitação da líbido, irascibilidade, rubor facial, polidipsia, etc.

**D.3) O vazio de *Yin* lesa o *Yin* do Rim e faz com que este não limite o Fogo, de modo que este último se torna demasiado ativo** *(Xu Huo Shang Yang)*

Com sensação de calor e opressão torácica, hipertensão, insónia, tinnitus, vertigens e tonturas, etc.

**D.4) O vazio de *Yin* ativa o *Yang* do Fígado produzindo Vento** *(Yin Xu Hua Feng)*

Com a circulação do mesmo, dando lugar a quatro possiveis síndromes:

**D.4.1) - *Gan Mu Yu Hua Huo.***

Síndrome de Fogo do Fígado, devido à perda de *Yin* deste e acumulação de Calor interno, com cefaleia, vertigem, face vermelha, tonturas, hematemese, hemoptise e transtornos maníacos.

**D.4.2) - *Gan Mu Huo Xing Jing Fei.***

O Fogo do Fígado faz sofrer o Pulmão, com sinais de tosse improdutiva ou seca, dor nos hipocôndrios, olhos vermelhos, hemoptise, asma e epistaxe.

**D.4.3) - *Mu Yu Hua Feng.***

O *Yin* do Fígado deprimido, dá origem a um Vento excessivo, o que origina tremores e espasmos musculares, língua inchada e entumescida, dores erráticas generalizadas, etc.

**D.4.4) - *Gan Mu Yu Huo Tu.***

O Fogo do Fígado afeta a Terra, invadindo o Baço-Pâncreas e o Estômago.

Se atingir o Baço-Pâncreas origina o síndrome de Fogo-Humidade *(Huo Shi);*

Se atingir o Estômago origina os sinais típicos de gastralgia, pirose e úlcera, dilatação abdominal, meteorismo, etc.

**D.5) O Fogo pode acumular-se em zonas específicas do exterior do corpo, dando origem a Estagnação de Fogo** *(Huo Yu)*.

Como são os furúnculos, úlceras locais, etc. Também se chama *Huo Yu* às queimaduras e escaldões.

**D.6) O Fogo pode provocar síndromes muito agudos, que requerem atuação de urgência.**

Estes síndromes são descritos tradicionalmente como:

**D.6.1) O Fogo ataca a Energia e o Sangue simultaneamente** *(Qi Xue Liang Fan)*

Com febre alta, delírio, polidipsia, perda de consciência, hemoptise, epistaxe e convulsões.

**D.6.2) Síntomas de Vento intenso por Fogo ou ardor no Meridiano do Fígado**

*(Re Sheng Feng Dong)*

Com sinais agudos e de urgência, como espasmo infantil, encefalite, disenteria, septicemia, etc.

**D.6.3) O Fogo pode ser excessivo e alojar-se no Sangue provocando** *Huo Kang Xue* **(excessivo Fogo no Sangue) com atingimento do sistema imunitário.**

Princípio terapêutico para todos os síndromes Fogo:

Dispersar o Calor, eliminar o Vento, sedar o *Yang* do Fígado, tonificar o *Yin* do Fígado, regularizar o Mestre do Coração, tonificar os *Jin Ye* (líquidos orgânicos) e o *Xue* (sangue)

284

# Síndromes *Wei* (Paralisias/Atrofias) *(Wei Bian Zheng)*

# Síndromes *Wei* (Paralisias/Atrofias) *(Wei Bian Zheng)*

## *Introdução*

Na Medicina Chinesa, o termo *"Wei"* significa todos os fenómenos de relaxamento muscular com fraqueza muscular ou paralisia de ambos os membros inferiores com hipotonia muscular e abolição de reflexos osteotendinosos.

Segundo os autores, o termo *"Wei"* será traduzido por paralisia ou paraplegia flácida ou atrofiada. O ideograma de *"Wei"* contém a ideia de fraqueza e ressecamento. Refere-se ao início do caule da planta a tornar-se mais frágil, alterando-se sob a influência da secura. Então, é um síndrome de Secura que se caracteriza por instabilidade e falta de firmeza.

O *"Su Wen"*, descreve cinco formas de paralisia (síndromes *wei*) segundo o ataque dos 5 Órgãos *Yin* pelo Calor.

- *Wei Bi*: É uma paralisia dos membros inferiores por atrofia ou destruição, de acordo com Nguyen Van Nghi, devido ao Calor do Pulmão.

- *Mai Wei*: É um *Wei* dos Vasos, devido ao Calor do Coração.

- *Jin Wei*: Paralisia dos músculos originada por Calor ou Fogo do Fígado.

- *Rou Wei*: O Calor no Baço-Pâncreas, ocasionará paralisia do tecido conjuntivo (carne).

- *Gu Wei*: Com a presença de Calor no Rim, temos *Wei* dos Ossos.

Posteriormente, observações sobre o *"Su Wen"*, feitas nos séculos XVII e XVIII demonstraram que a paralisia ocorria não só por causa do Calor excessivo, mas também por causa de uma deficiência contínua da Energia Essencial *(Jing Qi)* do corpo.

Ao estudarmos as 5 formas de paralisia causada por distúrbios dos 5 Órgãos *Yin* descritos no *"Su Wen"*, pode notar-se que o Calor (e o Fogo) desempenham um papel importante. Entre os 5 Órgãos, são os Pulmões, em particular, que têm uma maior propensão para sobreaquecerem e assim estarem no início dos fenómenos de " Secura do Metal" e , por conseguinte, do "Esgotamento de Água". Na verdade, nos distúrbios psicoafetivos e em doenças provocadas pela Humidade perversa, se houver uma produção de Calor, é porque há um esgotamento prévio da energia do corpo. O *Jing* (Essência) está, portanto, em estado de vazio e perde a sua capacidade herdada. Enquanto isso, o Sangue, em estado de vazio progressivo, perde a sua capacidade nutritiva.

Na fisiopatologia, o *Wei* é o resultado da acumulação de Calor prolongado no corpo que conduz à desidratação, consequentemente responsável por:
- Uma insuficiência da relação *Xue* (sangue) / *Qi* (energia) ao nível do Coração e do Baço-Pâncreas.
- Esgotamento de *Jing Qi* (Essência) e de *Xue* (Sangue) ao nível do Rim e do Fígado.

Podem-se, assim, extrair cinco etiologias, segundo a Medicina Chinesa, para os Síndromes *Wei*:
1ª – Penetração de Calor no Pulmão.
2ª – Excesso de Humidade-Calor.
3ª – Vazio do *Qi* do Baço-Pâncreas e Estômago.
4ª – Vazio do *Yin* do Rim e do Fígado.
5ª – Estagnação de *Qi/Xue* nos Meridianos (Traumatismos).

Correspondendo a Síndromes *Wei* encontramos, na Medicina Convencional, fraqueza, atrofia muscular, paralisia, poliomielite, esclerose lateral amiotrófica, esclerose múltipla, deficiências motoras do sub-córtex, acidente vascular cerebral (AVC), doença de Parkinson, distúrbios de origem espinhal, paraplegia, neuropatia diabética, tóxica ou alcoólica, paresia, polineurite tóxica, síndrome de Guillain-Barré e outras arteriopatias e neuropatias. Há a salientar ainda que no Síndrome *Wei* normalmente não há dor, ao contrário do Síndrome *Bi,* e os tratamentos são lentos e prolongados.


## A) PENETRAÇÃO DE CALOR NO PULMÃO *(Fei Re)*

**Etiologia.**
O Calor externo penetra no Pulmão por insuficiência de *Yin* do Pulmão.
Resulta de uma desidratação por destruição de Movimento "Água" e produção do Movimento "Fogo". O Calor patogénico afeta assim os Pulmões consumindo os fluidos do corpo, fazendo com que os músculos e os tendões sejam privados de nutrição, processo que leva à flacidez muscular ou atrofia.

**Sinais Clínicos.**
- Fraqueza súbita dos membros do corpo.
- Febre.

- Tosse.
- Irritação.
- Sede.
- Urina escassa e amarela.
- Fezes moles.
- Língua vermelha com saburra amarela.
- Pulso rápido e fraco.

**Princípio Terapêutico.**
Dispersar o Calor, tonificar o *Yin* do Pulmão e os *Jin Ye*.

## B) EXCESSO DE HUMIDADE-CALOR *(Shi Re Shi)*

**Etiologia.**
"A Humidade progressiva em relação ao lugar de trabalho ou residência inibe as carnes e provoca o reumatismo e a parestesia, que se torna o *Wei* das carnes."*(Su Wen)*.

Também o excesso de Humidade ou o Calor-Humidade exagerado de origem alimentar causará uma disfunção na circulação do *Qi* (energia) e do *Xue* (sangue) ao nível do Baço-Pâncreas e Estômago ocasionando, assim, um *Wei*.

O excesso de Humidade-Calor concentra-se sobretudo no canal *Yang Ming*, que falha em humedecer e nutrir os tendões e músculos ou controlar e facilitar os seus movimentos.

**Sinais Clínicos.**
- Edemas
- Inchaço e peso nos membros inferiores
- Parestesias
- Sintomas de Humidade
- Opressão torácica
- Urinas escuras
- Febre acompanhada de transpiração
- Língua vermelha, entumescida, com saburra amarela gordurosa
- Pulso flutuante, rápido e escorregadio.

**Princípio Terapêutico.**
Eliminar o Calor e a Humidade para desobstruir a circulação dos meridianos e tendões. Ativar o *Qi* (energia) e o *Xue* (sangue) no *Yang Ming*.

## C) VAZIO DO *QI* DO BAÇO- PÂNCREAS E ESTÔMAGO *(Pi Wei Qi Xu)*

**Etiologia.**
O Estômago recolhe os alimentos e inicia o processo de metabolização; o Baço-Pâncreas deve dirigir a transformação e assegurar o transporte. Assim, resulta que o par Baço-Pâncreas/Estômago constitui elemento essencial na fabricação do *Qi* (energia) e do *Xue* (sangue). Quando surge uma disfunção na circulação do *Qi* (energia) e do *Xue* (sangue) ao nível do par Baço- Pâncreas/Estômago, o síndrome *Wei* pode aparecer.

**Sinais Clínicos.**
- Atrofia muscular.
- Fraqueza de membros.
- Compleição pálida.
- Apetite diminuído.
- Perda de fezes.
- Falta de ar.
- Inchaço e edema.
- Língua pálida com saburra branca.
- Pulso fraco.

**Princípio Terapêutico.**
Tonificar o Baço-Pâncreas e o Estômago, fortalecer os músculos através da nutrição do *Qi* (energia) e *Xue* (sangue).

## D) VAZIO DO *YIN* DO RIM E DO FÍGADO *(Gan Shen Yin Xu)*

**Etiologia.**
O *Jing Qi* (energia essencial) conserva-se no Rim e o Fígado conserva o Sangue (*Xue*) formado previamente pelo Baço-Pâncreas. Essa escassez simultaneamente de *Xue* e *Jing Qi* será a responsável por ossos e músculos já não executarem apropriadamente as suas funções, produzindo a amiotrofia e a paralisia. A escassez de *Xue* e *Jing Qi* pode

ocorrer por excesso de atividade sexual e por excesso de Calor, conduzindo à desidratação dos músculos e dos tendões.

**Sinais Clínicos.**
- Fraqueza gradual nos pés.
- Sensibilidade e fraqueza na região lombar.
- Tonturas.
- Visão turva.
- Palpitações.
- Compleixão pálida.
- Transpiração espontânea.
- Emissão seminal ou ejaculação precoce.
- Menstruação anormal.
- Língua vermelha com pouca saburra.
- Pulso profundo, fraco e acelerado.

**Princípio Terapêutico.**
Tonificar o *Yin* do Fígado e do Rim. Consolidar o *Jing Qi*.


## E) ESTAGNAÇÃO DE *QI/XUE* NOS MERIDIANOS (TRAUMATISMOS)  *(Jing Luo Qi Xue Yu)*

**Etiologia.**
  Antecedentes e historial de traumatismos diversos

**Sinais Clínicos.**
- Fraqueza levando à dormência dos membros.
- Incontinência de urina.
- Língua púrpura com saburra fina e branca.
- Pulso irregular, fino e lento.

**Princípio Terapêutico.**
Promover a circulação de *Qi* (energia) e *Xue* (sangue).

## Resumo: Síndromes *Wei* (Paralisias/Atrofias) ( *Wei Bian Zheng* )

**A) PENETRAÇÃO DE CALOR NO PULMÃO** *(Fei Re)*
*Sinais Clínicos:* Fraqueza súbita dos membros do corpo acompanhado por febre, tosse, irritação, sede, urina escassa e amarela, fezes moles, língua vermelha com saburra amarela, pulso rápido e fraco.
*Princípio terapêutico:* Dispersar o Calor, tonificar o *Yin* do Pulmão e os *Jin Ye.*

**B) EXCESSO DE HUMIDADE-CALOR** *(Shi Re Shi)*
*Sinais Clínicos:* Edemas, inchaço e peso nos membros inferiores, parestesias, síntomas de Humidade, opressão toracica, urinas escuras, febre acompanhada de transpiração, língua vermelha, intumescida, com saburra amarela gordurosa e pulso flutuante, rápido e escorregadio.
*Princípio terapêutico:* Eliminar o Calor e a Humidade para desobstruir a circulação dos meridianos e tendões. Ativar o *Qi* (energia) e o *Xue* (sangue) no *Yang Ming.*

**C) VAZIO DO *QI* DO BAÇO- PÂNCREAS E ESTÔMAGO** *(Pi Wei Qi Xu)*
*Sinais Clínicos:* Atrofia muscular, fraqueza de membros, compleição pálida, apetite diminuído, perda de fezes, falta de ar, inchaço e edema, língua pálida com saburra branca, pulso fraco.
*Princípio terapêutico:* Tonificar o Baço-Pâncreas e o Estômago, fortalecer os músculos através da nutrição do *Qi* (energia) e *Xue* (sangue).

**D) VAZIO DO *YIN* DO RIM E DO FÍGADO** *(Gan Shen Yin Xu)*
*Sinais Clínicos:* Fraqueza gradual nos pés, sensibilidade e fraqueza na região lombar, tonturas, visão turva, palpitações, compleixão pálida, transpiração espontânea, emissão seminal ou ejaculação precoce, menstruação anormal, língua vermelha com pouca saburra, pulso profundo, fraco e acelerado.
*Princípio terapêutico:* Tonificar o *Yin* do Fígado e do Rim, consolidar o *Jing Qi.*

**E) ESTAGNAÇÃO DE *QI/XUE* NOS MERIDIANOS (TRAUMATISMOS)**
*(Jing Luo Qi Xue Yu)*
*Sinais Clínicos:* Fraqueza levando à dormência dos membros, incontinência de urina, língua púrpura com saburra fina e branca, pulso irregular, fino e lento.
*Princípio terapêutico:* Promover a circulação de *Qi* (energia) e *Xue* (sangue).

# Síndromes *Lin* (Estrangúria)
## *( Lin Bian Zheng )*

# Síndromes *Lin* (Estrangúria)
# *( Lin Bian Zheng )*

## *Introdução*

Na Medicina Tradicional Chinesa os síndromes *Lin* caracterizam-se no termo clássico "estrangúria". Indica micção dolorosa juntamente com micção frequente e contrações (cólicas) no baixo abdómen (hipogástrio). Podem acompanhar-se de gotejamento miccional, dor no abdómen ou dor lombar. De acordo com as diferentes etiologias e patogenias podemos encontrar cinco tipos diferentes de síndromes *Lin*, são eles:

1°- Sindrome *Lin* Calor
2°- Sindrome *Lin* Pedra
3°- Sindrome *Lin* Sangue
4°- Sindrome *Lin* Qi
5°- Sindrome *Lin* Turvo

Podemos ainda encontrar nos quatro últimos diferenciação por Vazio ou Plenitude.

### A) *LIN* CALOR *(Re Lin)*

**Etiologia.**

Insuficiente capacidade transformadora por parte do *Qi* da Bexiga, descida de Humidade-Calor resultante da invasão por parte de um agente patogénico exógeno Humidade-Calor ou pela incapacidade do Baço-Pâncreas para metabolizar a Humidade.

**Sinais Clínicos.**
- Micção amarela escura com sensação de queimadura, muito dolorosa, urgente, frequente e curta (de pouca quantidade).
- Pode acompanhar-se de contrações (cólicas) no baixo ventre.
- Distensão no baixo abdómen.
- Dor irradiando ao umbigo ou à região lombar (especialmente no caso de pielonefrite).
- Gotejamento.
- Febre.
- Arrepios.
- Náuseas.
- Vómitos.
- Sabor amargo na boca.
- Obstipação.

- Língua com saburra espessa amarela.
- Pulso é rápido e escorregadio.
Está normalmente associado a um estado agudo.
Corresponde à típica infecção urinária bacteriana (cistite e pielonefrite).

**Princípio Terapêutico.**
Dispersar o Calor-Humidade da Bexiga.


## B.1) *LIN* PEDRA POR PLENITUDE *(Shi Lin Shi)*

**Etiologia.**
Acumulação prolongada de Humidade-Calor na Bexiga conduz à formação de pedras que obstruem a uretra.

**Sinais Clínicos.**
- Micção abundante, escura e muito dolorosa.
- Jato miccional reduzido.
- Pode acompanhar-se de dor lombar, irradiando ao genitais ou baixo abdómen.
- Areia ou pedras na urina.
- Sangue na urina.
- Sudação profusa quando a dor é intensa.
- Contrações (cólicas) no baixo abdómen.
- Distensão no baixo abdómen.
- A dor pode causar suor, náuseas, vómitos, palidez facial e frio. No entanto o frio será considerado um Falso-Frio.
- A língua pode apresentar saburra espessa e amarela.
- O pulso é rápido e em corda.
Está associado a um estado agudo mas, por vezes, pode ser crónico.
Corresponde à típica litíase renal aguda ou cólica nefrítica aguda.

**Princípio Terapêutico.**
Mobilizar o *Qi* da Bexiga e dispersar a Humidade-Calor.


## B.2) *LIN* PEDRA POR VAZIO *(Shi Lin Xu)*

**Etiologia.**
Acumulação prolongada de Humidade-Calor na Bexiga, associada a um Vazio do Rim (pode predominar um Vazio de *Yin* do Rim). Por vezes, também com Vazio do Baço-Pâncreas.

**Sinais Clinicos.**
- Micção crónica, escassa e escura.
- Presença de areias ou pedras.
- Ligeiro desconforto (ou não) na micção.
- Ligeira dor surda lombar, que pode irradiar aos genitais ou baixo abdómen.
- Sensação de peso no baixo abdómen.
- Pontos de sangue na urina.
- Calor nos cinco centros (coração, mãos e pés).
- A língua é vermelha, sem (ou pouca) saburra.
- O pulso é fino e fraco.
É habitualmente um quadro crónico.
Corresponde à litíase renal crónica.

**Princípio Terapêutico.**
Mobilizar o *Qi* da Bexiga e dispersar a Humidade-Calor. Tonificar o Rim e o *Qi* do Baço-Pâncreas.


**C.1) *LIN* SANGUE POR PLENITUDE *(Xue Lin Shi)***

**Etiologia.**
Acumulação de Humidade-Calor na Bexiga com excesso de Fogo no Coração.

**Sinais Clínicos.**
- Micção vermelha com sensação de queimadura, urgente, dolorosa, frequente e curta (de pouca quantidade).
- Pode acompanhar-se de coágulos de sangue, contrações (cólicas) no baixo abdómen, dor que irradia ao umbigo.
- A língua é vermelha e tem saburra espessa e amarela.
- O pulso apresenta-se forte, rápido e escorregadio.
É habitualmente uma situação aguda, mas que se pode cronificar.
Corresponde à hematúria que acompanha uma infeção urinária ou cistite irritativa ou neurogénica, ou trigonite, ou numa litíase.

**Princípio Terapêutico.**
Mobilizar o *Qi* da Bexiga, dispersar a Humidade-Calor e acalmar o Coração.

## C.2) *LIN* SANGUE POR VAZIO *(Xue Lin Xu)*

**Etiologia.**
A Acumulação prolongada de Calor ou Humidade-Calor danificam o Rim levando-o a um estado de Vazio.

**Sinais Clínicos.**
- Micção intensamente vermelha.
- Pode fazer-se acompanhar de coágulos de sangue.
- Ligeiro desconforto (ou não) durante a micção.
- Debilidade lombar.
- Debilidade dos joelhos.
- Calor nos cinco centros (coração, mãos e pés).
- Transpiração noturna.
- Palpitações.
- A urina será mais vermelha se a sensação de cansaço for maior.
- A língua é vermelha e sem saburra (ou pouca).
- O pulso é rápido, fino e fraco.
Apresenta-se como um quadro crónico.
Corresponde a uma hematúria crónica.

**Princípio Terapêutico.**
Dispersar o Calor ou Humidade-Calor e consolidar o *Yin* do Rim.

## D.1) *LIN QI* POR PLENITUDE *(Qi Lin Shi)*

**Etiologia.**
Atingimento da Bexiga por Estagnação do *Qi* do Fígado.

**Sinais Clinicos.**
- A Micção apresenta-se mais ou menos dolorosa, sem sensação de ardor, curta (de pouca quantidade), com gotejamento ou incompleta.
- Não há sensação de queimadura.
- Pode acompanhar-se de contrações (cólicas) no baixo abdómen.
- Acompanhado de distensão.
- Dor que irradia ao umbigo.
- Cefaleia.
- Vertigem.
- Distensão torácica ou costal.
- Menstruação irregular.
- A língua é normal ou com algum sinal de estagnação (p.ex.: bordos laterais mais escuros).
- O pulso é em corda.

Pode ser um quadro agudo ou crónico.
Corresponde à micção instável de causa desconhecida ou psíquica; cistite, uretrite ou prostatite neurogénica ou psicogénica; cistite, uretrite ou prostatite abacteriana.

**Princípio Terapêutico.**
Drenar o Fígado e eliminar a estagnação.

### D.2) *LIN QI* POR VAZIO *(Qi Lin Xu)*

**Etiologia.**
Surge por um Vazio do *Qi* do Baço-Pâncreas, podendo acompanhar-se de um Vazio do Rim.

**Sinais Clínicos.**
- Micção com mais ou menos dor, que melhora com a pressão e piora com o cansaço.
- É clara, frequente e com gotejamento.
- Pode acompanhar-se de distensão no baixo abdómen.
- Face pálida.
- Fadiga.
- A língua é pálida com saburra grossa e branca.
- O pulso é fino e fraco.
É sempre um quadro crónico.
Corresponde também à micção crónica instável de causa desconhecida ou psíquica; cistite, uretrite ou prostatite crónicas neurogénica ou psicogénica; cistite, uretrite ou prostatite crónica abacteriana.

**Princípio Terapêutico.**
Tonificar o *Qi* do Baço-Pâncreas, e se necessário, o *Qi* dos Rins.

### E.1) *LIN* TURVO POR PLENITUDE *(Zhuo Lin Shi)*

**Etiologia.**
Acumulação de Calor-Humidade na Bexiga. Vazio do *Qi* do Baço-Pâncreas que não separa o puro do impuro.

**Sinais Clínicos.**
- Micção turva ("como água de lavar arroz" ou leitosa) que produz sensação de queimadura.

- Dolorosa, frequente e curta (de pouca quantidade).
- Pode acompanhar-se de uma capa oleosa na superfície.
- Plenitude torácica.
- Plenitude gástrica.
- Sede de pequenas quantidades.
- A língua é vermelha com saburra amarela.
- O pulso é rápido e escorregadio.
É um quadro agudo.
Corresponde à micção ou secreção espessa em algumas uretrites agudas, prostatites agudas, lipúria, etc.

**Princípio Terapêutico.**
Eliminar o Calor-Humidade da Bexiga.


## E.2) *LIN* TURVO POR VAZIO *(Zhuo Lin Xu)*

**Etiologia.**
  Vazio do *Qi* do Baço-Pâncreas que não assegura as funções de transporte da essência alimentar e não é capaz de separar o puro do impuro. Acompanhado por um Vazio do Rim (pode predominar um Vazio de *Yang* ou de *Yin*) que não consegue filtrar corretamente a água.

**Sinais Clínicos.**
- Micção intensamente turva, pode causar ligeiro desconforto.
- Pode acompanhar-se de debilidade lombar ou dos joelhos e tonturas.
- Podem aparecer também sintomas de Vazio de *Yang* (urina pálida, aversão ao frio, extremidades frias, nictúria, gotejamento miccional) ou sintomas de Vazio de *Yin* (urina escura, ligeiramente ardente, calor nos cinco centros, suor noturno, sede noturna, garganta e boca secas, rubor malar).
- A língua é pálida ou vermelha, sem saburra.
- O pulso é fino e fraco.
A urina torna-se mais turva com o aumento do cansaço.
É sempre um quadro crónico.
Corresponde à micção ou secreção espessa na uretrite crónica, prostatite crónica, esquistossomíase, lipúria, etc.

**Princípio Terapêutico.**
Reforçar o Baço-Pâncreas e aquecer o Centro. Tonificar o *Yin* ou o *Yang* do Rim conforme necessário.

# Resumo: Síndromes *Lin* (Estrangúria)
## *(Lin Bian Zheng)*

### A) *LIN* CALOR *(Re Lin)*

*Sinais Clínicos*: Micção amarela escura com sensação de queimadura, muito dolorosa, urgente, frequente e curta (de pouca quantidade). Pode acompanhar-se de contrações (cólicas) no baixo ventre, distensão no baixo abdómen, dor irradiando ao umbigo ou à região lombar (especialmente no caso de pielonefrite), gotejamento, febre, arrepios, náuseas, vómitos, sabor amargo na boca, obstipação. A língua pode ter saburra espessa amarela e o pulso é rápido e escorregadio. Está normalmente associado a um estado agudo. Corresponde à típica infeção urinária bacteriana (cistite e pielonefrite).

*Princípio terapêutico*: Dispersar o Calor-Humidade da Bexiga.

### B.1) *LIN* PEDRA POR PLENITUDE *(Shi Lin Shi)*

*Sinais Clínicos*: Micção abundante, escura e muito dolorosa. Jato miccional reduzido. Pode acompanhar-se de dor lombar, irradiando ao genitais ou baixo abdómen, areia ou pedras na urina, sangue, sudação profusa quando a dor é intensa, contrações (cólicas) no baixo abdómen, distensão no baixo abdómen. A dor pode causar suor, náuseas, vómitos, palidez facial e frio. No entanto o frio será considerado um Falso-Frio. A língua pode apresentar saburra espessa e amarela. O pulso é rápido e em corda. Está associado a um estado agudo, mas por vezes pode ser crónico.

Corresponde à típica litíase renal aguda ou cólica nefrítica aguda.

*Princípio terapêutico*: Mobilizar o *Qi* da Bexiga e dispersar a Humidade-Calor.

### B.2) *LIN* PEDRA POR VAZIO *(Shi Lin Xu)*

*Sinais Clínicos*: Micção cronicamente escassa escura. Acompanha-se de areias ou pedras, ligeiro desconforto (ou não) na micção, ligeira dor surda lombar, que pode irradiar aos genitais ou baixo abdómen, sensação de peso no baixo abdómen, pontos de sangue na urina e calor nos cinco centros (coração, mãos e pés). A língua é vermelha, sem (ou pouca) saburra. O pulso é fino e fraco. É habitualmente um quadro crónico. Corresponde à litíase renal crónica.

*Princípio terapêutico*: Mobilizar o *Qi* da Bexiga e dispersar a Humidade-Calor. Tonificar o Rim e o *Qi* do Baço-Pâncreas.

### C.1) *LIN* SANGUE POR PLENITUDE *(Xue Lin Shi)*

*Sinais Clínicos*: Micção vermelha com sensação de queimadura, urgente, dolorosa, frequente e curta (de pouca quantidade). Pode acompanhar-se de coágulos de sangue, contrações (cólicas) no baixo abdómen, dor que irradia ao umbigo. A língua é vermelha e tem saburra espessa e amarela. O pulso apresenta-se forte, rápido e escorregadio. É habitualmente uma situação aguda, mas que se pode cronificar. Corresponde à hematúria que acompanha uma infeção urinária ou cistite irritativa ou neurogénica, ou trigonite, ou numa litíase.

*Princípio terapêutico*: Mobilizar o *Qi* da Bexiga, dispersar a Humidade-Calor e acalmar o Coração.

### C.2) *LIN* SANGUE POR VAZIO *(Xue Lin Xu)*

*Sinais Clínicos*: Micção intensamente vermelha. Pode fazer-se acompanhar de coágulos de sangue, ligeiro desconforto (ou não) durante a micção, debilidade lombar, debilidade dos joelhos, calor nos cinco centros (coração, mãos e pés), transpiração noturna, palpitações. A urina será mais vermelha

301

se a sensação de cansaço for maior. A língua é vermelha e sem saburra (ou pouca). O pulso é rápido, fino e fraco. Apresenta-se como um quadro crónico. Corresponde a uma hematúria crónica.

*Princípio terapêutico*: Dispersar o Calor ou Humidade-Calor e consolidar o *Yin* do Rim.

**D.1)** *LIN QI* **POR PLENITUDE** *(Qi Lin Shi)*

*Sinais Clínicos:* A Micção apresenta-se mais ou menos dolorosa, sem sensação de ardor, curta (de pouca quantidade), com gotejamento ou incompleta. Não há sensação de queimadura. Pode acompanhar-se de contrações (cólicas) no baixo abdómen, acompanhado de distensão, dor que irradia ao umbigo, cefalea, vertigem, distensão torácica ou costal, menstruação irregular. A língua é normal ou com algum sinal de estagnação (p.ex.: bordos laterais mais escuros).

O pulso é em corda. Pode ser um quadro agudo ou crónico. Corresponde à micção instável de causa desconhecida ou psíquica; cistite, uretrite ou prostatite neurogénica ou psicogénica; cistite, uretrite ou prostatite abacteriana.

*Princípio terapêutico:* Drenar o Fígado e eliminar a estagnação.

**D.2)** *LIN QI* **POR VAZIO** *(Qi Lin Xu)*

*Sinais Clínicos:* Micção com mais ou menos dor, que melhora com a pressão e piora com o cansaço. É clara, frequente e com gotejamento. Pode acompanhar-se de distensão no baixo abdómen, face pálida, fatiga. A língua é pálida com saburra grossa e branca. O pulso é fino e fraco. É sempre um quadro crónico. Corresponde também à micção crónica instável de causa desconhecida ou psíquica; cistite, uretrite ou prostatite crónicas neurogénica ou psicogénica; cistite, uretrite ou prostatite crónica abacteriana.

*Princípio terapêutico***:** Tonificar o *Qi* do Baço-Pâncreas, e se necessário, o *Qi* dos Rins.

**E.1)** *LIN* **TURVO POR PLENITUDE** *(Zhuo Lin Shi)*

*Sinais Clínicos:* Micção turva ("como água de lavar arroz" ou leitosa) que produz sensação de queimadura. Dolorosa, frequente e curta (de pouca quantidade). Pode acompanhar-se de uma capa oleosa na superfície, plenitude torácica, plenitude gástrica, sede de pequenas quantidades. A língua é vermelha com saburra amarela. O pulso é rápido e escorregadio. É um quadro agudo. Corresponde à micção ou secreção espessa em algumas uretrites agudas,

prostatites agudas, lipúria, etc.

*Princípio terapêutico:* Eliminar o Calor-Humidade da Bexiga.

**E.2)** *LIN* **TURVO POR VAZIO** *(Zhuo Lin Xu)*

*Sinais Clínicos:* Micção intensamente turva, pode causar ligeiro desconforto. Pode acompanhar-se de debilidade lombar ou dos joelhos e tonturas. Podem aparecer também sintomas de vazio de *Yang* (urina pálida, aversão ao frio, extremidades frias, nictúria, gotejamento miccional) ou sintomas de vazio de *Yin* (urina escura, ligeiramente ardente, calor nos cinco centros, suor noturno, sede noturna, garganta e boca secas, rubor malar). A língua é pálida ou vermelha, sem saburra. O pulso é fino e fraco. A urina torna-se mais turva com o aumento do cansaço. É sempre um quadro crónico. Corresponde à micção ou secreção espessa na uretrite crónica, prostatite crónica, esquistossomíase, lipúria, etc.

*Princípio terapêutico:* Reforçar o Baço-Pâncreas e aquecer o centro, tonificar o *Yin* ou o *Yang* do Rim conforme necessário.

# Síndromes *Dian Kuang* (Doenças Mentais)
## *(Dian Kuang Bian Zheng)*

# Síndromes *Dian Kuang* (Doenças Mentais) *(Dian Kuang Bian Zheng)*

## *Introdução*

As doenças mentais na Medicina Chinesa são chamadas de *Dian Kuang*. São síndromes psiquiátricas e não apenas distúrbios mentais menores, tais como ansiedade ou depressão ligeira, insónia, etc. Na classificação de síndromes *Dian Kuang* encontram-se doenças mais graves como depressão maior, bipolaridade (antiga doença maníaco-depressiva), esquizofrenia, estados paranóicos e psicóticos.

Não se encontra na Medicina Chinesa uma distinção detalhada de cada uma destas doenças. Elas são agrupadas, de forma generalizada, como *Dian Kuang*, mas de acordo com os seus sinais clínicos podemos separá-las em *Dian* ou *Kuang*.

Por *Dian* entende-se o polo mais depressivo que é caracterizado por bloqueio afetivo, apatia, ausência de dinamismo. Desenvolve-se por obstrução do fluxo de *Qi*.

Por *Kuang* entende-se o polo maníaco, em que há um excesso da atividade mental ou motora. O individuo apresenta um comportamento explosivo e impulsivo, podendo tornar-se agressivo e perigoso no seu relacionamento com a sociedade.

Este quadro desenvolve-se devido à presença de Fogo que perturba a Mente (*Shen*).

São dois síndromes inter-mutáveis, o que significa que *Dian* se pode transformar em *Kuang* e vice-versa.

Os síndromes *Dian Kuang* são causados por alterações do *Shen* (perturbações psíquicas e emocionais), desequilíbrios de *Yin* ou de *Yang*, por subida de Mucosidades-Calor e por obstrução do *Qi* (energia) e do *Xue* (sangue).

Estes dois síndromes podem ainda ser diferenciados por Vazio ou Plenitude.

## A) SÍNDROME *DIAN* POR VAZIO *(Dian Xu)*

**Etiologia.**

Ocorre por alterações emocionais, experiências emocionais traumatizantes, uso de álcool e drogas ou por doenças prolongadas, genéticas e congénitas, que podem dar origem a doenças mentais.

Segundo a classificação da Medicina Chinesa, ocorre por Vazio do Coração e do Baço-Pâncreas.

**Sinais Clínicos.**
Apresenta sinais com características predominantemente *Yin*, tais como:
- Isolamento - não gosta de falar.
- Introversão - não expressa as emoções facilmente.
- Tristeza.
- Pranto.
- Comportamentos estranhos.
- Superstição.
- Hábitos repetitivos.
- Pensamentos persecutórios.
- Mania da perseguição.
- Apetite diminuído.
- Lassitude.
- Fotofobia.
- Pesadelos.
- Distração.
- Palpitações.
- Medo.
- Astenia.
- Língua pálida, sem saburra.
- Pulso profundo, fraco, lento e fino.
- Mais frequente na adolescência e em mulheres na fase de menopausa.

**Princípio Terapêutico.**
Tonificar e harmonizar o Baço-Pâncreas, nutrir o Coração, acalmar o *Shen* (Mente) e restituir o *Qi* (Energia).

## B) SÍNDROME *DIAN* POR PLENITUDE *(Dian Shi)*

**Etiologia.**
   Ocorre por alterações emocionais, experiências emocionais traumatizantes, uso de álcool e drogas ou por doenças prolongadas, genéticas e congénitas, que podem dar origem a doenças mentais. Segundo a classificação na Medicina Chinesa, ocorre por Bloqueio do *Qi* do Fígado e produção de Mucosidades internas.

**Sinais Clínicos.**
Apresenta sinais com características predominantemente *Yin*, tais como:
- Isolamento - não gosta de falar
- Introversão - não expressa as emoções facilmente.
- Tristeza.
- Pranto.
- Comportamentos estranhos.
- Superstição.
- Hábitos repetitivos.
- Pensamentos persecutórios.
- Mania da perseguição.
- Apetite diminuído.
- Lassitude.
- Fotofobia.
- Depressão.
- Indiferença.
- Confusão mental.
- A língua é pálida com saburra pegajosa.
- O pulso é em corda, tenso, lento e escorregadio.

**Princípio Terapêutico.**
Regularizar a circulação do *Qi* do Fígado, dissolver e dispersar as Mucosidades.

## C) SÍNDROME *KUANG* POR VAZIO *(Kuang Xu)*

**Etiologia.**
Ocorre por alterações emocionais, experiências emocionais traumatizantes, uso de álcool e drogas ou por doenças prolongadas, genéticas e congénitas, que podem dar origem a doenças mentais. Em Medicina Chinesa ocorre por subida do Fogo que consome o *Yin*, altera o *Shen*, o Coração, o Fígado e Vesícula Biliar e o *Yang Ming*.

**Sinais Clínicos.**
Apresenta características *Yang*, como:
- Aparecimento súbito.
- Agitação.
- Verborreia.
- Labilidade.
- Euforia.
- Fotofilia.
- Logorreia.
- Extroversão.

- Riso fácil.
- Irritabilidade.
- Mania.
- Excitação.
- Rubor malar.
- Língua vermelha, sem saburra.
- Pulso fino e rápido.

**Princípio Terapêutico.**
Dispersar o Fogo, nutrir o *Yin*, acalmar o *Shen*.

## D) SÍNDROME *KUANG* POR PLENITUDE *(Kuang Shi)*

**Etiologia.**
Ocorre por alterações emocionais, experiências emocionais traumatizantes, uso de álcool e drogas ou por doenças prolongadas, genéticas e congénitas, que podem dar origem a doenças mentais. Na Medicina Chinesa ocorre por Mucosidades-Fogo que sobem e obstruem o *Shen* (Mente), afetam o Fígado e o *Yang Ming*.

**Sinais Clínicos.**
Apresenta características *Yang*, tais como:
- Aparecimento súbito.
- Agitação.
- Verborreia.
- Labilidade.
- Euforia.
- Fotofilia.
- Logorreia.
- Extroversão.
- Riso fácil.
- Irritabilidade.
- Dor de cabeça.
- Olhar agressivo.
- Insónia.
- Face e olhos vermelhos.
- Comportamento violento.
- Recusa comer ou dormir.
- A língua é purpura, com saburra amarela e pegajosa.
- O pulso é tenso, amplo, rápido e escorregadio.

**Princípio Terapêutico.**
Metabolizar as Mucosidades e dispersar o Fogo.

**Resumo:** Síndromes *Dian Kuang* (Doenças Mentais)
*( Dian Kuang Bian Zheng )*

**A) SÍNDROME *DIAN* POR VAZIO** *(Dian Xu)*.

*Sinais Clínicos*: Apresenta sinais com características predominantemente *Yin*. Isolamento, não gosta de falar, introversão, não expressa as emoções facilmente, tristeza, pranto, comportamentos estranhos, superstição, hábitos repetitivos, pensamentos persecutórios, mania da perseguição, apetite diminuído, lassitude, fotofobia, pesadelos, distração, palpitações, medo, astenia. Língua pálida, sem saburra. Pulso profundo, fraco, lento e fino.

Mais frequente na adolescência e em mulheres na fase de menopausa.

*Princípio terapêutico:* Tonificar e harmonizar o Baço-Pâncreas, nutrir o Coração, acalmar o *Shen* (Mente) e restituir o *Qi* (Energia).

**B) SÍNDROME *DIAN* POR PLENITUDE** *(Dian Shi)*.

*Sinais Clínicos*: Apresenta sinais com características predominantemente *Yin*. Isolamento, não gosta de falar, introversão, não expressa as emoções facilmente, tristeza, pranto, comportamentos estranhos, superstição, hábitos repetitivos, pensamentos persecutórios, mania da perseguição, apetite diminuído, lassitude, fotofobia, depressão, indiferença, confusão mental. A língua é pálida com saburra pegajosa. O pulso é em corda, tenso, lento e escorregadio.

*Princípio terapêutico:* Regularizar a circulação do *Qi* do Fígado, dissolver e dispersar as Mucosidades.

**C) SÍNDROME *KUANG* POR VAZIO** *(Kuang Xu)*.

*Sinais Clínicos*: Apresenta características *Yang*. Aparecimento súbito, agitação, verborreia, labilidade, euforia, fotofilia, logorreia, extroversão, riso fácil, irritabilidade, mania, excitação, rubor malar. Língua vermelha, sem saburra. Pulso fino e rápido.

*Princípio terapêutico*: Dispersar o Fogo, nutrir o *Yin*, acalmar o *Shen*.

**D) SÍNDROME *KUANG* POR PLENITUDE** *(Kuang Shi)*.

*Sinais Clínicos*: Apresenta características *Yang*. Aparecimento súbito, agitação, verborreia, labilidade, euforia, fotofilia, logorreia, extroversão, riso fácil, irritabilidade, dor de cabeça, olhar agressivo, insónia, face e olhos vermelhos, comportamento violento, recusa comer ou dormir. A língua é púrpura, com saburra amarela e pegajosa. E o pulso é tenso, amplo, rápido e escorregadio.

*Princípio terapêutico*: Metabolizar as Mucosidades e dispersar o Fogo.

# Glossário de Termos Chineses

*Bian Zheng* – Diferenciação de sinais e sintomas.

*Chuan Jing* – Transmissão da enfermidade de um Meridiano a outro.

*Da Chang* – Intestino Grosso. Víscera por onde passa os resíduos alimentares que não foram aproveitados.

*Dan* – Vesícula Biliar. Víscera onde é armazenada a bílis. Relaciona-se com as atividades psicológicas e emocionais em Medicina Chinesa.

*Fei* – Pulmão. Controla a respiração e a Energia de todo o corpo.

*Feng* – Vento. Uma das seis energias climatológicas. Associada ao Movimento Madeira.

*Fu* – Vísceras internas. São elas a Vesícula Biliar, o Intestino Delgado, o Estômago, o Intestino Grosso e a Bexiga. Na Medicina Chinesa refere-se às várias funções fisiológicas de cada víscera e não somente à estrutura anatómica.

*Fu Qi* – Fator latente que pode produzir enfermidade.

*Gan* – Fígado. Armazena o sangue e faz a sua distribuição por todo o corpo.

*Han* – Frio. Uma das seis energias climatológicas. Associada ao Movimento Água.

*Huo* – Fogo. Uma das seis energias climatológicas. Associada ao Movimento Fogo.

*Jin Ye* – Líquidos Orgânicos. Engloba todos os líquidos fisiológicos do corpo humano.

*Jing* – Essência. Substância vital que assegura as funções vitais dos órgãos. É armazenada nos Rins.

*Jing Luo* – Meridianos. Canais energéticos por onde circula a Energia Vital (*Qi*).

**Jing Shen** – Espírito, sentimento, ou também, manifestação da força fenotípica.

**Liu Qi** – As seis energias climatológicas. Vento, Frio, Calor, Humidade, Secura e Fogo.

**Liu Yin** – As seis energias climatológicas em excesso.

**Ming Men** – Porta da Vida. Está intimamente relacionada com os Rins na patologia e na fisiologia. É a origem da energia quente (*Yang*) do corpo.

**Pang Guang** – Bexiga. Armazena e excreta a urina.

**Pi** – Baço-Pâncreas. Possui a função de transformar os alimentos e transportar os seus nutrientes por todo o corpo para manter a circulação do Sangue e reforçar a Energia Vital (*Qi*).

**Qi** – Energia Vital. Substância imaterial que assegura a vitalidade das estruturas vivas.

**Qi Ji** – Circulação da Energia. Refere-se às atividades funcionais regulares da Energia Vital.

**Qi Ni** – Circulação da Energia em contra-corrente. Refere-se às atividades funcionais patogénicas da Energia Vital.

**Qi Qiao** – Os sete orifícios da cabeça. São eles os olhos, os ouvidos, o nariz e a boca.

**Re** – Calor. Uma das seis energias climatológicas. Também associada ao Movimento Fogo.

**San Jiao** – Triplo Aquecedor. As três partes que constituem a cavidade do corpo humano.

**Shang Jiao** – Aquecedor superior. Acima do diafragma, onde se localizam o Coração e o Pulmão.

**Shen** – Rins. Armazena a Energia Essencial *(Jing)* e controla as funções urinárias.

**Shen** – Faculdade mental controlada pelo Coração. Mente e psiquismo.

**Shen Shui** – Água Matriz. Líquido intersticial.

**Shi** – Humidade. Uma das seis energias climatológicas. Associada ao Movimento Terra.

**Shi** – Plenitude ou excesso. Habitualmente de Energia, Sangue ou Líquidos Orgânicos.

**Shi Xie** – Energia patogénica que produz doenças epidémicas.

**Tan Yin** – Fleumas e Mucosidades. Substâncias insuficientemente metabolizadas que podem produzir patologia.

**Tao (Dao)** – O Caminho natural. Conceito base da filosofia taoista que consiste na evolução centrada no equilíbrio entre as polaridades *Yin/Yang*.

**Wei** – Estômago. Tem a função de receber e digerir os alimentos.

**Wei Qi** – Energia defensiva. Localiza-se, maioritariamente, à superfície do corpo para resistir aos agentes patogénicos exógenos. Equivalente à imunidade.

**Wu Xing** – Teoria dos Cinco Movimentos/Elementos. São eles a Madeira, o Fogo, a Terra, o Metal e a Água. Estas são as cinco matérias elementares que formam o mundo material. Este é um antigo conceito que explica a composição do universo físico e que é usado na Medicina Chinesa para explicar as relações fisiológicas e patológicas entre os órgãos e vísceras do corpo humano.

**Yin/Yang** – Dois princípios essenciais que se opõem e se complementam mutuamente. É um conceito antigo taoista usado na Medicina Tradicional Chinesa para referir várias antíteses na anatomia, fisiologia, patologia, diagnóstico e terapêutica.

**Ying Qi/Rong Qi** – Energia nutritiva. Acompanha o Sangue partilhando as suas funções.

**Yu** – Estagnação ou Estase. Habitualmente de Energia, Sangue ou Líquidos Orgânicos.

**Xia Jiao** – Aquecedor inferior. Abaixo do umbigo, onde se localizam os Rins, a Bexiga, os Intestinos, e inclusive, o Fígado pela relação fisiopatológica com os Rins.

*Xiao Chang* – Intestino Delgado. Recebe e digere o alimento vindo do Estômago. Absorve o nutritivo (puro) e excreta o resíduo (impuro).

*Xie Qi* – Energia patogénica.

*Xin* – Coração. Regula a circulação do sangue e as atividades mentais.

*Xin Bao/Xin Bao Luo* – Pericárdio (Mestre do Coração). Envolve o Coração e protege-o de ataques de fatores patogénicos externos.

*Xu* – Vazio ou insuficiência. Habitualmente de Energia, Sangue ou Líquidos Orgânicos.

*Xue* – Sangue. Substância material que assegura a nutrição de todas as estruturas do corpo humano.

*Zang* – Órgãos internos. São eles o Fígado, o Coração, o Baço-Pâncreas, o Pulmão e os Rins. Na Medicina Chinesa refere-se às várias funções fisiológicas de cada órgão e não somente à estrutura anatómica.

*Zao* – Secura. Uma das seis energias climatológicas. Associada ao Movimento Metal.

*Zheng Qi* – Energia Correta. Garante a vitalidade. Considerada a energia matriz das atividades vitais.

*Zhong Jiao* – Aquecedor médio. Situado entre o diafragma e o umbigo, onde se encontram o Baço-Pâncreas e o Estômago.

*Zong Qi/Tong Qi* – Energia torácica. Formada a partir da energia nutritiva e defensiva assegura a força dinâmica dos movimentos do Coração e do Pulmão.

# Bibliografia

**Hoang Ti Mei King So Quenn** (Tomo I); Nguyen Van Nghi; Imprimerie Socedim; França (1972).

**Hoang Ti Mei King So Quenn** (Tomo II); Nguyen Van Nghi, Mai Van Dong e Nguyen Viet Bao; Imprimerie Socedim; França (1974).

**Prescriptions d' Acuponcture valant mille onces d'or**; Sun, Si-Miao, Tradução: Catherine Despeux; Guy Trédaniel Éditeur; França (1987).

**Arte e Prática da Acupuntura e da Moxibustão**; Nguyen Van Nghi, Tran Viet Dzung, Recours-Nguyen; Editora Roca; Brasil (2004).

**Semiologia e Terapeutica em Medicina Chinesa**; Nguyen Van Nghi, Mai Van Dong; Tradução: Ysao Yamamura; Center AO; Brasil (2008).

**Patogenia y Patologia** (Tomo I e II); Nguyen Van Nghi; Editorial Cabal; Espanha (1992).

**Tratado de Medicina Chinesa**; Tian, Chong-Huo; Editora Roca; Brasil (1993).

**Acupuntura I – Fundamentos de Bioenergética** (4ª edição); A. Carlos Nogueira Pérez; Ediciones C.E.M.E.T.C.; Espanha (1999).

**Acupuntura II – Fisiologia, Patologia, Semiologia y Terapeutica en Medicina Tradicional China** (2ª edição); A. Carlos Nogueira Pérez; Ediciones C.E.M.E.T.C.; Espanha (1999).

**The English-Chinese Encyclopedia of Practical Traditional Chinese Medicine** (Vol. 1 ao 21); Xu, Xiang-Cai; Higher Education Press; R.P.China.

**Diagnosis in Chinese Medicine – A Comprehensive Guide**; Giovanni Maciocia; Elsevier; Reino Unido (2004).

Marco A. M. Vieira

**The Treatment of Pain with Chinese Herbs and Acupuncture**; Sun, Pei-Lin; Churchill Livingstone; Reino Unido (2002).

**Acupuncture et Medecine Traditionnelle Orientale – Prevention et Therapeutique;** J. Bossy, F.Guevin, Nguyen Tai Thu; Satas (1996).

**Medicina Tradicional China – Medicina Interna**; Instituto de Medicina Tradicional China de Yunnan; Fundacion Europea de Medicina Tradicional China (1997).

**Diagnóstico por la Lengua en Medicina China (edición española)**; Giovanni Maciocia; Aneid Press; Espanha (1999).

**Harrison – Medicina Interna (compêndio)**; Vários Autores; Mc Graw Hill; Portugal (1995).

# SOBRE O AUTOR

Marco Vieira iniciou os seus estudos em Acupuntura e Medicina Chinesa em 1992, tendo obtido o grau de Técnico Superior em Acupuntura-Moxibustão pelo *Korea Acupuncture Institute* (Coreia). Diplomou-se em Medicina Tradicional Chinesa na *Universidade de MTC de Chengdu* (R.P.China) tendo estagiado nos Hospitais afiliados à mesma Universidade nos departamentos de Acupuntura e Fitoterapia Chinesa.

Em 2001 obteve o título de Doutor em Acupuntura-Moxi-bustão pelo *Chinese International Examination Center for Acupuncture-Moxibustion* - Beijing- R.P.China.

O *Chinese International Examination Center for Acupuncture-Moxibustion* é um organismo inter-universitário criado pela *State Administration for TCM* em Beijing para examinação de Acupuntores Profissionais estrangeiros. Foi o primeiro português a obter o título de "Doctor of Acupuncture-Moxibustion" (Nível A) com registo em notário de Beijing.

Realizou também Pós-Graduações em Acupuntura-Moxibustão no *Japan Acupuncture College* (Japão) e na *Universidade de Santiago de Compostela* (Espanha).

Fez estágio clínico nos departamentos de Acupuntura, Massagem Tui-Na e Qi Gong do *China Beijing International Acupuncture Training Centre* e nos departamentos de Acupuntura e Massagem do Hospital Tong Ren afiliado à *China Academy of Chinese Medical Sciences* – Beijing – R.P.China.

Obteve ainda Diplomas de vários Centro e Institutos de Ensino da Medicina Chinesa na Europa, entre os quais se destacam o *Centro de Enseñanza de la Medicina Tradicional China* – Madrid, o *Centre de*

Marco A. M. Vieira

*Recherche et d'Etude en Acupuncture Traditionnelle* – Paris e o *Instituto Português de Medicina Tradicional Chinesa* – Lisboa.

Concluiu os Estudos de Pós-Graduação em Medicina Energética/Acupuntura, sob orientação do Dr. Tran Viet Dzung, no *Instituto Van Nghi*-Portugal.

É Diplomado em Acupuntura Su-Jok pela *International Su-Jok Acupuncture Association*.

E ainda, Diplomado em Terapia Shiatsu pela *Associação Internacional de Shiatsu-do* e *Associação Portuguesa de Shiatsu-Seitai Therapy*.

Iniciou a sua prática clínica em Janeiro de 1994, atividade que vem desenvolvendo até à data atual. Desenvolve as suas consultas na sua clínica em Viseu (www.orientalmed.pt) e em várias outras cidades do país.

Outro título do autor: *" S.O.S em Medicina Oriental"* (2002).

# ÍNDICE

| | |
|---|---|
| **DEDICATÓRIA** | 5 |
| **AGRADECIMENTOS** | 7 |
| **PREFÁCIO** | 9 |
| **PRÓLOGO** | 11 |
| **INTRODUÇÃO** | 13 |
| | |
| **FISIOLOGIA ENERGÉTICA DE ÓRGÃOS E VÍSCERAS (*ZANG-FU*)** | 15 |
| **SISTEMA PULMÃO/INTESTINO GROSSO (P/IG)** (*Fei/Da Chang*) (Movimento Metal) | 17 |
| O Papel dos Pulmões (*Fei*) na Medicina Tradicional Chinesa | 17 |
| O Papel do Intestino Grosso (*Da Chang*) na Medicina Tradicional Chinesa | 19 |
| **SISTEMA BAÇO-PÂNCREAS/ESTÔMAGO (BP/E)** (*Pi/Wei*) (Movimento Terra) | 19 |
| O Papel do Baço-Pâncreas (*Pi*) na Medicina Tradicional Chinesa | 19 |
| O Papel do Estômago (*Wei*) na Medicina Tradicional Chinesa | 21 |
| **SISTEMA CORAÇÃO/INTESTINO DELGADO (C/ID)** (*Xin/Xiao Chang*) (Movimento Fogo) | 22 |
| O Papel do Coração (*Xin*) na Medicina Tradicional Chinesa | 22 |
| O Papel do Intestino Delgado (*Xiao Chang*) na Medicina Tradicional Chinesa | 23 |
| **SISTEMA FÍGADO/VESÍCULA BILIAR (F/VB)** (*Gan/Dan*) (Movimento Madeira) | 24 |
| O Papel do Fígado (*Gan*) na Medicina Tradicional Chinesa | 24 |
| O Papel da Vesícula Biliar (*Dan*) na Medicina Tradicional Chinesa | 26 |
| **SISTEMA RIM/BEXIGA (R/B) (*Shen/Pang Guang*)** (Movimento Água) | 27 |

| | |
|---|---|
| O Papel dos Rins (*Shen*) na Medicina Tradicional Chinesa | 27 |
| O Papel da Bexiga (*Pang Guang*) na Medicina Tradicional Chinesa | 29 |
| **SISTEMA MESTRE DO CORAÇÃO/TRIPLO AQUECEDOR (MC/TA) (*Xin Bao/San Jiao*) (Movimento Fogo)** | 29 |
| O Papel do Mestre do Coração (*Xin Bao*) na Medicina Tradicional Chinesa | 29 |
| O Papel do Triplo Aquecedor (*San Jiao*) na Medicina Tradicional Chinesa | 30 |

| | |
|---|---|
| **FISIOPATOGENIA DOS *ZANG-FU* - SINDROMES – (*BIAN ZHENG*)** | 33 |
| **Síndromes diferenciais do Sistema Pulmão/Intestino Grosso ( *Fei Da Chang Bian Zheng*)** | 35 |
| **Síndromes do *Zang* Pulmão (*Fei*)** | 35 |
| SÍNDROMES DE VAZIO GERAL DO PULMÃO (*Fei Xu*) | 35 |
| VAZIO DO *QI* DO PULMÃO (*Fei Qi Xu*) | 35 |
| VAZIO DO *YIN* DO PULMÃO (*Fei Yin Xu*) | 36 |
| SÍNDROMES DE PLENITUDE GERAL DO PULMÃO (*Fei Shi*) | 37 |
| PLENITUDE POR UM FATOR EPIDÉMICO-CÓSMICO (*Wen Xie Fan Fei*) | 38 |
| ATAQUE DE VENTO-FRIO AO PULMÃO (*Feng Han Shu Fei*) | 38 |
| ATAQUE DE CALOR AO PULMÃO (*Fei Re*) | 39 |
| ATAQUE DE SECURA-FOGO AO PULMÃO (*Zao Huo Shang Fei*) | 40 |
| SÍNDROMES DE OBSTRUÇÃO DE MUCOSIDADES NO PULMÃO (*Zu Fei*) | 41 |
| SÍNDROME DE HUMIDADE-FLEUMAS DO PULMÃO (*Tan Shi Zu Fei*) | 41 |
| SÍNDROME DE FLEUMA-CALOR DO PULMÃO (*Tan Re Zu Fei*) | 41 |
| SÍNDROME DE JUSTAPOSIÇÃO DE CALOR NO PULMÃO (*Re Shang Fei Luo*) | 42 |

| | |
|---|---|
| SÍNDROME DE NÃO DESCIDA DO *QI* DO PULMÃO (*Xie Qi Ji Fei*) | 42 |
| **Resumo:** Síndromes diferenciais do *Zang* Pulmão (*Fei Bian Zheng*) | 44 |
| | |
| **Síndromes da *Fu* Intestino Grosso (*Da Chang*)** | **46** |
| SÍNDROMES DE VAZIO GERAL DO INTESTINO GROSSO (*Da Chang Xu*) | 46 |
| SÍNDROME DE VAZIO E FRIO NO INTESTINO GROSSO (*Da Chang Xu Han*) | 46 |
| SÍNDROME DE ESTAGNAÇÃO DE FRIO NO INTESTINO GROSSO (*Da Chang Han Jie*) | 47 |
| SÍNDROME DE INSUFICIÊNCIA DE LÍQUIDOS NO INTESTINO GROSSO (*Da Chang Ye Kui*) | 47 |
| PLENITUDE GERAL DE INTESTINO GROSSO (*Da Chang Shi*) | 48 |
| SÍNDROME DE EXCESSO DE CALOR NO INTESTINO GROSSO (*Da Chang Re Jie*) | 48 |
| SÍNDROME DE PLENITUDE DE HUMIDADE-CALOR NO INTESTINO GROSSO (*Da Chang Shi Re*) | 49 |
| **Resumo:** Síndromes diferenciais da *Fu* Intestino Grosso (*Da Chang Bian Zheng*) | 50 |
| | |
| **Síndromes diferenciais do Sistema Baço-Pâncreas/Estômago (*Pi Wei Bian Zheng*)** | **51** |
| **Síndromes do *Zang* Baço-Pâncreas ( *Pi* )** | **53** |
| VAZIO GERAL DO BAÇO-PÂNCREAS (*Pi Xu*) | 53 |
| VAZIO DO *QI* DO BAÇO-PÂNCREAS (*Pi Qi Xu*) | 53 |
| AFUNDAMENTO DO *QI* DO BAÇO-PÂNCREAS (*Zhong Qi Xia Xian, Qi Xu Xia Xian ou Pi Qi Xia Xian*) | 54 |
| VAZIO DE *YANG* DO BAÇO-PÂNCREAS (*Pi Yang Xu*) | 55 |
| VAZIO DO *YIN* DO BAÇO-PÂNCREAS (*Pi Yin Xu ou Pi Wei Yin Xu*) | 56 |
| INSUFICIÊNCIA DO BAÇO-PÂNCREAS NO CONTROLE DO SANGUE (*Pi Bu Tong Xue*) | 56 |

Marco A. M. Vieira

VAZIO DE *QI* DO BAÇO-PÂNCREAS QUE AFETA O
PULMÃO *(Pi Xu Fei Ru ou Pi Fei Liang Xu)*    57

DEFICIÊNCIA CRÓNICA DO *ZHONG JIAO* OU *JIAO-
MÉDIO* (E-BP)
*(Zhong Yang Bu Zhen ou Zhong Qi Bu Zu)* OU FRIO
CRÓNICO DO BAÇO -ESTÔMAGO *(Pi Wei Xu Han)*    58

VAZIO DO *QI* DO BAÇO-PÂNCREAS QUE
ESTAGNA A HUMIDADE *(Pi Xu Shi Kun)*
E PRODUZ EDEMA *(Pi Xu Shui Zhong)*    58

SÍNDROME DE PLENITUDE DO BAÇO-
PÂNCREAS *(Pi Shi)*    59

SÍNDROME FRIO-HUMIDADE NO BAÇO-
PÂNCREAS *(Han Shi Xie Pi)*    60

SÍNDROME DE HUMIDADE-CALOR NO BAÇO-
PÂNCREAS *(Shi Re Xie Pi ou Pi Yun Shi Re)*    61

SÍNDROME DE ESTAGNAÇÃO POR HUMIDADE-
FLEUMAS DO BAÇO-PÂNCREAS
*(Tan Shi Zu Pi ou Tan Zhuo Shang Rao)*    62

**Resumo:** Síndromes diferenciais do *Zang* Baço-Pâncreas
*(Pi Bian Zheng)*    63

**Síndromes da *Fu* Estômago ( *Wei* )**    66

VAZIO GERAL DO ESTÔMAGO *(Wei Xu)*    66

VAZIO DE *QI* DO ESTÔMAGO *(Wei Qi Xu)*    66

VAZIO DE *YIN* DO ESTÔMAGO *(Wei Yin Xu)*    67

SÍNDROME DE FRIO NO ESTÔMAGO *(Wei Han)*
OU VAZIO DE *YANG* DO ESTÔMAGO
*(Wei Yang Xu)*    67

SÍNDROME DE REFLUXO OU O *QI* DO
ESTÔMAGO CONTRA-CORRENTE
*(Wei Qi Bu Jiang) (Wei Xie Qi Ni)*    68

PLENITUDE GERAL DO ESTÔMAGO *(Wei Shi)*    68

SÍNDROME DE CALOR NO ESTÔMAGO *(Wei Re)*    69

SÍNDROME DE SECURA-FOGO DO ESTÔMAGO
*(Wei Zao Huo)*    70

SÍNDROME DE SUBIDA DE CALOR DO
ESTÔMAGO
*(Wei Re Shang Sheng ou Wei Huo Shang Sheng)*    70
SÍNDROME DE CALOR QUE ELIMINA O
AUMENTO DE PESO *(Wei Re Sha Gu)*    71
SÍNDROME DE ESTAGNAÇÃO DE ALIMENTOS
NO ESTÔMAGO *(Shi Zhi Wei Wan)*    71
**Resumo:** Síndromes diferenciais da *Fu* Estômago
*(Wei Bian Zheng)*    72

**Síndromes diferenciais do Sistema Coração/Intestino
Delgado *(Xin Xiao Chang Bian Zheng)*    75**
**Síndromes do *Zang* Coração *( Xin )*    77**
SÍNDROME DE VAZIO GERAL DO CORAÇÃO
*(Xin Xu)*    77
SÍNDROME DE VAZIO DE *QI* DO CORAÇÃO
*(Xin Qi Xu)*    77
SÍNDROME DE VAZIO DE *YANG* DO CORAÇÃO
*(Xin Yang Xu ou Xin Yang Bu Zhen)*    78
SÍNDROME DE VAZIO DE *YIN* DO CORAÇÃO
*(Xin Yin Xu ou Xin Yin Bu Zu)*    79
SÍNDROME DE ESTAGNAÇÃO DE SANGUE DO
CORAÇÃO *(Xin Xue Yu)*    80
SÍNDROME DE VAZIO DE SANGUE DO
CORAÇÃO *(Xin Xue Xu ou Xin Xue Bu Zu)*    81
SÍNDROME DE PLENITUDE GERAL DO
CORAÇÃO *(Xin Shi)*    82
SÍNDROME DE PLENITUDE DE *YANG* DO
CORAÇÃO *(Xin Yang Shi)*    82
SÍNDROME DE PLENITUDE-CALOR DO
CORAÇÃO *(Xin Re Shi)* OU CORAÇÃO QUENTE
*(Xin Re)*    83
SÍNDROME DE EXCESSO DE FOGO DO
CORAÇÃO *(Xin Huo Shi Sheng)*    84
SÍNDROME DE EXCESSIVO CALOR DO
CORAÇÃO QUE CONSOME A ESSÊNCIA RENAL
*(Xin Huo Bu Shen Yin)*    84

Marco A. M. Vieira

SÍNDROMES DE CALOR DO CORAÇÃO QUE
AFETAM A MENTE
*(Re Shang Shen Ming ou Xin Yang Sheng)*     85
SÍNDROME DE HUMIDADE-FLEUMAS DO
CORAÇÃO *(Tan Shi Zu Xin)*     85
SÍNDROME DE CALOR-HUMIDADE-FLEUMAS
NO CORAÇÃO
*(Tan Re Shi Rao Xin ou Tan Huo Rao Xin)*     86
SÍNDROME DE OBSTRUÇÃO DO CANAL DO
CORAÇÃO *(Xin Xue Yu Zu)*     87
**Resumo:** Síndromes diferenciais do *Zang* Coração
*(Xin Bian Zheng)*     89

**Síndromes da *Fu* Intestino Delgado ( *Xiao Chang* )**     92
SÍNDROME DE VAZIO GERAL DO INTESTINO
DELGADO *(Xiao Chang Xu)*     92
SÍNDROME DE VAZIO-FRIO DO INTESTINO
DELGADO *(Xiao Chang Han Xu)*     93
SÍNDROME DE PLENITUDE-CALOR DO
INTESTINO DELGADO *(Xiao Chang Re Shi)*     93
SÍNDROME DE CALOR EXCESSIVO NO
INTESTINO DELGADO TRANSMITIDO PELO
CORAÇÃO *(Xin Yi Re Yu Xiao Chang)*     94
**Resumo:** Síndromes diferenciais da *Fu* Intestino Delgado
*( Xiao Chang Bian Zheng)*     95

**Síndromes diferenciais do Sistema Rim/Bexiga**
***(Shen Pang Guang Bian Zheng)***     97
**Síndromes do *Zang* Rim ( *Shen* )**     99
SÍNDROME DE VAZIO GERAL DO RIM *(Shen Xu)*     99
SÍNDROME DE INSUFICIÊNCIA CONGÉNITA DO
*YIN* DO RIM *(Shen Xu Jing ou Shen Jing Bu Zu)*     99
SÍNDROME DE VAZIO DE *YIN* DO RIM
*(Shen Yin Xu)*     100
SÍNDROME DE VAZIO DE *YIN* DO RIM COM
SUBIDA DO FOGO DO FÍGADO
*(Xiang Huo Wang Dong)*     101

SÍNDROME DE VAZIO DO *YIN* DO RIM COM
SUBIDA DO FOGO DO CORAÇÃO
*(Shen Shui Huo Bu Ji)* ..... 101

SÍNDROME DE VAZIO DO *YIN* DO RIM QUE
ORIGINA INSUFICIÊNCIA DO PULMÃO
*(Fei Shen Liang Xu)* ..... 102

SÍNDROME DE FALTA DE CONSOLIDAÇÃO DA
ENERGIA RENAL
*(Shen Qi Bu Gu ou Xia Yuan Bu Gu)*
OU DISFUNÇÃO DO RIM EM ARMAZENAR A
ESSÊNCIA *(Feng Cang Shi Zhi ou Shen Bu Na Qi)* ..... 103

SÍNDROME GERAL DE VAZIO DO *YANG* DO RIM
*(Shen Yang Xu)* ..... 103

SÍNDROME DE ESGOTAMENTO DO *YANG* DO
RIM *(Shen Yang Shui Wei)* OU EXCITAÇÃO DO
FOGO DA PORTA DA VIDA *(Ming Men Huo Shuai)*
OU DEFICIÊNCIA DA VITALIDADE GENUÍNA
*(Zhen Yuan Xia Xu)* ..... 104

SÍNDROME DE VAZIO DE *YANG* DO RIM COM
TRANSBORDAMENTO DA ÁGUA
*(Shen Yang Xu Shui Fan)* ..... 105

**Resumo:** Síndromes diferenciais do *Zang* Rim
*(Shen Bian Zheng)* ..... 106

**Síndromes da *Fu* Bexiga ( *Pang Guang* )** ..... 108

SÍNDROME DE VAZIO GERAL DA BEXIGA
*(Pang Guang Xu)* ..... 108

SÍNDROME DE VAZIO-FRIO DA BEXIGA
*(Pang Guang Xu Han)* ..... 108

SÍNDROME GERAL DE PLENITUDE DA BEXIGA
*(Pang Guang Shi)* ..... 109

SÍNDROME DE PLENITUDE-CALOR NA BEXIGA
*(Re Jie Pang Guang)* ..... 110

SÍNDROME DE HUMIDADE-CALOR NA BEXIGA
*(Pang Guang Shi Re)* ..... 110

**Resumo:** Síndromes diferenciais da *Fu* Bexiga
*( Pang Guang Bian Zheng )* ..... 111

| | |
|---|---|
| **Síndromes diferenciais do Sistema Fígado/Vesícula Biliar** **( Gan Dan Bian Zheng )** | **113** |
| **Síndromes do Zang Fígado ( Gan )** | **115** |
| SÍNDROME GERAL DE VAZIO DO FÍGADO (Gan Xu) | 115 |
| SÍNDROME DE VAZIO DE QI DO FÍGADO (Gan Qi Xu) | 115 |
| SÍNDROME DE VAZIO DE YIN DO FÍGADO (Gan Yin Xu) | 116 |
| SÍNDROME DE VAZIO DE SANGUE DO FÍGADO (Gan Xue Xu) | 117 |
| SÍNDROME DE DISFUNÇÃO DO QI DO FÍGADO (Gan Qi Bu He) | 118 |
| SÍNDROME GERAL DE PLENITUDE DO FÍGADO (Gan Shi) | 118 |
| SÍNDROME DE PLENITUDE-CALOR NO FÍGADO (Gan Shi Re) | 119 |
| SÍNDROME DE PLENITUDE DO FOGO DO FÍGADO (Gan Shi Huo) | 119 |
| SÍNDROME DE PLENITUDE DE YANG DO FÍGADO (Gan Yang Shang Kang) | 120 |
| SÍNDROME DE PLENITUDE DE YANG DO FÍGADO QUE SE TRANSFORMA EM FOGO DO FÍGADO (Gan Yang Hua Huo) | 121 |
| SÍNDROME DE LIBERTAÇÃO EXCESSIVA DE YANG DO FÍGADO (Gan Yang Shang Kang) | 121 |
| SÍNDROME DE FRIO NO MERIDIANO DO FÍGADO (Gan Han) | 122 |
| SÍNDROME DE FRIO ESTAGNADO NO MERIDIANO DO FÍGADO (Han Zhi Gan Mai) | 123 |
| SÍNDROME DE ESTAGNAÇÃO DE QI DO FÍGADO (Gan Yu) | 123 |
| SÍNDROME DE ESTASE DE QI DO FÍGADO (Gan Qi Yu Jie) | 124 |
| SÍNDROME DE QI DO FÍGADO EM CONTRA-CORRENTE (Gan Qi Ni) | 125 |

SÍNDROME DE AFLUXO DO FÍGADO QUE AFETA
O ESTÔMAGO *(Gan Qi Fan Wei)* OU
O BAÇO-PÂNCREAS *(Gan Yu Pi Xu)* — 125

SÍNDROME DE VENTO INTERNO DO FÍGADO
*(Gan Feng Nei Dong)* OU DEFICIÊNCIA DE
SANGUE DO FÍGADO *(Xue Xu Sheng Feng)* — 126

SÍNDROME DE VENTO PRODUZIDO POR
PLENITUDE DE CALOR DO FÍGADO
*(Gan Shi Feng Re)* OU TRANSFORMAÇÃO DE
*YANG* DO FÍGADO EM VENTO
*(Gan Yang Hua Feng)* — 126

**Resumo:** Síndromes diferenciais do *Zang* Fígado
*(Gan Bian Zheng)* — 128

**Sindromes da *Fu* Vesícula Biliar *( Dan )*** — 131

SÍNDROME DE VAZIO GERAL DA VESÍCULA
BILIAR *(Dan Xu)* — 131

SÍNDROME DE PLENITUDE DA VESÍCULA
BILIAR *(Dan Shi)* — 131

SÍNDROME DE CALOR DA VESÍCULA BILIAR
*(Dan Re)* — 132

SÍNDROME DE HUMIDADE-CALOR NO FÍGADO
E VESÍCULA BILIAR *(Gan Dan Shi Re)* — 133

SÍNDROME DE ESTAGNAÇÃO DE *QI* DO
MERIDIANO DA VESÍCULA BILIAR, QUE SE
CONVERTE EM FLEUMA *(Dan Yu Tan)* — 134

**Resumo:** Síndromes diferenciais da *Fu* Vesícula Biliar
*(Dan Bian Zheng)* — 135

**Síndromes Conjuntos dos *Zang-Fu*** — 137
***( Zang Fu Jiao Bian Zheng )***

SÍNDROME DE DESARMONIA ENTRE O
CORAÇÃO E O RIM OU ROTURA DO EIXO *SHAO
YIN (Xin Shen Bu Jiao)* — 139

SÍNDROME DE VAZIO DE *YANG* DO CORAÇÃO E
DO RIM *(Xin Shen Yang Xu)* — 140

| | |
|---|---|
| SÍNDROME DE VAZIO DO CORAÇÃO E DO BAÇO-PÂNCREAS *(Xin Pi Liang Xu)* | 140 |
| SÍNDROME DE VAZIO DE *QI* DO CORAÇÃO E DO PULMÃO *(Xin Fei Qi Xu)* | 141 |
| SÍNDROME DE VAZIO DE SANGUE DO CORAÇÃO E DO FÍGADO *(Xin Gan Xue Xu)* | 142 |
| SÍNDROME DE VAZIO DE *YANG* DO BAÇO-PÂNCREAS E DO RIM *(Pi Shen Yang Xu)* | 143 |
| SÍNDROME DE VAZIO DE *QI* DO BAÇO-PÂNCREAS E DO PULMÃO *(Pi Fei Liang Xu* ou *Pi Fei Qi Xu)* | 144 |
| SÍNDROME DE AGRESSÃO DA HUMIDADE DO BAÇO-PÂNCREAS AO PULMÃO *(Pi Shu Tan Fei)* | 145 |
| SÍNDROME DE VAZIO DE *YIN* DO PULMÃO E DO RIM *(Fei Shen Yin Xu)* | 146 |
| SÍNDROME DE VAZIO DE *QI* DO PULMÃO E DO RIM *(Fei Shen Qi Xu)* | 147 |
| SÍNDROME DE INVASÃO DE FOGO DO FÍGADO AO PULMÃO *(Gan Yu Fei Xu)* | 148 |
| SÍNDROME DE DESARMONIA ENTRE O FÍGADO E O ESTÔMAGO *(Gan Wei Bu Jiao)* | 149 |
| SÍNDROME DE VAZIO DE *YIN* DO FÍGADO E DO RIM *(Gan Shen Yin Xu)* | 149 |
| SÍNDROME DE DESARMONIA ENTRE O FÍGADO E O BAÇO-PÂNCREAS *(Gan Pi Bu Jiao)* | 150 |
| **Resumo:** Síndromes conjuntos dos *Zang-Fu* *(Zang Fu Jiao Bian Zheng)* | 152 |
| **Síndromes de Fleumas e Mucosidades** *(Tan Yin Bian Zheng)* | 155 |
| SÍNDROME DE FLEUMA-VENTO *(Tan Feng)* | 159 |
| SÍNDROME DE FLEUMA-CALOR *(Tan Re)* | 160 |
| SÍNDROME DE FLEUMA-FRIO *(Tan Han)* | 160 |
| SÍNDROME DE FLEUMA-HUMIDADE *(Tan Shi)* | 161 |
| SÍNDROME DE FLEUMA-SECURA *(Tan Zao)* | 161 |
| SÍNDROME DE FLEUMAS QUE OBSTRUEM O CENTRO *(Tan Zhuo Zhong Zhu)* | 162 |

| | |
|---|---|
| SÍNDROME DE FLEUMA QUE OBSTRUEM O ÚTERO *(Tan Zhu Bao Gong)* | 162 |
| SÍNDROME DE FLEUMAS QUE OBSTRUEM OS MERIDIANOS *(Tan Zhu Jing Luo)* | 163 |
| SÍNDROME DE FLEUMAS NOS MÚSCULOS E PELE *(Yi Yin)* | 164 |
| SÍNDROME DE FLEUMAS NO TÓRAX E HIPOCÔNDRIO *(Xuan Yin)* | 164 |
| SÍNDROME DE FLEUMAS NOS BRÔNQUIOS *(Zhi Yin)* | 165 |
| SÍNDROME DE FLEUMAS DIGESTIVAS | 166 |
| 1) Fleuma por vazio de *Yang* do Baço-Pâncreas *(Tan Yang Pi Xu)* | 166 |
| 2) Fleuma por vazio de *Yang* do Estômago e Intestinos *(Tan Yang Wei Chang Xu)* | 167 |
| **Resumo:** Síndromes de Fleumas e Mucosidades *(Tan Yin Bian Zheng)* | 168 |

| | |
|---|---|
| **Síndromes de retenção e acumulação de Água (Shui Fan Bian Zheng)** | 171 |
| SÍNDROME DE EDEMA COSTAL *(Shui Fan Ji Fei)* | 173 |
| SÍNDROME DE EDEMA NOS MEMBROS *(Shui Fan Cou Li)* | 174 |
| SÍNDROME DE EDEMA NO TÓRAX E CARA *(Shui Fan Shang)* | 174 |
| SÍNDROME DE ACUMULAÇÃO DE ÁGUA E FLEUMA *(Shui Tan Yu)* | 175 |
| **Resumo:** Síndromes de retenção e acumulação de Água. *(Shui Fan Bian Zheng)* | 176 |

| | |
|---|---|
| **Síndromes de Energia, Sangue e Líquidos Orgânicos (Qi Xue Jin Ye Bian Zheng)** | 177 |
| **SÍNDROMES DA ENERGIA *(Qi Bian Zheng)*** | 180 |
| SÍNDROME DE VAZIO DE ENERGIA *(Qi Xu)* | 180 |
| SÍNDROME DE AFUNDAMENTO DA ENERGIA *(Qi Xia Xian)* OU SÍNDROME DE VAZIO DE *YANG* | 180 |
| SÍNDROME DE ESTAGNAÇÃO DE ENERGIA | |

| | |
|---|---|
| *(Qi Yu)* OU ESTASE DE ENERGIA | 181 |
| SÍNDROME DE DESVIO DA ENERGIA *(Qi Ji Xie)* OU ENERGIA EM CONTRA-CORRENTE *(Qi Ni)* | 181 |
| **SÍNDROMES DO SANGUE** *(Xue Bian Zheng)* | 182 |
| SÍNDROME DE VAZIO DE SANGUE *(Xue Xu)* | 182 |
| SÍNDROME DE ESTAGNAÇÃO OU ESTASE DE SANGUE *(Xue Yu)* | 183 |
| ESTASE POR VAZIO ENERGIA *(Xue Yu Qi Xu)* | 185 |
| ESTASE POR VAZIO DE SANGUE *(Xue Yu Xu)* | 185 |
| ESTASE PRODUZIDA POR FRIO INTERNO *(Xue Yu Han Xie)* | 186 |
| ESTASE PRODUZIDA POR CALOR INTERNO *(Xue Yu Re Xie)* | 186 |
| SÍNDROME DE CALOR NO SANGUE *(Xue Re)* | 187 |
| SÍNDROME DE FRIO NO SANGUE *(Xue Han)* | 188 |
| SÍNDROME HEMORRÁGICO *(Xue Shui)* | 188 |
| **SÍNDROMES CONJUNTOS DE ENERGIA E SANGUE** *(Qi Xue Bian Zheng)* | 189 |
| SÍNDROME DE ESTAGNAÇÃO DE *QI* E ESTASE DE *XUE (Qi Zhi Xue Yu)* | 190 |
| SÍNDROME DE VAZIO DE *QI* E *XUE (Qi Xue Liang Xu)* | 190 |
| SÍNDROME DE HEMORRAGIA POR VAZIO DE ENERGIA *(Xue Shui Qi Xu) (Qi Bu She Xue)* | 191 |
| SÍNDROME DE ESGOTAMENTO DE *QI* POR HEMORRAGIA *(Qi Xu Xue Sui) (Qi Sui Xue Tuo)* | 191 |
| **SÍNDROME DE INSUFICIÊNCIA DOS LÍQUIDOS ORGÂNICOS** *(Jin Ye Xu) (Jin Ye Bu Zu)* | 192 |
| **Resumo**: Síndromes da Energia, Sangue e Líquidos Orgânicos *( Qi Xue Jin Ye Bian Zheng )* | 193 |
| **Síndromes das Seis Camadas Energéticas** *( Liu Jing Bian Zheng )* | 197 |
| **SÍNDROMES DOS SEIS PLANOS** *(LIU JING)* | 199 |
| <u>**SÍNDROMES DO *TAI YANG* (ID-B)** *(Tai Yang Bian Zheng)*</u> | 199 |

| | |
|---|---|
| INVASÃO DE VENTO-FRIO NA SUPERFÍCIE DO CORPO *(Feng Han Xie Pi Mao)* *(Tai Yang Shang Feng Han Zheng)* | 199 |
| INVASÃO DE VENTO-CALOR NO EXTERIOR DO CORPO *(Feng Re Xie Pi Mao)* *(Tai Yang Shang Feng Re Zheng)* | 200 |
| ACUMULAÇÃO DE ÁGUA NO *TAI YANG* *(Tai Yang Shui Shi)* | 201 |
| ACUMULAÇÃO DE SANGUE NO *TAI YANG* *(Tai Yang Xue Shi)* | 201 |
| **SÍNDROME DO *SHAO YANG* (TA-VB)** **(*Shao Yang Bian Zheng*)** | 202 |
| **SÍNDROMES DO *YANG MING* (IG-E)** **(*Yang Ming Bian Zheng*)** | 202 |
| SÍNDROMES DE *YANG MING* NOS MERIDIANOS *(Re Xie Yang Ming Mai)* *(Yang Ming Jing Zheng)* | 203 |
| SÍNDROME DO *YANG MING* NAS VÍSCERAS *(Re Xie Yang Ming Fu) (Yang Ming Fu Zheng)* | 203 |
| **SÍNDROMES DO *TAI YIN* (P-BP)** **(*Tai Yin Bian Zheng*)** | 204 |
| SÍNDROME DE CALOR-SECURA-FOGO NO PULMÃO *(Re Zao Huo Fei)* | 204 |
| SÍNDROME DE FRIO-HUMIDADE-FLEUMAS NO BAÇO-PÂNCREAS *(Han Shi Tan Pi)...* | 205 |
| **SÍNDROME DE *JUE YIN* (F-MC)** **(*Jue Yin Bian Zheng*)** | 205 |
| **SÍNDROMES DE *SHAO YIN* (C-R)** **(*Shao Yin Bian Zheng*)** | 206 |
| SÍNDROME DE FRIO NO *SHAO YIN* *(Han Xie Shao Yin)* | 207 |
| SÍNDROME DE CALOR NO *SHAO YIN* *(Re Xie Shao Yin)* | 207 |
| **Resumo:** Síndromes das Seis Camadas Energéticas *(Liu Jing Bian Zheng)* | 208 |

| | |
|---|---|
| **Síndromes do Triplo Aquecedor ( *San Jiao Bian Zheng* )** | 211 |
| SÍNDROME VAZIO GERAL DO TRIPLO AQUECEDOR *(San Jiao Xu Zheng)* | 214 |
| SÍNDROME PLENITUDE GERAL DO TRIPLO AQUECEDOR *(San Jiao Shi Zheng)* | 214 |
| **SÍNDROMES DO TRIPLO AQUECEDOR SUPERIOR *(Shang Jiao Bian Zheng)*** | 215 |
| 1) CALOR NO TRIPLO AQUECEDOR SUPERIOR *(Xie Re Shang Jiao)* | 215 |
| 1.1) SINAIS DE ATAQUE DO CALOR AO *SHOU TAI YIN* (Pulmão) *(Fei Re)* | 215 |
| 1.2) SINAIS DE ATAQUE DO CALOR AO *SHOU JUE YIN* (Mestre do Coração) *(Xin Bao Re)* | 215 |
| HUMIDADE-CALOR NO TRIPLO AQUECEDOR SUPERIOR *(Han Re Xie Shang Jiao)* | 216 |
| **SÍNDROMES DO TRIPLO AQUECEDOR MÉDIO *(Zhong Jiao Bian Zheng)*** | 217 |
| 1) SINAIS DE ATAQUE DO *ZU YANG MING* (Estômago) *(Yang Ming Wen Bing)* | 217 |
| 2) SINAIS DE ATAQUE DO *ZU TAI YIN* (Baço-Pâncreas) *(Shi Ru Zhong Jiao)* | 217 |
| 3) HUMIDADE-CALOR NO TRIPLO AQUECEDOR MÉDIO *(Han Re Xie Zhong Jiao)* | 218 |
| **SÍNDROMES DO TRIPLO AQUECEDOR INFERIOR *(Xia Jiao Bian Zheng)*** | 219 |
| 1) SINAIS DE ATAQUE DO *ZU SHAO YIN* (Rim) *(Shen Yin Xu)* | 219 |
| 2) SINAIS DE ATAQUE DO *ZU JUE YIN* (Fígado) *(Gan Yin Xu)* | 220 |
| 3) HUMIDADE-CALOR NO TRIPLO AQUECEDOR INFERIOR *(Han Re Xie Xia Jiao)* | 220 |
| **Resumo:** Síndromes do Triplo Aqucedor *(San Jiao Bian Zheng)* | 221 |

| | |
|---|---|
| **Síndromes originados por Energias Climatológicas, incluindo Síndromes Febris e Síndromes _Bi_ ( _Liu Qi Bian Zheng_ )** | **223** |
| _O VENTO (FENG) O FENG (VENTO) E O SÍNDROME Bl_ | 226 |
| SÍNDROME DE VENTO-FRIO _(Feng Han)_ | 227 |
| SÍNDROME DE VENTO-CALOR _(Feng Re)_ | 227 |
| SÍNDROME DE VENTO-HUMIDADE _(Feng Shi)_ | 228 |
| SÍNDROME DE VENTO-SECURA _(Feng Zao)_ | 228 |
| SÍNDROME DE VENTO-ÁGUA _(Feng Shui Fan)_ _(edema)_ | 229 |
| SÍNDROME DE ERUPÇÕES CUTÂNEAS POR VENTO _(Feng Zhen)_ | 229 |
| **SÍNDROME DE VENTO - FRIO - HUMIDADE _(Feng Han Shi ou Bi)_** | **230** |
| **1) SÍNDROME _BI_ DE PREDOMÍNIO EXÓGENO _(Wai Bi)_** | **230** |
| 1.1) _Bi_ com predomínio de FRIO _(Wai Bi Han)_ | 231 |
| 1.2) _Bi_ com predomínio de VENTO _(Wai Bi Feng)_ | 231 |
| 1.3) _Bi_ com predomínio de HUMIDADE _(Wai Bi Shi)_ | 232 |
| **2) _BI_ EXÓGENO-ENDÓGENO _(Wai Nei Bi)_** | **232** |
| 2.1) _Bi_ dérmico ou cutâneo _(Bi Pi Mao)_ | 233 |
| 2.2) _Bi_ da carne _(Bi Ji)_ (tecido conjuntivo e celular subcutâneo) | 233 |
| 2.3) _Bi_ tendinomuscular _(Bi Ji Cou)_ | 234 |
| 2.4) _Bi_ dos vasos ou energético-sanguíneo _(Bi Mai Xue)_ | 234 |
| 2.5) _Bi_ ósseo _(Bi Gu)_ | 234 |
| **3) SÍNDROME _BI_ LATENTE _(Bi Fu Qi)_** | **235** |
| **4) SÍNDROME _BI_ POR CALOR ENDÓGENO _(Bi Re Nei Shen)_** | **236** |
| **5) SÍNDROME _BI_ VISCERAL _(Bi Fu)_** | **237** |
| **Resumo:** Síndromes diferenciais do Vento ( _Feng Bian Zheng_ ) | 238 |

| | |
|---|---|
| ***O FRIO (Han)*** | **241** |
| A) EDEMAS DE TIPO FRIO *(Han Sheng Ze Fu)* | 242 |
| B) FRIO PERSISTENTE NO INTERIOR DO CORPO *(Nei Yo Jiu Han)* | 242 |
| C) SÍNDROME DE FALSO CALOR - VERDADEIRO FRIO *(Yi Han Ge Re)* (A predominância do *Yin* tapando o *Yang*) | 242 |
| **Resumo:** Síndromes diferenciais de Frio *(Han Bian Zheng)* | 244 |

| | |
|---|---|
| ***A HUMIDADE (Shi)*** | **245** |
| 1) HUMIDADE EXÓGENA *(Wai Shi)* | 246 |
| 1.a) Humidade-Frio *(Wai Shi Han)* | 246 |
| 1.b) Humidade-Calor *(Wai Shi Re)* | 246 |
| 2) HUMIDADE ENDÓGENA *(Nei Shi)* | 247 |
| 2.a) Bloqueio do Baço-Pâncreas por Humidade (Predomínio de *Yin* interno sobre *Yang*) | 247 |
| 2.b) Transformação da Humidade em Calor (Predomínio do *Yang* interno sobre o *Yin*) | 248 |
| 3) SÍNDROMES PARTICULARES DA HUMIDADE | 248 |
| .a) A Humidade nociva *(Shi Du)* | 248 |
| 3.b) A Humidade turva ascende à cabeça, obstruindo o *Qi* e o *Yang*, que ascendem pesados *(Zhuo Xie Hai Qing)* | 249 |
| 3.c) A Humidade espalha-se com a ajuda do Vento *(Feng Shi Xie)* | 249 |
| 3.d) A Humidade aumenta com o Frio latente *(Han Shi Xie)* | 249 |
| 3.e) A Humidade obstrui o sistema colateral *(Shi Zu Qi Fen)* | 250 |
| 3.f) A Humidade estagnada impede a saída do Calor *(Feng Shi Yu Re Fu)* | 250 |
| 3.g) A Humidade-Calor ataca o Aquecedor Inferior *(Xia Jiao Shi Re)* | 250 |
| 3.h) Diarreias crónicas por Humidade cronificada *(Shi Sheng Ze Nu Xie)* | 251 |
| **Resumo:** Síndromes diferenciais da Humidade *(Shi Bian Zheng)* | 252 |

*O CALOR (Re) E OS SÍNDROMES FEBRIS*
**(Re Bian Zheng e *Wei Qi Ying Xue Bian Zheng*)**     254

**A) SÍNDROMES FEBRIS OU DAS QUATRO CAPAS OU SÍNDROMES DE EVOLUÇÃO DO FATOR PATOGÉNICO DO EXTERIOR AO INTERIOR OU SÍNDROMES EM *WEI, QI, YING* E *XUE***     255

1.1) SÍNDROME NO *WEI (Re Wei Xie)* (MERIDIANOS TENDINOMUSCULARES E SUAS RAMIFICAÇÕES)     257

1.2) SÍNDROME NO *QI (Re Qi Xie)* (MERIDIANOS *YANG* E SUAS VÍSCERAS 1º, 2º E 3º PLANOS)     258

1.2.1) Calor no Estômago     260

1.2.2) Calor-Secura no Intestino     260

1.2.3) Calor na Vesícula Biliar     260

1.2.4) Calor no Pulmão     261

1.2.5) Calor-Humidade no Estômago e no Baço-Pâncreas     261

1.3) SÍNDROMES NO *YING/RONG (Re Ying Xie)* (MERIDIANOS *YIN* E SEUS ORGÃOS 4º E 5º PLANOS)     262

1.4) SÍNDROME NO *XUE (Re Xue Xie)* (MERIDIANOS *YIN* E SEUS ORGÃOS, 5º E 6º PLANOS)     263

**B) SÍNDROMES PARTICULARES DE CALOR**     264

II.1) *Jion Ze Qi Xue* ou o Calor dispersa     264

II.2) *Zhuang Huo Shi Qi,* traduz-se como que o *Yang* podendo consumir a energia vital     265

II.3) Se o organismo tem pouco *Qi* origina-se o Calor patogénico brusco, provocando febre epidémica de tipo malária (*Zheng Xu Wen*)     265

II.4) O Calor combinado com a Humidade produz o síndrome *Shu Shi*     266

II.5) Se o síndrome persistir pode produzir-se o *Shi Re Nei Yun* (a Humidade e o Calor acumulam-se)     266

II.6) Outro síndrome de Calor é o denominado *Re Sheng Qi* que se traduz por excessivo Calor da camada *Qi*     266

| | |
|---|---|
| II.7) Se este Calor se estagnar numa área determinada, produz-se *Re Sheng Ze Hong* | 266 |
| II.8) O Calor patogénico exógeno pode produzir o síndrome *Re Ru Xue Shi* | 267 |
| II.9) A persistência deste síndrome produzirá o síndrome *Re Fu Chong Ren* | 267 |
| II.10) O Calor pode chegar a afetar o sangue sem produzir um síndrome de Secura ou Fogo, sendo geralmente uma etapa prodrómica que dá origem ao síndrome *Xue Fen Re Du* | 267 |
| II.11) O Calor estagnado *(Yu Re)* acumula-se no Estômago e Intestinos em conjunto com uma transgressão dietética e origina o síndrome *Fu Re Zai Li* | 268 |
| **Resumo:** Síndromes diferenciais de Calor e Síndromes Febris *(Re Bian Zheng)* *(Wei Qi Ying Xue Bian Zheng)* | 269 |
| *A SECURA (Zao)* | 272 |
| A) Tradicionalmente a transformação de Calor em Secura denomina-se *Hua Zao* | 272 |
| B) Esta Secura pode produzir efeitos crónicos de Estagnação *(Zao Xie)* | 272 |
| C) Como consequência da Secura e da perda de fluido corporal e sangue, produz-se o síndrome *Xu Feng Nei Dong* | 273 |
| **Resumo:** Síndromes diferenciais de Secura *(Zao Bian Zheng)* | 274 |
| *O FOGO (Huo)* | 275 |
| A) FOGO EXTERNO *(Wai Huo)* | 276 |
| B) FOGO INTERNO *(Nei Huo)* | 277 |
| B.1) Fogo interno por Vazio *(Nei Huo Yang Xu)* | 277 |
| C) FOGO NO SISTEMA VISCERAL *(Nei Huo Fu)* | 278 |
| C.1) Excesso de Fogo na Bexiga *(Huo Kan Pang Guang)* | 278 |
| C.2) Excesso de Fogo na Vesícula Biliar e no Fígado *(Kan Huo Gan Dan)* | 278 |
| C.3) Excesso de Fogo no Estômago *(Huo Kan Wei)* | 279 |

C.4) Excesso de Fogo no Intestino Grosso
*(Huo Kan Da Chang)* ..... 279

C.5) Excesso de Fogo no Intestino Delgado
*(Huo Kan Xiao Chang)* ..... 279

D) SÍNDROMES PARTICULARES DO FOGO ..... 280

D.1) O Vazio de *Yin* provoca a subida do *Yang*
*(Yin Xu Yang Fu)* ..... 280

D.2) O Vazio de *Yin* produz aumento do Fogo
Imperial *(Yin Xu Huo Wang)* ..... 280

D.3) O Vazio de *Yin* lesa o *Yin* do Rim e faz com que
este não limite o Fogo, de modo que este último se
torna demasiado ativo *(Xu Huo Shang Yang)* ..... 280

D.4) O Vazio de *Yin* ativa o *Yang* do Fígado
produzindo Vento *(Yin Xu Hua Feng)* ..... 280

D.4.1) - *Gan Mu Yu Hua Huo* (Síndrome de Fogo
do Fígado, devido à perda de *Yin* deste e
acumulação de Calor interno) ..... 280

D.4.2) - *Gan Mu Huo Xing Jing Fei* (O Fogo do
Fígado faz sofrer o Pulmão) ..... 280

D.4.3) - *Mu Yu Hua Feng* (O *Yin* do Fígado
deprimido, dá origem a um Vento excessivo) ..... 280

D.4.4) - *Gan Mu Yu Huo Tu* (O Fogo do Fígado
afeta a Terra, invadindo o Baço-Pâncreas e o
Estômago) ..... 280

D.5) O Fogo pode acumular-se em zonas espe-cíficas
do exterior do corpo, dando origem a Estagnação de
Fogo *(Huo Yu)* ..... 281

D.6) O Fogo pode provocar síndromes muito agudos,
que requerem atuação de urgência ..... 281

D.6.1) O Fogo ataca o *Qi* (energia) e o *Xue*
(sangue) simultaneamente *(Qi Xue Liang Fan)* ..... 281

D.6.2) Sintomas de Vento intenso por Fogo ou
ardor no Meridiano do Fígado
*(Re Sheng Feng Dong)* ..... 281

D.6.3) O Fogo pode ser excessivo e alojar-se no
sangue provocando *Huo Kang Xue* (excessivo

| | |
|---|---|
| Calor no sangue) com atingimento do sistema imunitário | 281 |
| **Resumo:** Síndromes diferenciais de Fogo *(Huo Bian Zheng)* | 282 |

| **Síndromes *Wei* (Paralisias/Atrofias) *(Wei Bian Zheng)*** | **285** |
|---|---|
| A) PENETRAÇÃO DE CALOR NO PULMÃO *(Fei Re)* | 288 |
| B) EXCESSO DE HUMIDADE-CALOR *(Shi Re Shi)* | 289 |
| C) VAZIO DO *QI* DO BAÇO- PÂNCREAS E ESTÔMAGO *(Pi Wei Qi Xu)* | 290 |
| D) VAZIO DO *YIN* DO RIM E DO FÍGADO *(Gan Shen Yin Xu)* | 290 |
| E) ESTAGNAÇÃO DE *QI/XUE* NOS MERIDIANOS (TRAUMATISMOS) *(Jing Luo Qi Xue Yu)* | 291 |
| **Resumo:** Sindromes *Wei* (Paralisias/Atrofias) *(Wei Bian Zheng)* | 292 |

| **Síndromes *Lin* (Estrangúria) *(Lin Bian Zheng)*** | **293** |
|---|---|
| A) *LIN* POR CALOR *(Re Lin)* | 295 |
| B.1) *LIN* PEDRA POR PLENITUDE *(Shi Lin Shi)* | 296 |
| B.2) *LIN* PEDRA POR VAZIO *(Shi Lin Xu)* | 296 |
| C.1) *LIN* SANGUE POR PLENITUDE *(Xue Lin Shi)* | 297 |
| C.2) *LIN* SANGUE POR VAZIO *(Xue Lin Xu)* | 298 |
| D.1) *LIN QI* POR PLENITUDE *(Qi Lin Shi)* | 298 |
| D.2) *LIN QI* POR VAZIO *(Qi Lin Xu)* | 299 |
| E.1) *LIN* TURVO POR PLENITUDE *(Zhuo Lin Shi)* | 299 |
| E.2) *LIN* TURVO POR VAZIO *(Zhuo Lin Xu)* | 300 |
| **Resumo**: Síndromes *Lin* (Estrangúria)*(Lin Bian Zheng)* | 301 |

| **Síndromes *Dian Kuang* (Doenças Mentais) *(Dian Kuang Bian Zheng)*** | **303** |
|---|---|
| A) *DIAN* POR VAZIO *(Dian Xu)* | 305 |
| B) *DIAN* POR PLENITUDE *(Dian Shi)* | 306 |
| C) *KUANG* POR VAZIO *(Kuang Xu)* | 307 |

D) *KUANG* POR PLENITUDE *(Kuang Shi)* — 308

**Resumo**: Síndromes *Dian Kuang* (Doenças Mentais)
*(Dian Kuang Bian Zheng)* — 309

**Glossário de Termos Chineses** — 311
**Bibliografia** — 315
**Sobre o autor** — 317
**Indíce** — 319